乳腺、甲状腺介入性超声学

主　编　何　文　黄品同

副主编　詹维伟　张　巍

编　者（以姓氏笔画为序）

王知力　解放军总医院

何　文　首都医科大学附属北京天坛医院

张　超　浙江医科大学附属第二医院

张　巍　广西医科大学附属第三医院

张红霞　首都医科大学附属北京天坛医院

金占强　首都医科大学附属北京天坛医院

黄品同　浙江医科大学附属第二医院

詹维伟　上海交通大学附属瑞金医院

蔡文佳　首都医科大学附属北京天坛医院

U0235312

人民卫生出版社

图书在版编目(CIP)数据

乳腺、甲状腺介入性超声学 / 何文，黄品同主编. —北京：人民卫生出版社，2018

ISBN 978-7-117-26174-6

Ⅰ. ①乳… Ⅱ. ①何…②黄… Ⅲ. ①乳房疾病 - 超声波诊断②甲状腺疾病 - 超声波诊断 Ⅳ. ①R655.804 ②R581.04

中国版本图书馆 CIP 数据核字（2018）第 040487 号

人卫智网	www.ipmph.com	医学教育、学术、考试、健康，购书智慧智能综合服务平台
人卫官网	www.pmph.com	人卫官方资讯发布平台

版权所有，侵权必究！

乳腺、甲状腺介入性超声学

主　　编：何　文　黄品同
出版发行：人民卫生出版社（中继线 010-59780011）
地　　址：北京市朝阳区潘家园南里 19 号
邮　　编：100021
E - mail：pmph @ pmph.com
购书热线：010-59787592　010-59787584　010-65264830
印　　刷：三河市潮河印业有限公司
经　　销：新华书店
开　　本：787 × 1092　1/16　　印张：12
字　　数：285 千字
版　　次：2018 年 4 月第 1 版　2019 年 1 月第 1 版第 2 次印刷
标准书号：ISBN 978-7-117-26174-6/R · 26175
定　　价：86.00 元
打击盗版举报电话：010-59787491　E-mail：WQ @ pmph.com
（凡属印装质量问题请与本社市场营销中心联系退换）

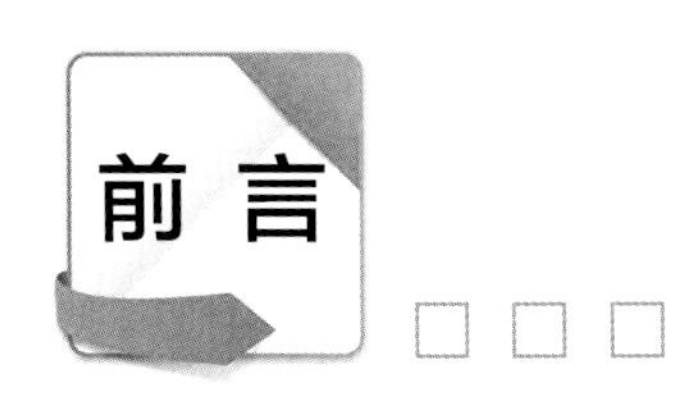

前言

甲状腺、乳腺疾病发病率一直呈上升趋势，随着影像学技术的普及，大量乳腺、甲状腺病变被检出，但其影像学特征往往不典型，主要依赖于超声引导下细针或粗针穿刺活检取材进行细胞或组织病理学检查，以确定病变性质、了解恶性肿瘤分化程度、周围侵犯、淋巴结转移等情况。大量甲状腺和乳腺病变的检出为各种微创治疗技术提供了广阔的应用前景，这些微创技术在治疗疾病的同时兼顾人们对美观的要求，最大限度保护器官功能，现已成为手术之外可选择的治疗手段。尤其是介入性超声在其中发挥着越来越重要的作用，如超声引导下乳腺结节良性结节的旋切治疗，超声引导下乳腺、甲状腺良恶性结节及转移性淋巴结的消融治疗等。如何规范甲状腺、乳腺疾病的介入性超声诊断与治疗技术已成为临床面临的新课题。鉴于目前缺乏相关的专业书籍，应广大超声医师的要求，结合我们的临床实践和科学研究，编写了此书，旨在普及推广甲状腺、乳腺介入性超声的开展，规范诊疗行为，造福广大患者。

本书共分十五章，系统介绍了甲状腺、乳腺良恶性占位性病变及甲状旁腺增生介入性超声诊断与治疗新技术，主要包括甲状腺结节粗针、细针穿刺活检，颈部淋巴结穿刺活检，乳腺结节穿刺活检与旋切术，乳腺癌前哨淋巴结定位与活检，甲状腺囊性病变穿刺硬化治疗，甲状腺良性结节无水酒精化学消融治疗，甲状腺、乳腺结节及淋巴结热消融治疗，甲状旁腺增生结节穿刺活检及消融治疗等。本书内容丰富新颖、图文并茂、实用性强，适合于超声医师和临床医师在工作中使用。

由于时间仓促，本书难免会有错误和不足之处，恳请各位专家批评指正。

何　文　黄品同

2018年1月

目录

第一章 总论

近10余年来，我国乳腺癌发病率呈持续上升趋势，约为30.4/10万，位居中国女性恶性肿瘤首位，死亡率约为6.2/10万，居女性恶性肿瘤第六位，每年全国女性乳腺癌死亡病例达6万人以上。近年来，甲状腺结节发病率也呈“井喷式”增长。据文献报道，人群中高分辨超声的甲状腺结节检出率可达20%～76%，其中甲状腺癌的检出率为5%～15%。2014年WHO公布的全球癌症报告中指出，甲状腺癌新发病例中超过一半为甲状腺微小乳头状癌。我国肿瘤登记中心资料显示，中国女性甲状腺癌的发病率高达11.28/10万，在新增甲状腺癌病例中以甲状腺微小乳头状癌为主且增速最快。可见，甲状腺及乳腺疾病正成为现阶段严重威胁人类健康，特别是女性身心健康的高发疾病。

随着影像技术及健康体检的普及，大量乳腺、甲状腺早期病变被检出，主要包括无症状良性结节、原位癌或微小癌病变等。早期病变的影像学特征往往不典型，需要进一步取材病理学诊断。诊断方面，目前高度依赖于超声引导下细针或粗针穿刺活检取材，进行细胞或组织病理学检查，确定病变性质，了解恶性肿瘤分化、周围侵犯、淋巴结转移情况，所取标本还可进行基因检测以协助确诊疾病、预测疾病风险及评估药物疗效等。大量早期良恶性病变的检出为各种微创治疗技术提供了巨大的机遇和广阔的应用前景，介入性超声发挥着越来越重要的作用，如超声引导下乳腺结节良性结节的旋切治疗，以及超声引导下乳腺、甲状腺良恶性结节及转移性淋巴结的热消融或化学消融治疗等，这些微创技术在祛除疾病的同时兼顾人们对美观的要求，已成为传统手术之外可选择的微创治疗方法。

第一节 乳腺、甲状腺解剖及介入性超声器具

乳腺、甲状腺解剖概要

乳腺解剖

乳腺位于第2～6肋高度，胸大肌表面，胸骨旁线和腋中线之间，由皮肤、纤维组织、脂肪组织和腺体组织构成，被结缔组织分隔为15～20个乳腺叶，每个叶又分为若干个乳腺小叶，每个乳腺叶有一个输乳管，末端开口于乳头，以乳头为中心，乳腺叶和输乳管呈放射状排列。乳腺结缔组织中有许多纤维束，两端分别附着于皮肤和胸肌筋膜，称为Cooper韧带。乳腺的淋巴主要注入腋淋巴结。女性乳腺随年龄有明显变化，随月经周期发生周期性变化，妊娠、泌乳期及绝经期乳腺也会发生相应的变化。正常乳腺由浅入深

依次为皮肤层、皮下脂肪层、腺体层、乳腺后脂肪层及肌层，超声声像图可清晰显示上述各组织层次（图 1-1，图 1-2）。

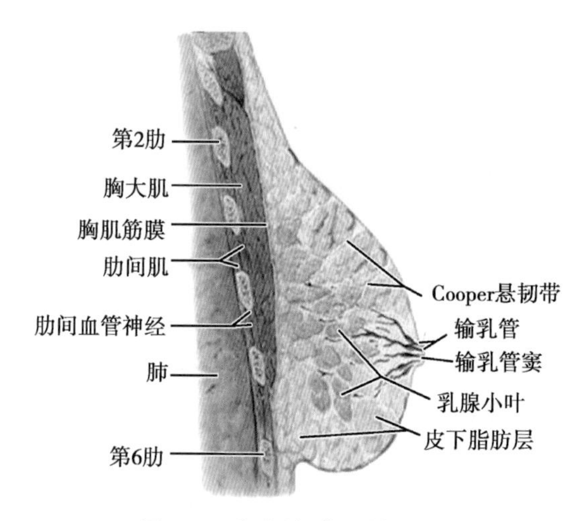

图 1-1 乳腺（矢状面）解剖图

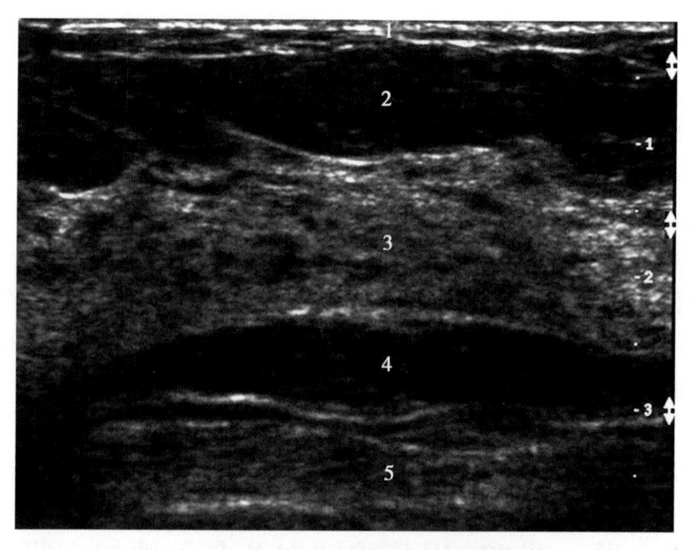

图 1-2 正常乳腺超声声像图

注：1. 皮肤层；2. 皮下脂肪层；3. 乳腺实质层；4. 乳腺后脂肪层；5. 肌层

甲状腺解剖

甲状腺呈 H 形，分左、右叶及中间的峡部。约半数以上自峡部向上伸出一锥状叶，长短不一，最长者可达舌骨。甲状腺左、右叶贴于喉的下部和气管上部的两侧，上达甲状软骨中部，下至第 6 气管软骨环。甲状腺峡多位于第 2～4 气管软骨环的前方。在甲状腺表面共有两层被膜：①甲状腺的外膜：称为真被膜，包绕甲状腺即纤维囊；②甲状腺鞘：又称假被膜，即颈内脏筋膜，包绕于真被膜外面。两者之间形成的间隙为囊鞘间隙，内有血管、神经及甲状旁腺。假被膜内侧增厚形成甲状腺悬韧带，使甲状腺两侧叶内侧和峡部后面附着于甲状软骨、环状软骨和气管软骨环。甲状腺前面有舌骨下肌群，左右叶后外方有颈总动脉、迷走神经和颈内静脉。喉返神经是迷走神经的分支。左侧喉返神经勾绕主动脉弓至其后方，右喉返神经勾绕右锁骨下动脉至其后方，两者均在食管气管沟内上行（图 1-3～图 1-5）。

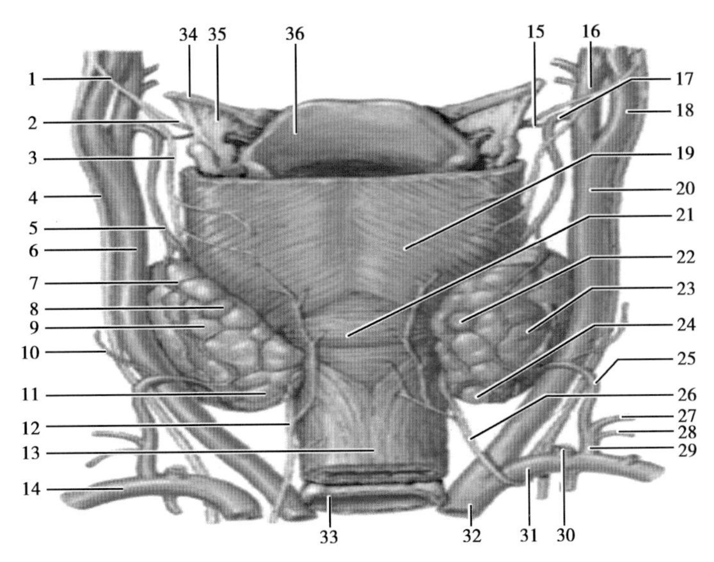

图 1-3 甲状腺、甲状旁腺（背面观）及周围血管神经解剖图

注：1. 喉上神经；2. 喉上神经内支；3. 喉上神经外支；4. 迷走神经；5. 左侧甲状腺上动脉；6. 左侧颈总动脉；7. 甲状腺左叶纤维囊；8. 左上甲状旁腺；9. 甲状腺左叶；10. 颈升动脉；11. 左下甲状旁腺；12. 左侧喉返神经；13. 食管；14. 左侧锁骨下动脉；15. 喉上动脉；16. 颈外动脉；17. 右侧甲状腺上动脉；18. 颈内动脉；19. 下咽缩肌；20. 右侧颈总动脉；21. 环咽肌；22. 右上甲状旁腺；23. 甲状腺右叶；24. 右下甲状旁腺；25. 甲状腺下动脉；26. 右侧喉返神经；27. 颈横动脉；28. 肩胛上动脉；29. 甲状颈干；30. 椎动脉；31. 右锁骨下动脉；32. 头臂干；33. 气管；34. 舌骨；35. 甲状舌骨膜；36. 会厌

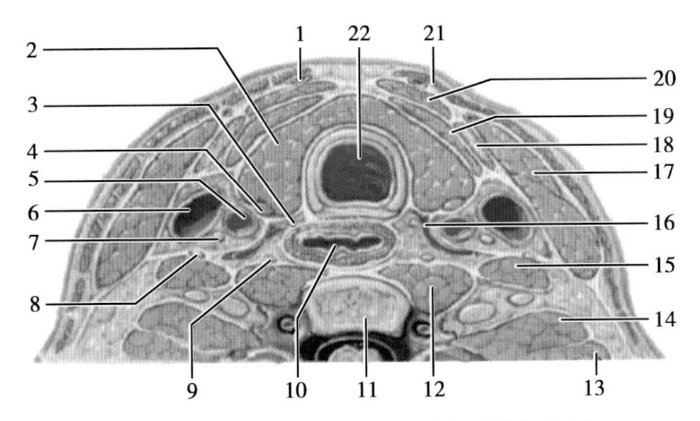

图 1-4 甲状腺（横切面）及毗邻结构解剖图

注：1. 颈前静脉；2. 甲状腺；3. 喉返神经；4. 甲状旁腺；5. 颈总动脉；6. 颈内静脉；7. 迷走神经；8. 膈神经；9. 交感神经干；10. 食管；11. 第 7 颈椎椎体；12. 颈长肌；13. 后斜角肌；14. 中斜角肌；15. 前斜角肌；16. 甲状腺下动脉；17. 胸锁乳突肌；18. 肩胛舌骨肌；19. 胸骨甲状肌；20. 胸骨舌骨肌；21. 颈阔肌；22. 气管

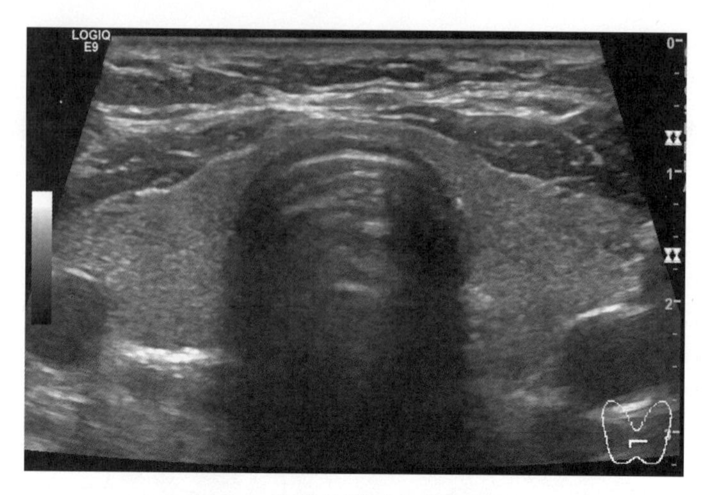

图 1-5 正常甲状腺超声声像图

乳腺、甲状腺介入性超声常用器具

仪器

彩色超声诊断仪，配备高频线阵探头（7～14MHz），对于较大的或位置较深的结节可采用低频小凸阵探头引导，并根据需要配备穿刺引导装置。

常用针具

细胞学病理取材可采用 21G 及以上规格的专用吸引活检针，负压抽吸针或毛细管针，与注射器配合使用。

组织学活检针用于穿刺乳腺或甲状腺肿物以获得组织学标本，推荐使用可调式自动活检枪，配 18～21G 一次性 Tru-Cut 内槽型切割针，射程 1.5cm 或 2.2cm，常用半自动活检枪有 1.0cm 及 2.0cm 两挡。

真空辅助微创旋切系统

目前国内主要有 Vacora、Mammotome、EnCor 等不同系统。EnCor、Mammotome 系统在单次置针后可进行多次切割。Mammotome 系统每切割一次后均需要将标本取出，而 EnCor 系统可连续切割并将标本自动运输到收集篮内。Vacora 系统为手动设备，可反复置针及切割。

射频消融仪

国内外有多种射频消融治疗设备，如 Cool-Tip、Celon、RF3000、Modle1500 等，消融电极内部多有循环水以冷却电极及周边组织，减少碳化或皮肤烫伤。目前，不少射频电极外径较细，可达 18G，前端锋利，便于穿刺，可根据不同的需求选择合适的针型。

微波消融仪

微波消融仪有多个品牌可供选择，微波天线为针状，外径相对较粗，多为 16G，工作频率有 2450MHz 和 915MHz 两种可供选择，后者在相同功率和时间下消融范围更大，主要适用于较大的肿瘤。

激光消融仪

常用光源包括 Nd-YAG 激光器（1064nm 和 1320nm）、氩离子激光器（488nm 和

514nm）和半导体二极管激光器（805nm）。通常 2～2.5W 的光源约 500 秒，消融的直径达 1cm。激光光纤纤细，使用 21G 穿刺引导针。此外，不同于微波射频消融，激光热能前向传播，激光消融具有创伤小、安全、消融范围可控等优点，尤其适合于位置靠近包膜或血管的小结节消融。

乳腺、甲状腺介入性超声操作原则

安全原则

务必严格掌握介入操作适应证、禁忌证，确保有安全的进针路径，遵守操作规范，减少或避免并发症尤其是严重并发症的发生。消融治疗时通过移动消融及液体隔离带技术可避免局部温度过高，损伤周围组织。

最佳疗效与最小损伤原则

严格把握各种介入操作的适应证，全面评估患者的获益与风险，选择最为合适的介入诊断与治疗，避免过度治疗或不恰当的操作。

实时引导

介入操作过程中务必实时、动态，全程监测，避开重要结构和脏器，重视彩色多普勒的应用以避开大血管，选择最合适的穿刺路径。乳腺、甲状腺位置表浅，且无肋骨等遮挡，可以从多个角度进针。初学者建议使用引导装置，可以保证穿刺针沿预设路径进针，熟练之后可不用引导装置，在超声监视下徒手穿刺进针，以方便调节穿刺角度。无论使用什么方式，务必全程显示针尖及穿刺针道，避免盲目穿刺造成损伤。

无菌原则

必须严格遵循无菌操作原则，包括操作间消毒、使用无菌探头套和穿刺器具、操作人员的无菌观念和操作规程，以及穿刺部位的严格消毒等。

第二节　乳腺、甲状腺疾病诊疗现状

乳腺疾病诊疗现状

X 线

钼靶 X 线摄片主要用于乳腺癌的筛查，有利于肿块及微钙化的检出，但对于不伴钙化的肿块及致密性腺体的敏感性差。乳腺 X 线检查对 40 岁以上亚洲女性准确性较高，有利于降低乳腺癌死亡率。

超声

超声是乳腺肿瘤评估最常用的影像学手段，可实时动态观察病灶的位置、大小、形态、内部回声及血流特点，诊断准确率高，无创，实时，可重复进行。三维超声成像能够多切面、多角度显示病变的形态结构及其与周围组织的关系，并可在一定程度上显示病变的浸润情况。自动乳腺全容积成像系统能自动完成对乳腺的扫查并获得病变的三维空间图像，为乳腺肿瘤的超声诊断提供更丰富的信息。超声弹性成像能定性或定量地评估病变及其周围组织的硬度，从而判定肿瘤的良恶性。超声造影能实时动态观察病变内的血流灌注，提供病变组织内丰富的血流信息，显著提高病变诊断的准确性。各种超声技术的联合应用可提高诊断的敏感性和特异性。

MRI

具有良好的软组织分辨力和空间分辨力，可显示X线摄片和超声无法检测的隐匿性病灶，对于病变性质、浸润程度以及多灶多中心肿瘤的评估具有X线和超声不可比拟的优势，但也有价格昂贵、检查费时、需注射造影剂等缺点，目前主要作为临床体检、X线检查、乳腺超声检查发现的结节或疑似结节难以定性时的补充检查手段。

组织病理学诊断

影像学技术的普及应用，使大量乳腺微小病变被检出，但常存在定性诊断困难的问题。穿刺活检获取组织标本可进行病理学检查，雌激素受体与孕激素受体等标志物免疫组化检测是术前明确病理性质、制定合理治疗方案的可靠手段，穿刺活检组织病理学检查现已经成为乳腺病变常规诊断方法。

目前，乳腺癌的治疗仍以手术切除为主，但传统的乳腺癌根治手术已经历了从扩大根治术到改良根治术的转变，在此基础上建立了保乳手术辅以放疗的经典治疗模式，体现了现代医学的人文关怀理念。腋窝前哨淋巴结活检作为乳腺癌保乳手术治疗的重要组成部分，已成为判断腋窝淋巴结清扫与否的重要依据。多项研究表明，对于前哨淋巴结微转移或转移数目较少的乳腺癌患者，可无需进行腋窝淋巴结清扫，以避免腋窝水肿、肩部疼痛及上肢活动度受限等并发症的发生。

诊断技术的发展带来了治疗手段的革新，随着技术的进步，影像学检查在乳腺肿瘤的诊治中发挥着举足轻重的作用。影像融合技术可将超声图像与CT/MRI、PET/SPECT图像进行融合，发挥各种影像学技术的优势，实现对病变的精准定位。影像学与外科学技术的多元化联合应用在乳腺肿瘤定位、微创活检和治疗方面取得了很大程度的发展，成为乳腺肿瘤诊治中鲜明的特点。介入治疗是乳腺肿瘤治疗手段革新的另一重要体现。随着社会的进步，越来越多的患者注重生活质量的提高，即在保证疾病治疗的前提下，注重美容的维护。因此，各种影像学引导下的微创治疗技术应用于乳腺肿瘤的临床治疗。目前，超声引导下微创治疗乳腺肿瘤的方法主要包括真空辅助微创旋切技术和消融治疗。此外，随着分子生物学技术的发展，人们对乳腺恶性肿瘤的细胞生物学和临床免疫学有了更深入的认识，其中包括癌基因、抑癌基因、细胞调亡、肿瘤血管生成等多种生物学指标。随着这些指标的出现，一方面，基因表达谱及基因芯片技术在乳腺肿瘤的研究中得到广泛应用，使得乳腺肿瘤的诊断从形态学、功能性诊断逐渐发展到基因诊断；另一方面，人们逐步认识到有可能通过改变肿瘤细胞的生物学特性而治疗肿瘤，即分子靶向治疗。如今分子靶向治疗已经成为乳腺癌综合治疗的重要组成部分，但是，分子靶向治疗主要针对某一个或某一部分基因，联合治疗效果还不确切，同时药品价格昂贵，目前难以普及，尚有待进一步的深入研究。

甲状腺疾病诊疗现状

实验室检查

通过检测T_3、T_4以及TSH可有助于了解甲状腺的功能状态，并有助于选择合适的影像学方法进一步检查。研究表明，甲状腺恶性结节患者的TSH水平明显高于良性结节，即使TSH水平正常，随着TSH水平的升高，发生甲状腺癌的风险也逐渐增加。国内李辉等回顾性分析了1313例甲状腺癌患者TSH与甲状腺癌转移的关系，发现TSH水平越高，发生甲状腺癌的风险越高，同时发现TSH水平越高，越容易发生淋巴结转移，发病年龄越小，发生淋巴结转移的可能性也越大，而且有淋巴结转移的甲状腺癌患者，其血清甲状腺过氧化物酶抗体（TPO）、甲状腺球蛋白抗体（TGAb）水平较无转移者高。李玺等回顾性分析了283个甲状腺结节，发现甲状腺癌患者的TGAb水平高于良性结节患者，而伴有淋巴结转移的甲状腺癌患者，TGAb水平高于未发生淋巴结转移的患者。以上研究表明，TSH和TGAb可作为预测甲状腺癌的指标。因此，术前检测TSH、TGAb对鉴别结节性质及判断预后有一定参考价值。

超声检查

超声影像在甲状腺结节的诊断中处于重要地位，其诊断甲状腺癌的准确率高达90%。甲状腺恶性结节的常规超声特征包括实性低回声、微钙化、边缘不规则、纵径/横径＞1、淋巴结转移等。近年来，各种超声新技术不断出现，如三维超声、弹性成像、超声造影等可作为常规超声的有效补充，但最终仍需穿刺活检明确诊断。颈部淋巴结转移是甲状腺恶性结节的重要特征之一，超声可敏感地发现可疑淋巴结，主要的征象包括圆形、低回声、内部囊性变或微钙化等。中央区（Ⅵ区）淋巴结转移可以作为甲状腺癌早期转移的重要指征，探查时应重点观察中央区有无可疑淋巴结。然而，超声对于中央区淋巴结的显示率较低，尤其是气管、食管沟的淋巴结，扫查时应特别注意。

CT/MRI检查

CT/MRI扫描可以清晰显示甲状腺的解剖结构以及与周围组织的关系，对甲状腺结节的大小、数目及有无颈部淋巴结转移可作出明确诊断。所以当超声鉴别结节性质有困难时，可行CT或MRI检查。结节边界、微钙化及淋巴结转移是CT鉴别甲状腺结节良恶性的重要指标。当良性结节伴出血、钙化或出现囊性变时，CT表现与甲状腺癌相似，此时平扫鉴别结节性质有一定困难，增强扫描有助于诊断。CT检查的主要局限性是对于＜1cm的结节显示不佳，对于碘过敏或伴有甲状腺功能亢进的患者不能行增强扫描。相对于CT检查，MRI能更好地显示病灶的细微结构，能多方位成像，更易于发现转移的淋巴结，增强扫描不受碘过敏等因素的限制。钙化是乳头状甲状腺癌的重要特征之一，而MRI的主要不足之处是对钙化不敏感，这在一定程度上影响了MRI诊断的准确性。近年来一些学者利用CT/MRI灌注成像评价甲状腺结节的性质，但研究结果差异较大，其临床价值有待进一步研究。能谱CT扫描可重建单光子图像，并可进行基于组织成分的物质分离，对判别甲状腺结节性质具有重要作用。李铭等利用能谱CT成像对甲状腺结节进行测定，结果显示能谱CT在鉴别结节性甲状腺肿、甲状腺腺瘤及甲状腺乳头状癌中具有一定的作用。磁共振弥散加权成像（DWI）是一种基于水分子弥散运动成像的新技术，研究证实DWI对甲状腺良恶性结节以及原发性甲状腺功能亢进、亚急性甲状腺炎、桥本甲状腺炎的鉴别具有重要价值。磁共振波谱（MRS）技术可无创性检测活体内病理生理变化过程中的代谢和化学信息。有研究显示，MRS在人离体甲状腺组织上能够鉴别正常甲状腺与癌变，敏感性高达95%。El-Hariri等认为DWI和MRS结合能提高甲状腺良恶性结节鉴别的敏感性及特异性。目前，MRS在甲状腺中的应用正由实验阶段向临床应用转变，未来MRS可能会成为评估甲状腺结节性质的重要手段。

放射性核素显像

核素显像是鉴别甲状腺结节性质的常用手段之一，不仅可以观察结节的形态，还可以了解其代谢变化。传统核素显像根据甲状腺结节摄取 $^{99m}TcO4$ 及 ^{131}I 的能力将结节分为热结节、温结节、凉结节和冷结节来判断结节的性质，其诊断价值有限，但有助于异位甲状腺的显示。另外，在核素显像时甲状腺实质前后重叠，位置较深的结节容易被甲状腺实质掩盖，因此对较小或位置深在的结节容易漏诊。PET/SPECT 是较先进的核医学检查技术，在发现隐匿性病灶方面具有明显优势，主要用于甲状腺癌术后复发和转移的监测，但价格昂贵，目前难以普及应用。近年来运用较多的另一种探查全身转移灶的核医学检查方法是甲状腺肿瘤阳性显像，常用的亲肿瘤显像剂有 ^{99m}Tc-MI-BI、^{99m}Tc-HL91 等。如果冷结节在阳性显像时无放射性浓聚，或早期出现而延迟相明显减低，则提示为良性结节；反之，若在阳性显像出现放射性浓聚且延迟相放射性不减甚至增高，则提示恶性结节。^{99m}Tc-HL91 是一种乏氧显像剂，可以特异性浓聚于缺氧的区域，因此目前广泛用于鉴别未分化甲状腺癌。然而，由于甲状腺亲肿瘤显像特异性较低，出现阳性结果时仍需结合其他影像学检查综合分析。

组织细胞学病理诊断

由于甲状腺癌生物学行为的多样性，单靠影像学检查有时难以获得准确的定性诊断。超声引导下细针穿刺活检（ultrasound-guided fine needle aspiration，US-FNA）是目前国际公认的诊断甲状腺结节的“金标准”。文献报道，FNA 平均诊断灵敏度约为 83%，假阳性率为 2%~18%，首次 FNA 不能诊断率约为 10%。超声引导下粗针穿刺活检（core needle biopsy，CNB）能获取充足标本量，尤其是对于滤泡结构的大体变化及与包膜、血管关系的诊断方面优于 FNA。然而，国内外普遍认为 CNB 对操作者的技术水平要求较高，且出血、神经损伤、感染等并发症的发生率高于 FNA，使其推广应用受到限制。因此，应严格把握适应证，选择合适的活检手段。当 FNA 不能作出明确诊断的情况下，可以选择 CNB 或再次行 FNA 检查，肿瘤分子标志物检测有助于提高甲状腺癌诊断的准确性，目前常用于甲状腺基因诊断的有 *RET/PTC*、*BRAF*、*RAS* 和 *PAX8-PPAR* 突变等。

目前，甲状腺结节的治疗仍然以外科手术切除为主，手术方式包括甲状腺部分切除（单纯结节切除）、甲状腺大部切除、甲状腺腺叶加峡部切除、甲状腺全切或次全切除术。对于甲状腺恶性结节，传统的外科治疗往往是甲状腺全切术或次全切术辅以预防性颈部淋巴结清扫。尽管这种治疗方法能最大限度去除原发灶，尤其是针对多灶癌，但由此不可避免产生的甲状腺功能的完全丧失，以及可能导致的甲状旁腺功能减退及喉返神经损伤会严重影响患者的生活质量。对于局限于甲状腺一侧的肿瘤，没有足够的证据表明，甲状腺全切或次全切比甲状腺腺叶切除术更有利于延长患者术后的生存期。因此，最新的指南对于癌灶小于 1cm、没有腺体外侵犯、无淋巴结转移的患者推荐单侧腺叶切除。

随着研究的深入，人们发现对于那些低危的甲状腺微小癌，更合理的处理方式是随访观察，而不是立即手术治疗。这一理念的巨大改变反映出人类对于甲状腺癌自然病史及生物学行为的深刻认识。尽管如此，现实层面上，长期以来对癌的恐惧困扰着广大的患者，相当一部分低危微小癌患者往往出于对肿瘤进展或转移潜在风险的担忧，仍然选择积极手术切除，甚至医学界对于手术切除治疗也存在着争议。在这种情况下，以射频、微波消融为代表的热消融技术无疑是一种更具优势的治疗手段：既能够完全灭活肿瘤，同时最大程度地保护正常甲状腺组织和功能，且满足了患者的美观要求。当前，射频、微波等热消融技术已经越来越广泛地应用于甲状腺良性肿瘤的治疗，甲状腺微小癌和颈部转移性淋巴结的消融治疗也受到了人们的关注。

第三节　介入性超声在乳腺、甲状腺疾病诊治中的应用

乳腺穿刺活检

超声引导下乳腺穿刺活检因其定位准确、操作简便、安全性好在临床中得到广泛的应用。超声引导下乳腺穿刺活检可准确鉴别乳腺肿瘤的良、恶性，确定前哨淋巴结有无转移，为临床确定治疗方案提供依据；还可以确定恶性肿瘤的病理组织学分型，获得免疫组化甚至基因突变信息，为内分泌治疗及辅助化疗提供依据。乳腺肿瘤首选粗针组织学活检，具有较高的灵敏度和特异度；对于复杂囊性结节或单纯囊性结节，可选择细针细胞学检查；肿瘤较小，或疑为导管内肿瘤时，可选择真空辅助微创旋切活检系统。

乳腺真空辅助微创旋切技术

近十余年来，乳腺真空辅助微创旋切技术得到了巨大的发展，逐渐替代外科活检成为可靠的微创诊断技术，并已被成功应用于乳腺良性病变的治疗。微创旋切的整体切除率可达 94.8%。微创旋切技术对于小于 3cm 及触诊阴性的良性病灶具有较大优势，且操作简便、定位准确、获取标本量大、活检和治疗作用兼备。微创旋切在乳腺恶性肿瘤早期诊断中也具有一定优势。Skinner 等认为，触诊阴性的乳腺癌与可触及的乳腺癌相比，其生物学特性具有很大差异，肿瘤细胞形态及转移潜能均低于后者。Mariod 等研究报道，触诊阴性的乳腺病灶中 15%～30% 为恶性，早期诊断及治疗存活率为 95%～98%。因此，对临床触诊阴性的病灶进行活检是十分必要的。文献报道，麦默通旋切系统对触诊阴性的乳腺病灶进行穿刺活检，其准确率、灵敏度及特异度均在 90% 以上，术后并发症的发生率低。并发症主要包括出血及血肿形成、瘀斑、感染和肿物残留等。

甲状腺穿刺活检

细针抽吸活检（fine needle aspiration，FNA）

超声引导下细针穿刺抽吸细胞学检查以其能获得结节内的细胞甚至组织进行病理学诊断，具有较高的灵敏度及特异度，文献报道其灵敏度为 83%～98%，特异度为 70%～100%，且操作简单、安全、经济，临床应用广泛，诸多权威指南将 FNA 推荐为鉴别甲状腺良恶性结节的首选方法。但文献报道高达 10%～20% 的病例存在取材不满意或不能明确诊断的问题。这一方面是由于取材量较少，另一方面是由于 FNA 主要是细胞层面上的病理学分析，对于乳头状癌等以细胞核改变为主的病变诊断效能较高，而对甲状腺未分化癌、淋巴瘤、髓样癌等特殊类型的甲状腺恶性肿瘤诊断效能较低。

粗针穿刺活检（core needle biopsy，CNB）

相对于 FNA，CNB 能提供更多的组织，从而评估病灶的大体结构、滤泡结构的改变

以及病灶与周边组织的关系。且 CNB 所获标本可进一步行免疫组织化学染色提高诊断的准确性。因此，近年来对 CNB 的关注度和应用持续增加。研究显示，CNB 可作为 FNA 的补充诊断方法，对首次 FNA 不能明确诊断的病例，CNB 的确诊率明显高于重复 FNA。对于某些特殊类型的甲状腺恶性肿瘤，如未分化癌、淋巴瘤、髓样癌等，CNB 能够提供更明确的病理诊断。

射频消融

射频消融（radiofrequency ablation，RFA）是通过改变流经组织的电流强度而产生分子水平的摩擦力，致使细胞内的温度增加，局部较高的热能导致组织发生不可逆转的蛋白质变性和凝固性坏死，从而达到杀灭肿瘤细胞的作用。RFA 在肝癌治疗中应用最为广泛，已成为肝癌主要治疗手段之一。目前，RFA 已应用到肾脏、肾上腺、肺、甲状腺及乳腺等多种实体肿瘤的治疗，并有可能发展成为多种实体肿瘤的早期微创治疗方法。

研究表明，RFA 治疗乳腺肿瘤是安全、有效、可行的。因乳腺位置表浅，行 RFA 治疗较其他实体肿瘤更为简便易行。1999 年 Jeffrey 等首次采用超声引导下 RFA 治疗晚期乳腺癌，并于术后即刻将肿瘤切除，组织学检查证实肿瘤组织凝固坏死率为 92%～100%。Izzo 等对 26 例浸润性乳腺癌进行 RFA 治疗，结果显示肿瘤完全坏死率达 96%。Burak 等对 10 例 T_1 期乳腺癌行 RFA 治疗，并采用 MRI 对治疗效果进行评价，9 例治疗后 MRI 显示病灶内未出现增强。一项研究通过应用不同的 RFA 设备，对 6 组肿瘤直径≤ 3cm 的病灶行 RFA 治疗，于治疗后 0～3 周切除病灶，发现治疗后肿瘤的完全坏死率达 80%～100%，且没有或仅有轻微的并发症。Tsuda 等对 28 例乳腺癌患者行 RFA 治疗后手术切除，分析肿瘤大小及肿瘤内导管内癌成分对消融效果的影响，结果发现肿瘤直径＞ 1.5cm 者完全消融率仅为 35%，而肿瘤直径≤ 1.5cm 者完全消融率为 91%；在 9 例伴有导管内癌成分的病灶中，完全消融率仅为 11%，而不伴导管内癌成分的病灶完全消融率为 76%。这一结果表明，RFA 对于较小的、且不伴有导管内癌成分的乳腺癌消融效果较好。孙登华等对 50 例乳腺良性肿瘤进行 RFA 治疗，发现 RFA 治疗乳腺良性肿瘤是可行的、安全的，不同温度条件下消融范围亦不同，提出不同大小的肿物应该选择不同温度进行消融。然而，RFA 治疗的原理是局部热效应，治疗后无法获得完整的肿瘤病理资料，同时对于形状不规则、肿瘤内存在纤维间隔的病变能否达到完全消融尚待研究。在实际操作中，RFA 仍受多种因素的影响，如呼吸运动、超声伪像等。因此，RFA 用于乳腺肿瘤治疗的实际效果仍需多中心、大样本研究。

RFA 治疗不仅适用于甲状腺良性结节，也适用于低风险的恶性结节，如微小、单发结节，也可用于术后复发的甲状腺癌。2001 年，Dupuy 等首次采用超声引导下 RFA 治疗复发的甲状腺癌，治疗后所有患者均无出血及感染等并发症，并经 10 个月随访发现无明显复发，从此揭开了 RFA 在甲状腺肿瘤中应用的序幕。隋洋等采用 RFA 治疗 76 例共 108 个甲状腺良性结节，33 个结节在术后 6～12 个月消失，其余结节均有不同程度缩小。李建如等对 53 例甲状腺微小乳头状癌行 RFA 治疗，并在治疗后 1 个月、3 个月、6 个月及 12 个月随访，结果显示结节体积在随访过程中逐渐缩小，部分结节消失，仅有 2 例患者出现复发或淋巴结转移。

RFA 引起甲状腺结节的坏死和退化，从而导致结节体积减小和临床症状的改善，疗效与甲状腺手术类似。RFA 能够治愈或改善自主性功能性甲状腺结节所引起的甲状腺功能亢进。尽管大多数患者经单次 RFA 治疗后效果较好，但部分患者可能需要多次治疗以达到完全消融。研究表明 RFA 治疗后 1 个月结节体积缩小率为 33%～58%，治疗后 6 个月结节体积缩小率为 51%～92%。

对于手术风险高或拒绝手术治疗的复发性甲状腺癌患者，RFA 可用于对恶性肿瘤的局部控制或改善恶性肿瘤相关的症状。RFA 治疗颈部复发性甲状腺癌，体积缩小率平均为 56%～93%，42%～58%的结节完全消失，64%的患者症状得到改善且血清甲状腺球蛋白浓度下降。

微波消融

微波消融（microwave ablation，MWA）是使用超高频微波振动，使组织内极性分子（主要为水分子）在微波磁场作用下高速运动产生热能，使靶组织热凝固而发生不可逆性坏死的一种新型微创治疗技术。1994 年，日本学者 Seki 首先将 MWA 用于肝癌的临床治疗。目前 MWA 除用于肝脏肿瘤的治疗外，还用于肺、肾、前列腺等实体肿瘤的治疗。

MWA 主要是通过水分子的震荡产热，乳腺肿瘤通常较正常乳腺组织含有更多的水分子。因此，MWA 更适宜乳腺肿瘤的治疗。与 RFA 相比，MWA 具有热效率高、消融范围大、所需时间短等优势。李永杰等采用 MWA 治疗了 16 例老年乳腺癌患者，发现治疗后肿瘤体积明显缩小，穿刺病理证实病灶凝固性坏死较彻底，经过 1～3 年随访，患者的生存率为 87.5%～100%。张巍等采用 MWA 治疗乳腺良性病变，并通过超声造影及 MRI 对其疗效进行评价，结果显示结节体积明显缩小，部分病灶治疗 1 年后完全消失。Zhou 等对 41 例乳腺良性肿瘤患者行 MWA 治疗，其完全消融率达 97.5%(40/41)。这些研究结果表明，MWA 治疗乳腺肿瘤是安全可行的。短期随访表明 MWA 治疗取得了满意的疗效，然而 MWA 治疗乳腺肿瘤的远期疗效尚有待进一步探讨。

近年来，MWA 被越来越多地应用于甲状腺结节的治疗。Wright 等认为微波产生的热量足以使甲状腺组织坏死从而达到治疗甲状腺结节的目的。目前国内外的大多研究集中在 MWA 对甲状腺良性结节的治疗。Yue 等报道应用 MWA 治疗 254 例患者共 477 个结节，随访 6 个月，平均体积缩减率为 65%，82.3%的患者体积缩减率达 50%以上，其中 30.7%的患者结节完全消失，无严重并发症发生。MWA 治疗甲状腺微小癌的初步研究显示，微波消融可达到肿瘤细胞完全灭活，患者耐受性良好，无严重或永久性并发症发生。

高强度聚焦超声

高强度聚焦超声治疗（high intensity focused ultrasound，HIFU）的治疗原理是利用超声波所具有的组织穿透性和可聚焦性等物理特性，将体外低能量的超声波聚集在体内靶目标区域，通过聚焦区超声波产生的高热效应使靶组织完全坏死，而不损伤周围正常组织。朱辉等将乳腺癌组织及其周围 2cm 作为靶区域，采用 HIFU 进行治疗，发现 HIFU 治疗可以完全杀灭靶区内肿瘤细胞。杨莉涛等对 87 个乳腺纤维瘤病灶进行 HIFU 治疗，术后随访 3～24 个月，结果显示有 63 个病灶在治疗后完全消失。研究表明，HIFU 治疗能够激活机体免疫，促进患者康复。Lu 等对行 HIFU 治疗的乳腺癌患者与未行 HIFU 治疗的患者进行对比，发现经 HIFU 治疗后行乳腺癌改良根治术较直接行改良根治术患者的免疫指标（CD3/CD4、B 淋巴细胞及自然杀伤细胞等）显著上升。Wu 等通过对 23 例女性乳腺癌患者 HIFU 治疗后的热休克蛋白 -70 表达水平进行检测，发现经 HIFU 治疗后其表达显著提高。另有研究表明，内镜技术与 HIFU 联合应用治疗早期乳腺癌，既可以彻底杀灭肿瘤细胞，又不会影响乳房的外观及生理功能，具有良好的美容效果。HIFU 治疗乳腺肿瘤的可行性、有效性和安全性已经得到临床医生的认可，然而目前 HIFU 系统种类繁多，缺乏统一的治疗参数评价标准，其治疗乳腺肿瘤的远期疗效仍需大样本的临床研究以及长期随访证实。

激光消融

与射频消融及微波消融相似，激光消融（laser ablation，LA）也属于热消融，其原理是通过局部组织对激光辐射能量的吸收导致治疗后持续 72h 的微血管凝固而致局部缺血坏死达到治疗目的。与射频和微波消融相比较，LA 具有更安全、高效和精准的特点，单位时间内能量作用范围小，对于一些小器官的病灶或紧邻重要脏器的病灶尤其适宜，LA 治疗甲状腺病灶的常规输出功率仅相当于两者的十分之一。目前，PLA 主要应用于甲状腺良性结节、甲状腺癌复发灶、转移性淋巴结、肝占位等疾病的治疗，2010 年 AACE/AME/ETA 颁布的指南推荐使用经皮激光消融治疗甲状腺结节，激光消融治疗甲状腺结节近年来获得了较多关注。

第二章

甲状腺结节细针穿刺细胞学检查

概述

细针穿刺细胞学（fine needle aspiration，FNA）技术是通过细针穿刺病灶，吸取少许细胞成分作涂片检查的一种细胞病理学诊断方法。1930 年，Mrtin 率先在甲状腺疾病中使用该诊断技术，之后 FNA 技术得到迅速发展。20 世纪 80 年代，FNA 技术在美国及西方国家得到广泛应用，并成为甲状腺结节常规标准诊断方法。近年来，随着我国甲状腺结节检出率逐年增加，临床面临大量良恶性结节鉴别需求，进而有力地推进了 FNA 在国内的普及。既往，操作者通过触诊对甲状腺肿物定位进行细针穿刺细胞学检查，由于缺乏影像学引导，仅适用于浅表可触及的肿物，且穿刺标本阳性率不高。随着影像技术特别是超声影像的普及，目前超声实时引导下的 FNA 技术具有操作简便、安全、取材准确、微创及确诊率高等优点，成为临床甲状腺疾病的重要诊断方法。

适应证

超声是甲状腺结节的首选检查方法。根据 2015 年美国甲状腺协会（ATA）关于成人甲状腺结节及分化型甲状腺癌诊治指南：微钙化（直径小于 1mm）、边缘不规则、纵横比＞ 1(常在横切面观察)、低回声、环形不完整钙化或钙化外周伴有较厚的低回声晕、甲状腺外侵犯或颈部淋巴结转移为甲状腺恶性结节的超声特征。指南同时根据超声的不同表现，进一步提出了以下甲状腺结节超声恶性风险分层标准。

1. 高度可疑恶性结节（恶性风险＞ 70%～90%） 具有实性低回声或部分囊性结节伴微钙化、边缘不规则、纵横比＞ 1、低回声、环形不完整钙化或钙化外周伴有低回声晕、甲状腺外侵犯或颈部淋巴结转移等一项或多项特征者（图 2-1）。

2. 中度可疑恶性结节（恶性风险 10%～20%） 仅表现为低回声，边界规则，不伴有其他恶性超声征象（图 2-2）。

3. 低度可疑恶性结节（恶性风险 5%～10%） 表现为等回声或高回声实性结节或部分有囊性变，不伴有其他恶性超声征象（图 2-3）。

4. 极低度恶性结节（恶性风险＜ 3%） 表现为海绵状或部分囊性变的结节，不伴有其他恶性超声征象（图 2-4）。

5. 良性结节（恶性风险＜ 1%） 单纯囊性结节（图 2-5）。

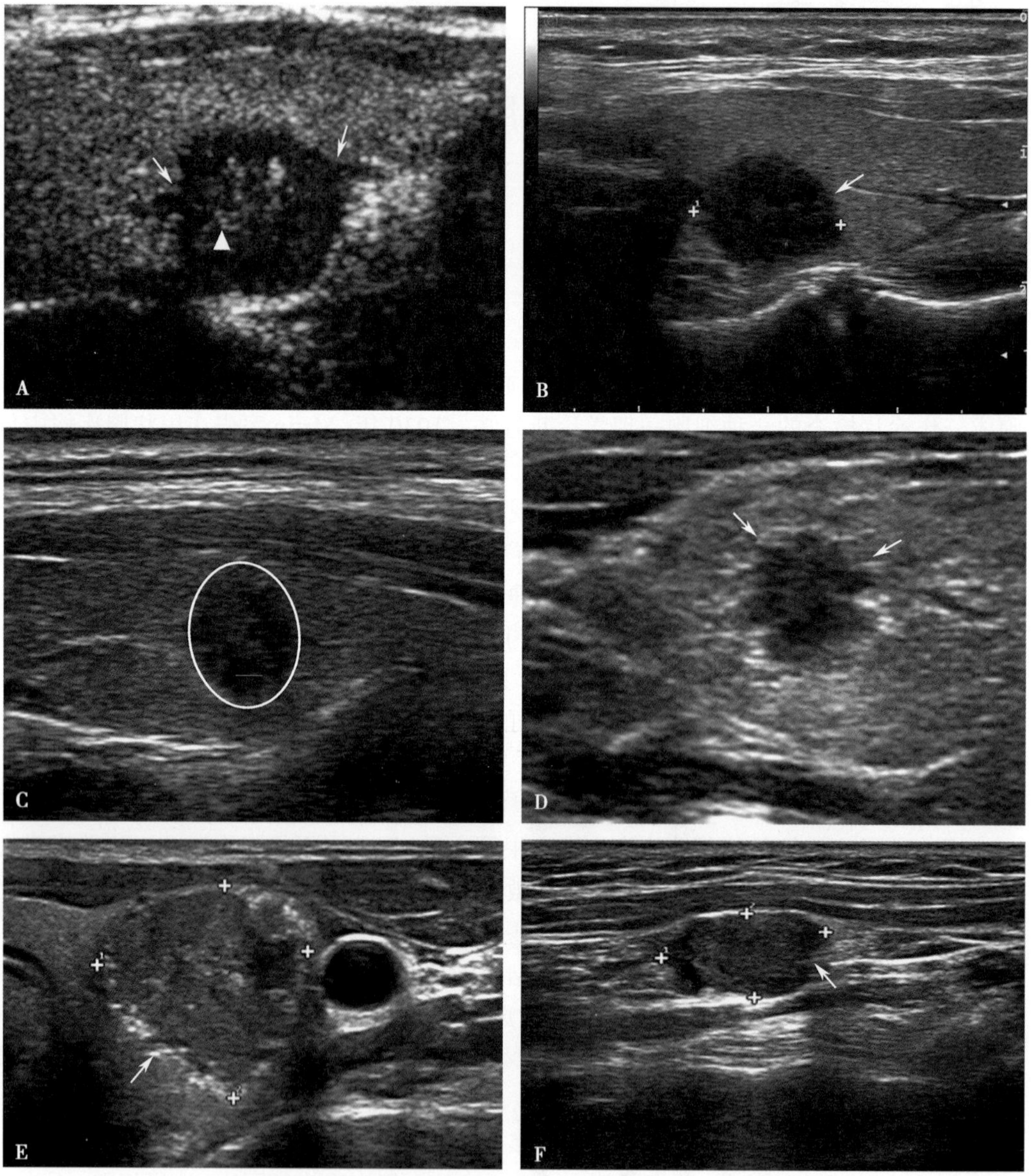

图 2-1 甲状腺高度恶性结节的超声声像图表现

注：A. 甲状腺结节伴微钙化：甲状腺实质内可见一低回声结节，内见点状高回声（三角），边缘毛刺样改变（箭头）；B. 甲状腺极低回声结节，边界尚清（箭头）；C. 甲状腺低回声结节呈直立状，边界不清；D. 甲状腺低回声结节，边界不规则（箭头）；E. 甲状腺较大低回声结节周边不完整环形钙化（箭头）；F. 甲状腺癌颈部转移淋巴结：等回声、淋巴门结构消失、近圆形

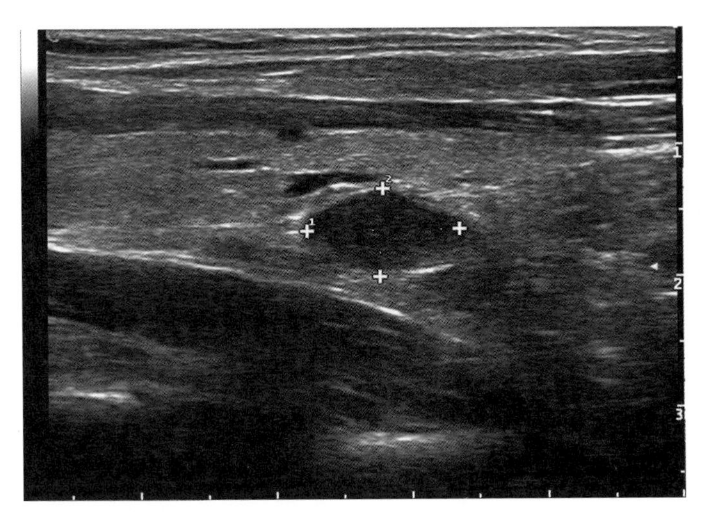

图 2-2 甲状腺中度恶性结节超声声像图表现

注：椭圆形低回声结节，边界清

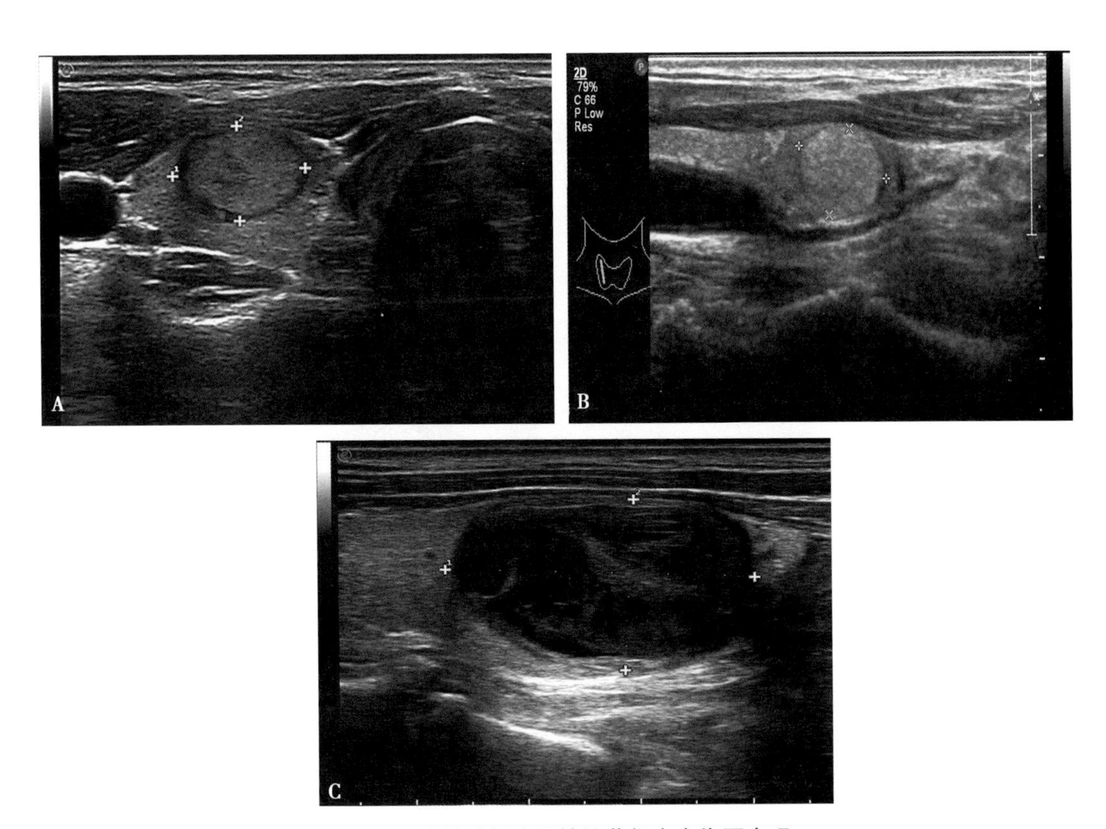

图 2-3 甲状腺低度恶性结节超声声像图表现

注：A. 等回声结节，边界清晰，周围见低回声晕；B. 高回声结节，圆形，边界清；C. 混合回声囊实性结节，边界欠清，后方回声增强

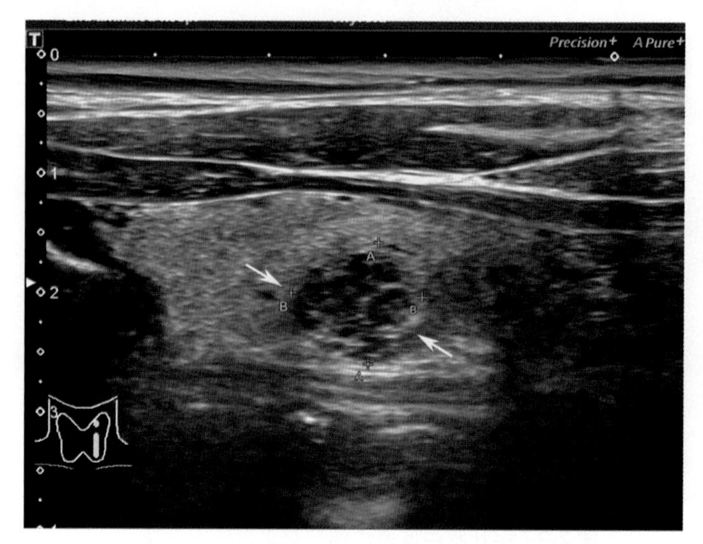

图 2-4　甲状腺极低度恶性结节超声声像图表现

注：实质内边界欠清，蜂窝样改变

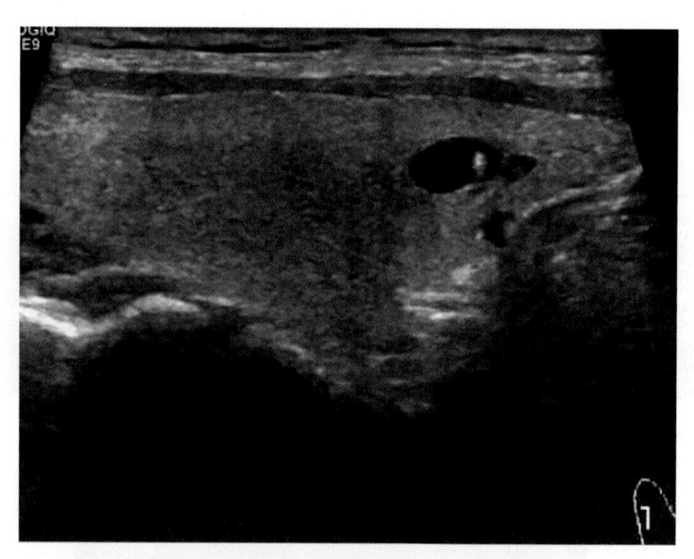

图 2-5　良性单纯囊性结节超声声像图

注：椭圆形无回声结节，边界清，后方回声增强

根据以上甲状腺结节超声恶性风险分层标准，2015 ATA 指南建议对大于 1cm 的高度或中度可疑结节、大于 1.5cm 的低度可疑结节、大于 2cm 的极低度可疑结节进行 FNA 检查，对纯囊性结节不建议行 FNA 检查（图 2-6）。

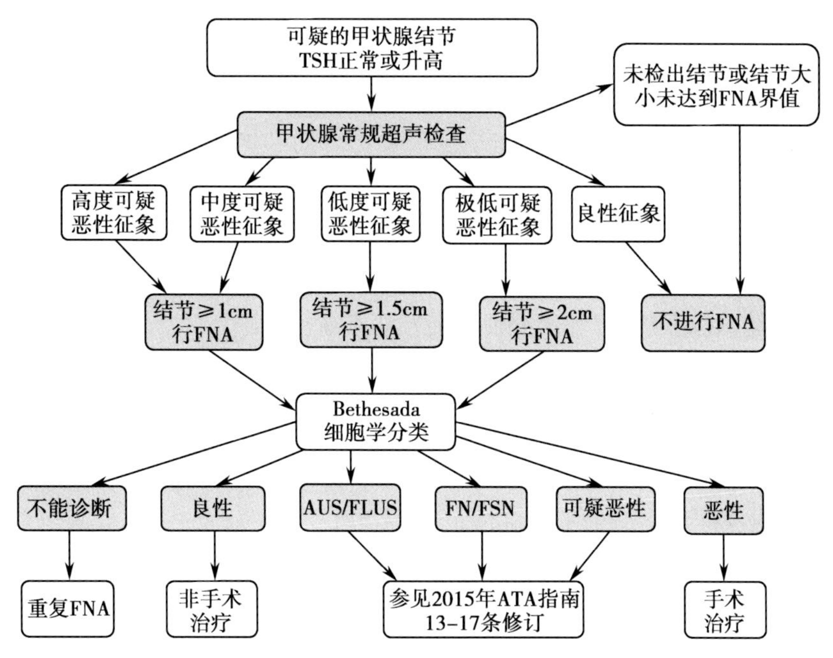

图 2-6 2015 ATA 指南推荐 FNA 流程图

参考 2015 版 ATA 指南及中国医师协会超声医师分会《介入性超声应用指南》，关于 FNA 适应证建议如下：

1. 高危人群，5～9mm 结节并具有可疑恶性超声征象。
2. 影像及临床高度怀疑颈部淋巴结转移。
3. 直径＞ 1cm 的结节并有微钙化。
4. 直径＞ 1cm 实性低回声结节。
5. 直径＞ 1.5cm 等回声或高回声实性结节。
6. 直径＞ 2.0cm 囊、实性结节。
7. 弥漫性甲状腺疾病。
8. 甲状腺癌外科手术后新发可疑病灶。

禁忌证

1. 绝对禁忌证

（1）患者不合作。

（2）原因不明的出血病史。

（3）怀疑血管瘤或其他血管性肿瘤。

（4）超声引导下不能确定穿刺安全路径。

（5）出血倾向（凝血酶原时间比正常值延长 3～5 秒、血小板计数＜ 60×10^{6}/L、出血时间≥ 10 分钟）。

（6）严重高血压（收缩压＞ 180mmHg）者。

2. 相对禁忌证

（1）穿刺点局部皮肤感染。

（2）甲状腺或肿瘤组织血流丰富。

（3）孕期、哺乳期、月经期女性。

（4）长期使用抗凝药者等。

术前准备

1. 患者知情同意并签字，完善凝血功能及血常规检查。

2. 指导患者练习呼气后屏气动作，以配合穿刺术。

3. 急救药品及麻醉药品。

4. 穿刺用品主要包括无菌穿刺包、消毒手套、2%利多卡因、标本固定液、20～25G穿刺针等。

操作方法

1. 患者取仰卧位，肩部垫高，使颈部呈过伸位，充分暴露颈前区。

2. 常规消毒、铺巾，超声探查甲状腺结节，确定穿刺路径及穿刺点，2%利多卡因皮下注射进行局部麻醉。

3. 操作者一只手固定超声探头，另一只手持穿刺针沿扫描平面斜行进针（图 2-7），实时观察进针过程。

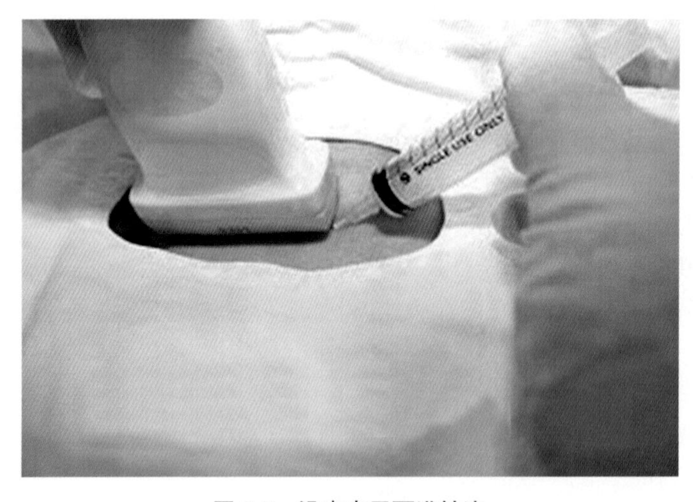

图 2-7　沿声束平面进针法

4. 当针尖到达结节中心时停止进针（图 2-8），拔出针芯，在不同针道迅速来回提插5～10次（无负压或负压状态下），迅速退针，用纱布压迫进针点。

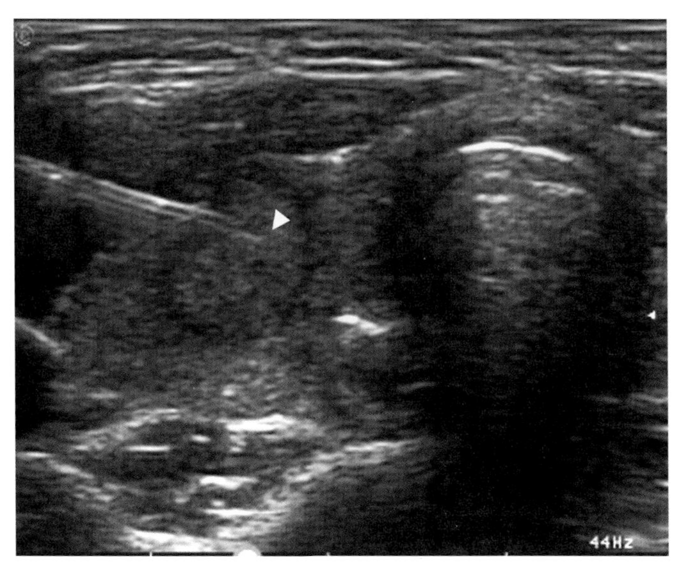

图 2-8　穿刺针针尖位于结节中央（三角）

5. 使注射器内充满空气，套上针头，将针头斜面向下对准载玻片，推动注射器活塞，将针具内的标本推射到载玻片的一端。并用另一块载玻片将标本均匀涂抹开，立即置于固定液中 10 分钟（图 2-9）。有条件者，建议病理科医生现场评估标本满意度，FNA 的满意标本至少应有 2 张玻片且每张玻片有 10 个以上保存完好的滤泡上皮细胞（图 2-10）。

6. 单个结节穿刺一般不超过 4 针。

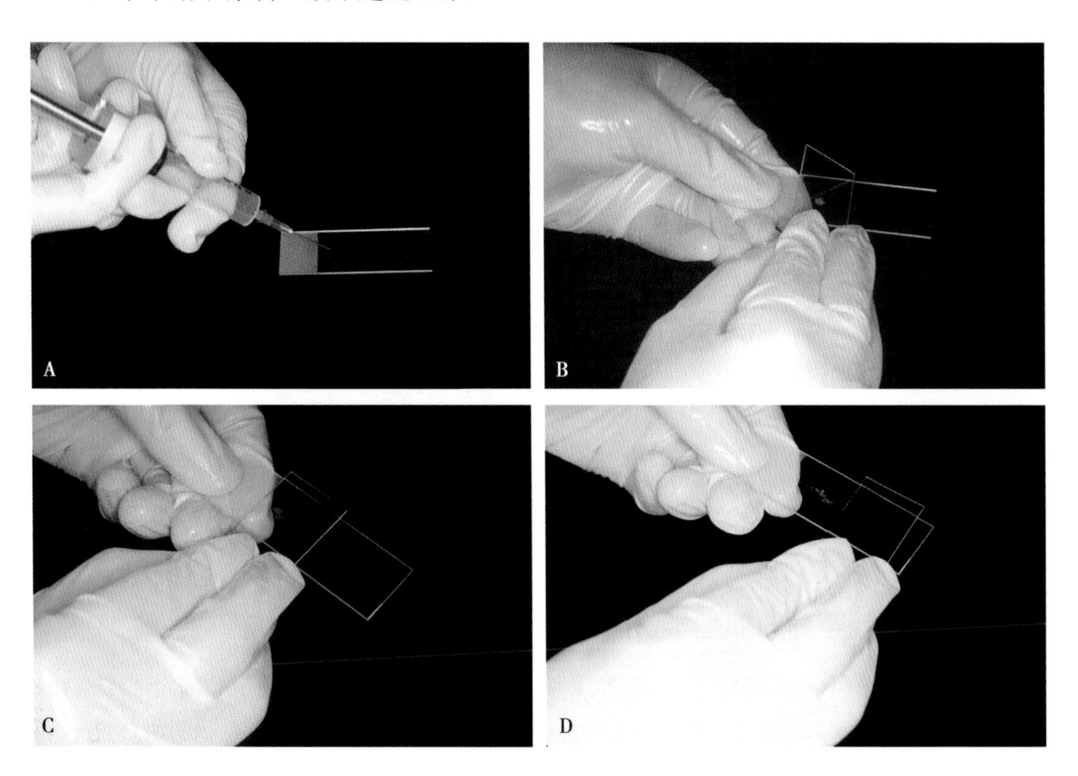

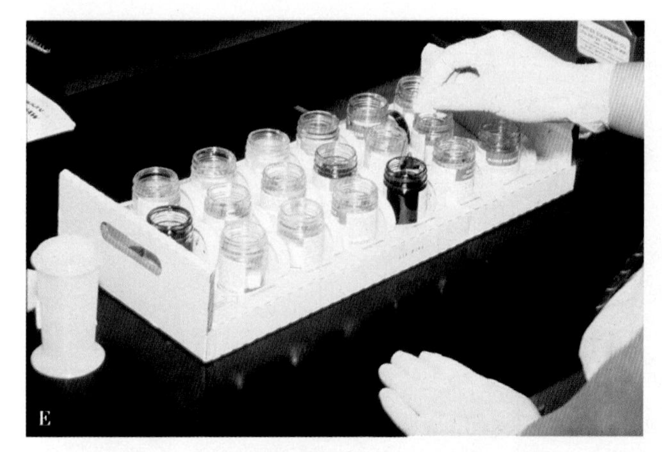

图 2-9 甲状腺结节细针抽吸标本的涂片过程

注：A. 将穿刺针内标本推至玻片一侧；B. 用另一张空白玻片倾斜 45° 置于标本的一侧；C. 空白玻片轻压在标本上；D. 空白玻片向另一侧平推标本；E. 把推好的玻片置于固定液中

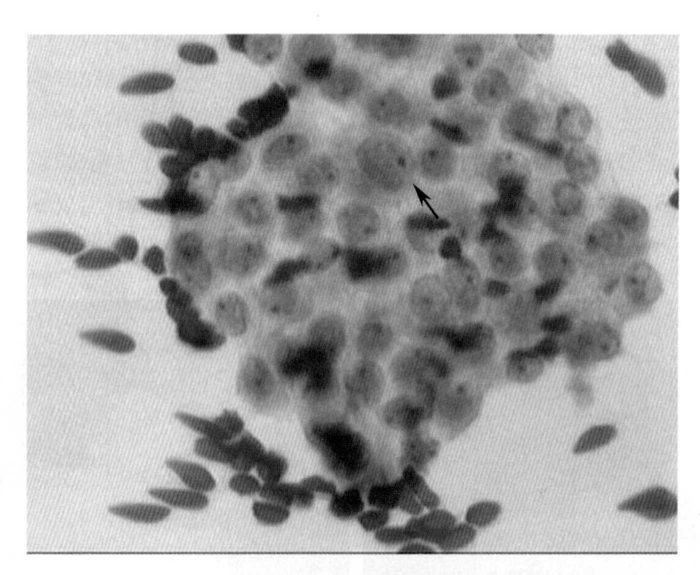

图 2-10 经固定染色的甲状腺滤泡上皮细胞

注：滤泡上皮细胞呈单层均匀分布，核深染，呈圆形，细胞内胶质丰富（箭头）

7. 穿刺结束后，创可贴保护穿刺点，压迫穿刺点 15 分钟，并注意观察患者情况。

8. 如为甲状腺囊性病变，则将穿刺针置于结节中央固定，缓慢抽吸，吸尽囊液送病理检查。

甲状腺细针穿刺的细胞学诊断分级

甲状腺细针穿刺细胞学诊断现多采用甲状腺细胞病理学 Bethesda 分类法（the bethesda system for reporting thyroid cytopathology，TBSRTC）：Ⅰ级为无法明确诊断或细胞成分不足；Ⅱ级为良性病变；Ⅲ级为意义不明确的细胞异型性或滤泡性病变；Ⅳ级为滤泡性肿瘤或可疑滤泡性肿瘤；Ⅴ级为可疑甲状腺癌；Ⅵ级为甲状腺癌。

Ⅰ级诊断无法明确主要包含如下情况：①只有囊液成分；②非细胞成分；③被红细胞污染或只有人工成分等（图 2-11）。这一分类主要见于甲状腺结节内部囊性变或伴有出血者，或出血机化者。

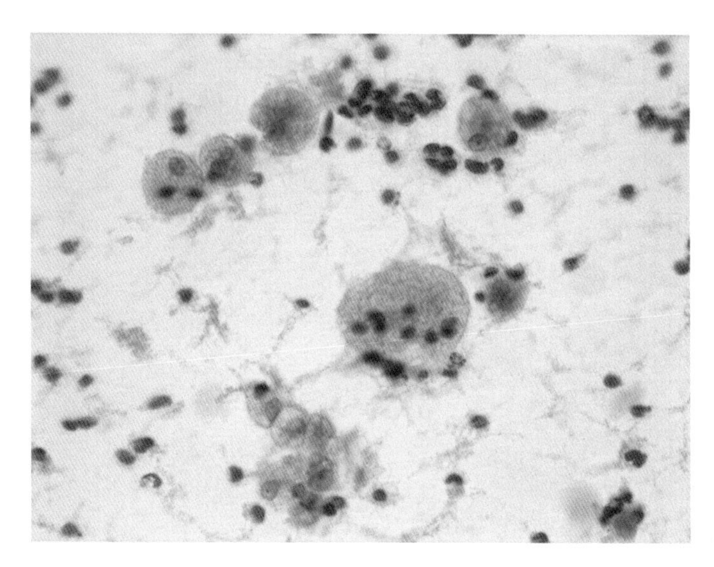

图 2-11　图片标本无法诊断，仅有组织细胞，未见明显滤泡上皮细胞

Ⅱ级的良性病变主要包括：①滤泡细胞组成的结节（包括腺瘤结节、胶质结节等）；②淋巴细胞组成的结节（主要来源于桥本甲状腺炎）；③肉芽肿组织（主要来源于亚急性甲状腺炎）。滤泡细胞单层均匀分布（蜂窝状），偶有排列致密或呈巢团样，少到中等量的胞质，核染色深，圆形或卵圆形，核染色质呈一致的颗粒状，胶质多丰富（图 2-12）。这一分类的结节常规超声的诊断价值较大，一般通过二维超声，彩色多普勒可做出较好的诊断，因而这一类的结节主要以内科治疗为主，当结节增大明显超过 4cm 或者出现明显临床症状或者影响美观时可建议外科切除。

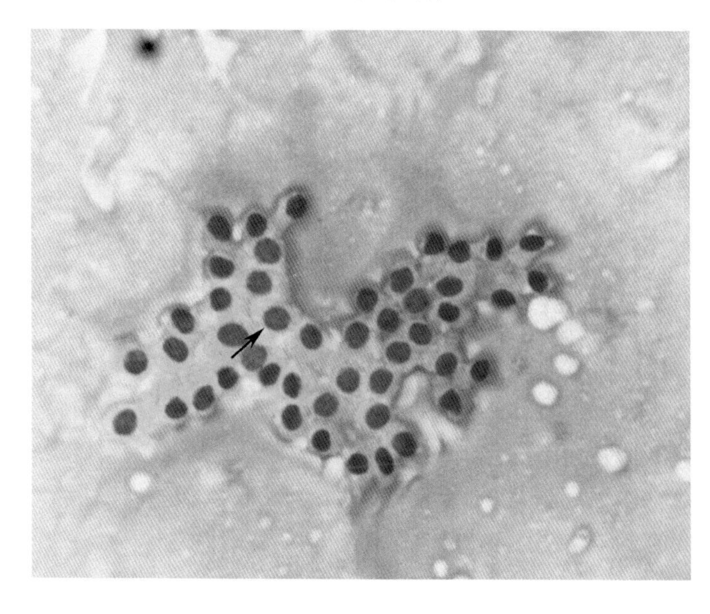

图 2-12　良性结节细胞学表现

注：滤泡细胞单层均匀分布（蜂窝状），少到中等量的胞质，核染色深，圆形或卵圆形，核染色质呈一致颗粒状，胶质多丰富（箭头）

Ⅲ级为意义不明确的细胞异型性或滤泡性病变。标本内细胞（滤泡细胞、淋巴细胞或其他细胞）具有结构和核的非典型性，但不足以诊断为肿瘤或可疑肿瘤而非典型性比良性改变更显著。影响因素常常是样本不理想（细胞稀少、被血液或细胞凝团覆盖）（图 2-13）。临床处理一般为 3 个月后再次行 FNA。

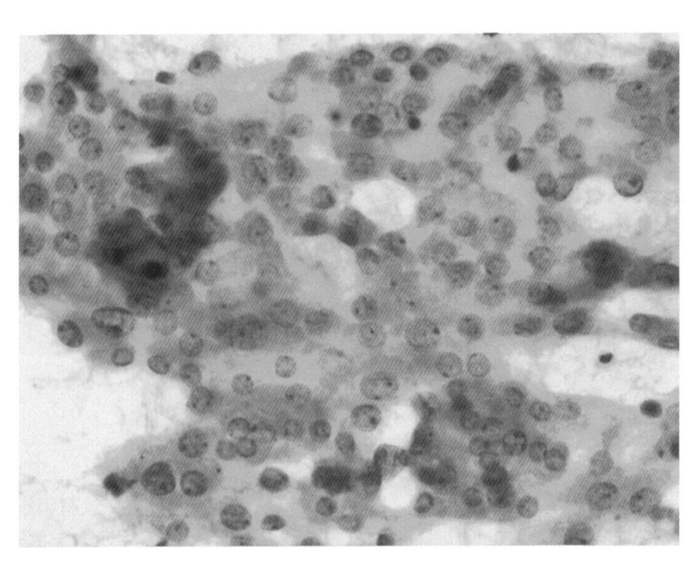

图 2-13　非典型滤泡细胞，意义不明确

Ⅳ级为滤泡性肿瘤或可疑滤泡性肿瘤。滤泡细胞结构明显改变，细胞拥挤重叠，可见微滤泡及散在单个细胞，滤泡细胞大小正常或增大，相对一致，细胞质稀少或中等，细胞核圆形，轻度深染，核仁不明显，部分细胞核有非典型性，胶质很少或缺乏（图 2-14）。由于滤泡性肿瘤明确的病理诊断需要组织病理学的支持，因而临床多主张行一侧腺体包括峡部切除。

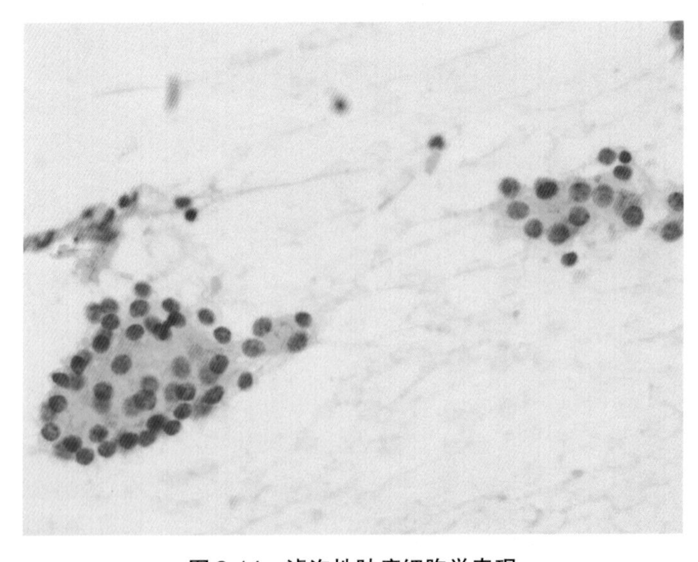

图 2-14　滤泡性肿瘤细胞学表现

Ⅴ级（图 2-15）和Ⅵ级（图 2-16）的分类包含为可疑和确诊的甲状腺乳头状癌、髓样癌、转移癌、淋巴癌等。滤泡细胞呈乳头状或成团片状，单层细胞排列，有时呈漩涡状排列；核增大，核呈卵圆形或不规则，核拥挤重叠，纵行的核沟，核内假包涵体，染色质粉尘状，核淡染苍白，单个或多个小核仁，有时可见砂砾体，常见多核巨细胞；胶质量多少不一，呈黏稠的线带状；可见嗜酸性粒细胞化生，有时可见鳞状化生。这两类结节需积极采取外科切除。

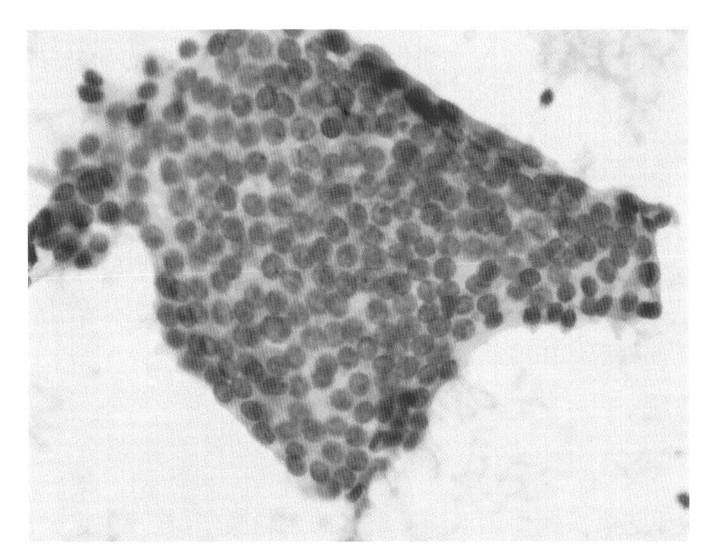

图 2-15　可疑恶性细胞学表现

注：光镜下细胞分布不均匀，细胞核大深染

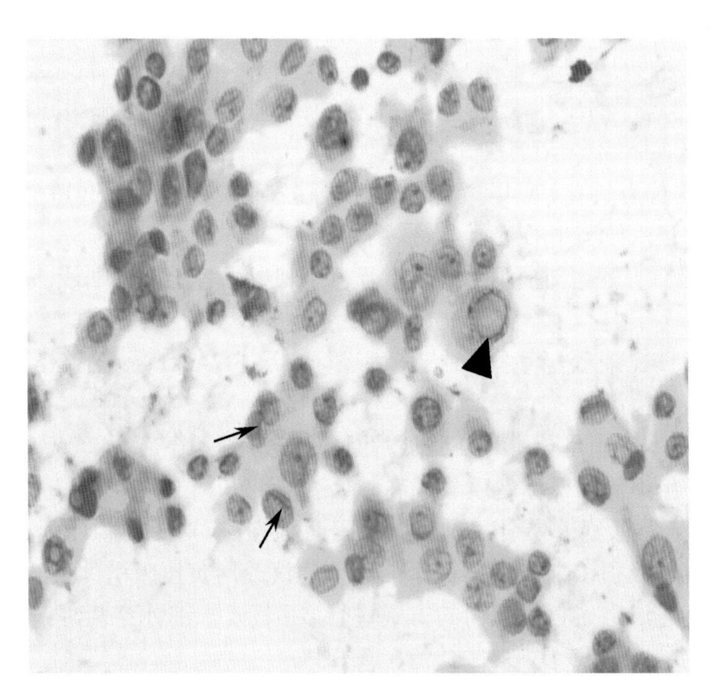

图 2-16　甲状腺乳头状癌细胞学表现

注：光镜下细胞排列不规则，细胞核呈毛玻璃样改变，细胞质内可见核沟（箭头）及包涵体（三角）

根据 Bethesda 系统分类报告：细胞学诊断为 Bethesda Ⅰ类患甲状腺癌的风险为 1%～4%；细胞学诊断为Ⅱ类，患甲状腺癌的风险仍然有 0～3%；Ⅲ类患甲状腺癌的风险为 5%～15%；Ⅳ类患甲状腺癌的风险为 15%～30%；Ⅴ类患甲状腺癌的风险为 60%～75%；Ⅵ类患甲状腺癌的风险为 97%～99%。而 Bongiovanni M 对 8 个研究中心的 FNA 资料进行 Meta 分析发现：Bethesda Ⅰ类患甲状腺癌的风险为 9%～32%；细胞学诊断为Ⅱ类的患甲状腺癌的风险仍然有 1%～10%；Ⅲ类患甲状腺癌的风险为 6%～48%；Ⅳ类患甲状腺癌的风险为 14%～34%；Ⅴ类患甲状腺癌的风险为 53%～97%；Ⅵ类患甲状腺癌的风险为 94%～100%。

并发症

1. 皮下或包膜下出血　压迫止血是减少血肿发生的关键。皮下或包膜下出血多由压迫不及时或压迫部不当所引起。血肿多在数日内消退，不需要特殊处理。

2. 局部不适或疼痛　少数患者在穿刺后可出现轻度疼痛或不适，疼痛可向耳后及颌下放射，一般不需要处理。如疼痛明显可用一般止痛药物处理。

3. 气管损伤　可引起咳嗽或咯血，嘱患者安静休息，避免紧张。

注意事项

1. 操作者位于患者头侧便于双侧叶结节的穿刺操作，建议大家采用。操作时遵循“小角度”、“短距离”的穿刺原则，尽量在甲状腺横切面穿刺，遇较大的甲状腺结节可从多个角度穿刺，注意避开气管和大血管。

2. 注意选择合适的穿刺针具，行细针穿刺时应注意多方向穿刺，对结节进行多点取材，尤其对超声提示的可疑部位重点穿刺取材。

3. 对位于包膜下的甲状腺结节，应注意穿行少许正常甲状腺组织对结节进行穿刺(图 2-17)。

4. 如结节内伴有钙化，应尽量在钙化灶周边穿刺，如结节为不完全的环形钙化，细针应穿过缺损口进入结节中心进行取材(图 2-18)。

5. 穿刺前应指导患者进行呼吸配合，若在穿刺中患者出现吞咽或咳嗽应立即将穿刺针拔出。

6. 对于首次 FNA 无法确诊的结节，可进行二次 FNA 检查或组织活检，还可结合甲状腺癌分子标记物检测。

7. FNA 的标本应满足至少有 2 张玻片且每张玻片有 10 个以上保存完好的滤泡上皮细胞。穿刺针越粗不等同于标本质量越高，通常选用 20～25G 的细针进行穿刺取材。

8. FNA 可分为有负压吸引和无负压吸引两种方法，对于血供不是很丰富的甲状腺结节或首次无负压吸引法未能取出标本的结节建议改用负压吸引的方式；而对于一些血供很丰富的结节建议用无负压吸引的方式进行，并且要求细针穿刺时来回提插的速度要快，提插的次数要减少到 5 次左右。

9. 标本中血液成分较多者，可通过洗脱液细胞蜡块病理学检查或液基细胞学检查。

10. 甲状腺细针穿刺时仅对穿刺点进行皮下局部麻醉，并对麻醉点加以轻微按摩使麻醉药扩散，无需逐层麻醉到甲状腺包膜。麻醉药的剂量不宜多，控制在 0.5～1ml，避免

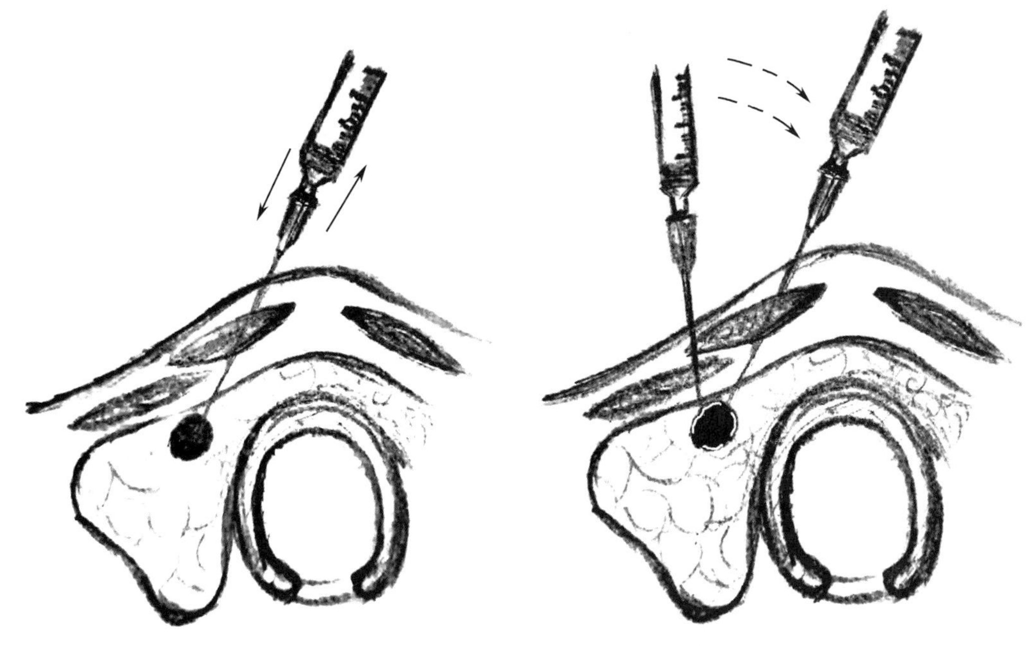

图 2-17 靠近包膜的甲状腺结节细针穿刺示意图　　图 2-18 不完全环形钙化的甲状腺结节细针穿刺图

细针穿刺时由于针道上的麻醉药被过多的虹吸入针管，影响细针对甲状腺滤泡上皮的吸取作用。

11. 对可疑淋巴结行 FNA 检查时，联合甲状腺球蛋白测定有助于减少假阴性结果。

12. 对于一些位置比较特殊的结节，高频线阵探头由于接触面较宽，采用常规穿刺路径，会损伤血管、气管、神经等，则可选择进针点与声束垂直的穿刺路径（图 2-19），也可改用小微凸阵探头，其与皮肤的接触面小，因而能够达到“小角度”、“短距离”的穿刺效果，提高穿刺安全性的同时带来较高的穿刺阳性率（图 2-20）。

13. FNA 的确诊率与病理科医师读片水平关系密切，应加强与病理科医师的沟通合作。

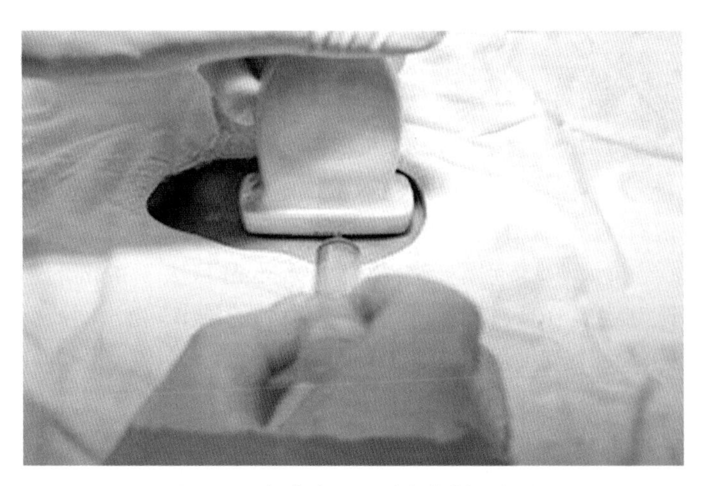

图 2-19 与声束平面垂直穿刺示意图

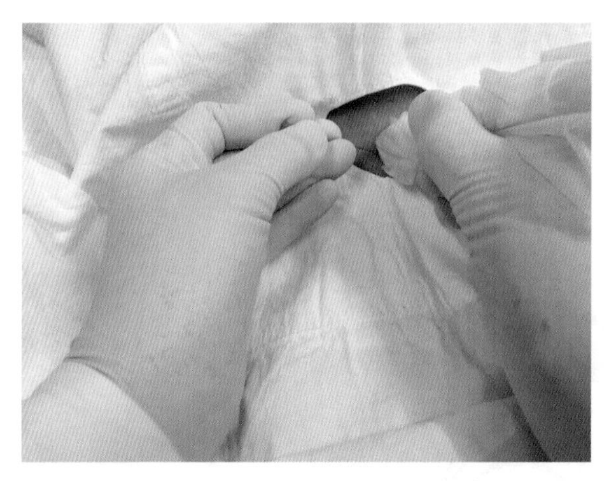

图 2-20 小微凸探头引导细针穿刺

临床价值

据文献报道，临床可触及的甲状腺结节为4%～7%，在大于50岁的人群中，不可触及的甲状腺结节发病率可达50%，其中，甲状腺癌的发病率约为5%。超声是甲状腺结节诊断的首选方法，随着甲状腺超声检查的普及推广，我国甲状腺结节的检出率呈逐年增加趋势，由于甲状腺良恶性结节超声表现往往有交叉，临床误诊情况仍较常见。这导致部分结节接受了过度的外科手术治疗，而部分恶性结节被延误。超声引导下FNA可弥补超声检查的不足，大大提高术前甲状腺癌的确诊率。根据浙江大学医学院附属第二医院单中心资料统计，随着FNA的广泛开展，甲状腺癌的手术标本阳性率从原来的47%上升到93%，甲状腺良性结节的手术比例明显下降。

甲状腺结节FNA技术能在临床广泛应用并成为甲状腺结节关键诊断手段，主要依赖于以下优点：①对设备要求简单，可操作性强；②细针穿刺近乎无创，易于被患者接受，并发症较少，患者痛苦小，安全性高，适应证范围比粗针穿刺广；③诊断快捷；④对于某些FNA阴性或可疑的诊断，可进行随诊观察或再次穿刺；⑤对病变的良恶性确诊率高，FNA诊断甲状腺乳头状癌准确率高达99%，特别是细胞学Bethesda Ⅵ类结节可以减少术中冰冻检查，节约手术等待时间；⑥适用于诊断颈部淋巴结转移；⑦穿刺标本可进行洗脱液细胞蜡块检查或分子生物学检测。

尽管甲状腺结节FNA细胞病理学诊断有很高的诊断准确率，临床仍有10%～15%的甲状腺结节不能被确诊。甲状腺结节FNA细胞病理学假阴性、假阳性或不能明确诊断主要与以下因素有关：①操作者穿刺技术熟练程度；②标本制作及染色水平；③病理医师的阅片水平；④结节大小，特别是一些直径小于5mm或大于4cm的甲状腺结节，FNA不能明确诊断的比例明显升高；⑤对于一些质地很硬的结节，由于间质纤维化明显，很难穿刺取出足够量的滤泡上皮细胞；⑥血供丰富的甲状腺结节细针穿刺时标本易被血液污染；⑦FNA虽能比较可靠地区分乳头状癌和髓样癌，但却不能鉴别滤泡样良恶性病变和Hurthle细胞病变，由于滤泡性腺瘤与腺癌的鉴别取决于是否有包膜穿透性浸润和（或）脉管侵犯，对于此类病变需根据手术切除标本才能明确诊断。

可见，诸多环节可影响甲状腺结节 FNA 细胞病理学结果的准确性。因此，对于一些不能明确定性的结节还应结合常规超声、弹性成像、超声造影或基因检测等手段来综合评价，并加强多学科合作，规范甲状腺结节的临床诊治，减少对甲状腺结节的过度治疗，同时避免患者对甲状腺结节不必要的恐惧。

第三章

甲状腺结节粗针穿刺组织学活检

概述

甲状腺结节是临床常见病、高发病，据文献报道，利用高分辨力超声检查检出率可达19%～67%。甲状腺结节绝大多数是良性病变，如何准确鉴别甲状腺良恶性结节，选择合适的处理方式，是临床亟待解决的难题。甲状腺细针穿刺抽吸细胞学检查（fine needle aspiration，FNA）能获得结节内的细胞进行病理学诊断，且具有操作简单、安全可靠、经济等诸多优点，在临床广泛应用。美国及欧洲诸多权威指南将FNA推荐为鉴别甲状腺良恶性结节的首选方法。然而，由于FNA主要是抽吸细胞进行病理学分析，诊断的准确性也受到一定限制，10%～20%的病例取材量不够或不能明确诊断。FNA对乳头状癌等以细胞核改变为主的病变确诊率较高，而对于某些特殊类型的甲状腺肿瘤，如甲状腺未分化癌、淋巴瘤、髓样癌等则确诊率较低。因此，相当比例的患者不能得到明确病理学诊断而不得不接受第2次、第3次乃至更多次的FNA，甚至于接受甲状腺切除手术才能获得明确诊断。此外，FNA假阴性率仍偏高（1%～11%），据文献报道，部分FNA结果提示为良性病例最终经手术证实为甲状腺恶性肿瘤。因此，临床上即使是经FNA诊断为良性结节，仍然需要相当长时间的定期随访。

甲状腺粗针组织学活检（core needle biopsy，CNB）取材量大，对病灶的大体结构、滤泡结构改变以及病灶与周边组织关系的评估成为可能。越来越多的研究结果表明，超声引导下由有经验的操作者行甲状腺粗针组织学活检是一种安全的操作，并发症的发生率和患者舒适度与FNA并无明显差别。

适应证

原则上，凡是超声检查发现的甲状腺结节，临床要求明确病变性质的均为适应证。以下情况尤为适用：

1．结节最大径≥1cm，具有可疑恶性超声征象。

2．已行FNA不能明确诊断者。

3．结节内伴密集钙化，或临床怀疑为特殊类型的恶性肿瘤，如未分化癌、淋巴瘤或甲状腺髓样癌。

4．拟行热消融等微创治疗，需明确病理性质。

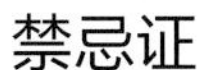

禁忌证

1. 有明显出血倾向和(或)凝血功能异常(血小板≤ 60×10^9/L,凝血酶原时间延长超过正常值 3 秒)。

2. 呼吸道梗阻、呼吸困难、剧烈咳嗽或患者不能配合。

3. 甲状腺体积过小、结节严重钙化等。

4. 严重甲亢患者,甲状腺或肿瘤组织内血流信号异常丰富。

5. 月经期女性患者。

6. 正在服用抗凝药物(阿司匹林、华法林、氯吡格雷等)的患者。

7. 无法避开颈部大血管、神经、气管、食管等重要结构,无安全穿刺路径的患者。

8. 穿刺部位皮肤感染的患者。

9. 严重高血压者(收缩压> 180mmHg)。

术前准备

1. 术前常规检查血常规、凝血功能及血清学检查(包括乙肝、丙肝、梅毒、艾滋病等)。

2. 高质量彩色超声诊断仪,配高频线阵探头。

3. 活检枪推荐可调式自动活检枪,配 18～21G 一次性 Tru-Cut 内槽型切割针,射程 1.5cm 或 2.2cm 半自动活检枪常用有 1.0cm 及 2.0cm 两档。根据需要可配备穿刺引导装置。

4. 向患者及家属充分告知穿刺活检的目的。通俗易懂地解释穿刺活检的过程及需要患者密切配合的关键步骤,穿刺过程中及穿刺后可能出现的并发症及防范措施,消除紧张情绪,取得患者及家属充分的理解和配合,签署知情同意书。

操作方法

1. 患者取仰卧位,肩部垫薄枕,头后仰,充分暴露颈前区。

2. 穿刺前常规超声仔细观察病变部位、大小、内部及周边血供等情况,确定合适的穿刺点及进针路径,做好体表标记。

3. 常规消毒穿刺部位后,2%利多卡因局部浸润麻醉,再次超声确认穿刺点及穿刺路径,手术刀片破皮。

4. 超声引导下穿刺入皮下,沿预定穿刺路径迅速推进,突破甲状腺被膜,达目标病灶前缘或针尖刺入病灶少许,迅速激发活检枪,“枪响退针”。根据取材情况取 1～3 条组织,肉眼观甲状腺组织呈红色质软,大多数癌,尤其是实性和富含纤维的结节呈白色质硬,钙化呈乳白色(图 3-1)。

5. 将组织转移至无菌滤纸条上,置入 10%甲醛溶液固定液中固定,送病理检查。

6. 操作结束后,以无菌贴膜保护穿刺点,并压迫 20～30 分钟。门诊观察 1～2 小时,超声复查确认穿刺部位及甲状腺周围未见明显出血,患者无不适方可离院。

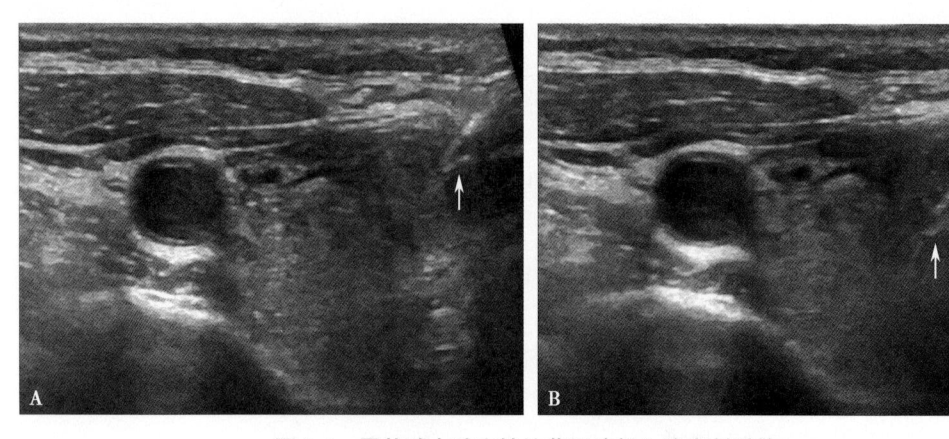

图 3-1 甲状腺右叶实性结节经峡部入路穿刺活检

注：A. 穿刺针突破甲状腺被膜，刺入病灶内；B. 迅速激发活检枪，完成活检

并发症

1. 血管损伤 血管损伤是最常见的并发症。据文献报道，粗针组织学活检血管损伤发生率为 0.76%，其中最主要的表现为出血及血肿形成，发生部位为甲状腺腺体内部，包膜下或包膜外。多为轻到中度血肿，局部加压 0.5～2.0 小时即可，通常于 1 周内自行吸收，无需特殊处理。少数严重血管损伤可导致颈部肿胀或呼吸困难，其中损伤颈动脉尤为凶险，需立即停止操作，迅速局部加压包扎并持续按压，应用止血药，密切观察生命体征及呼吸情况，一旦发生快速大量出血，应立即请麻醉科床旁气管插管并转相关科室进一步处理。假性动脉瘤的形成较少见，超声可探及动脉旁搏动性囊性包块，内呈涡流，彩色多普勒（color doppler flow imaging，CDFI）可探及双向血流，可通过长时间压迫假性动脉瘤颈部处理，效果不理想时可采用超声引导下注射凝血酶等方法治疗（图 3-2）。

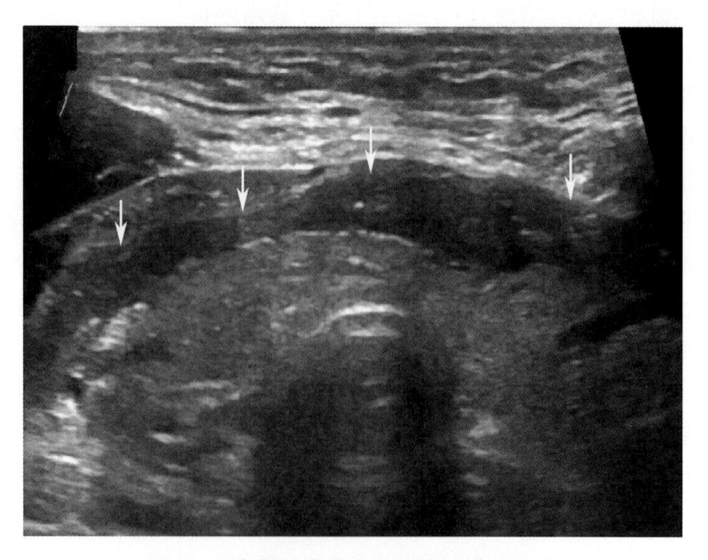

图 3-2 穿刺活检并发甲状腺被膜外血肿

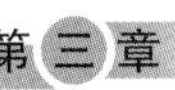

2. 疼痛　穿刺后一般均有不同程度的疼痛，多数较轻微，1～2 天自行缓解，少数疼痛剧烈者可服用止疼药物。

3. 神经损伤　较少见，穿刺过程中穿刺针直接损伤喉返神经、甲状腺周边或内部血肿压迫喉返神经可造成声音嘶哑，多为一过性，可自行缓解，通常在 3～4 周内恢复正常。操作者应熟悉颈部的神经解剖，穿刺前高频探头仔细扫查目标穿刺病灶周边及穿刺路径上的结构，清晰显示相关神经，避免损伤。

4. 气管损伤　少见并发症，多为穿刺针刺入气管所致，可出现咳嗽、咯血，无需特殊处理。

5. 食管损伤　偶可发生于邻近食管的结节，术前精确测量射程多可避免。值得警惕的是不要将食管憩室误认为含钙化的甲状腺结节而进行穿刺。横切面及纵切面多切面扫查，结合吞咽动作或饮水容易鉴别（图 3-3）。

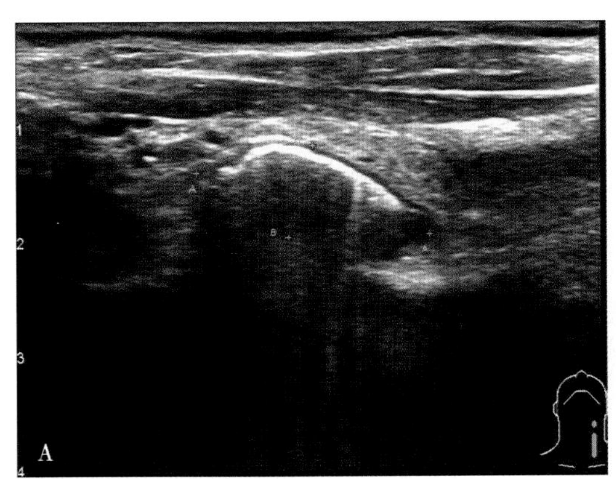

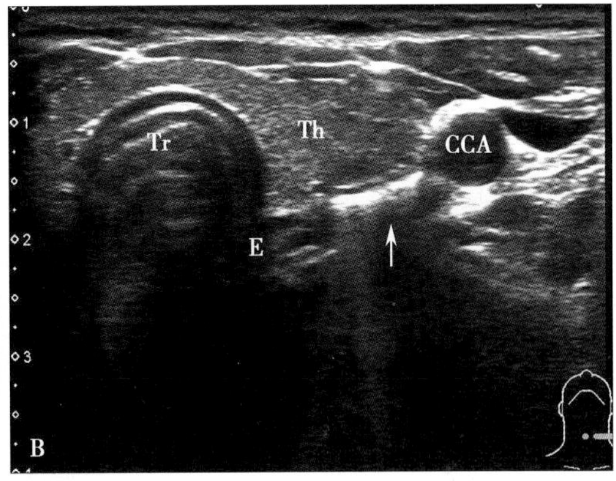

图 3-3　食管憩室

注：A. 纵切面酷似甲状腺内结节伴钙化；B. 横切面显示为食管憩室，吞咽动作或饮水易于鉴别

6. 感染　较少见，穿刺过程中严格遵循无菌操作原则，糖尿病者穿刺前纠正血糖水平，多数可以避免。预防性给予抗生素并无必要，但若出现感染症状时应及时予以抗生素治疗。

7. 针道种植或肿瘤扩散转移　偶有文献报道其他脏器穿刺引起种植转移，甲状腺细针穿刺中曾有报道。针道种植或肿瘤扩散转移的发生率极低，可能是由于反复多次穿刺提插引起，在组织学活检中尚未见报道，尽管如此，在满足病理诊断足够取材量的情况下，应尽量减少穿刺次数，可以降低潜在的风险。

注意事项

1. 仔细选择穿刺路径　甲状腺与颈动脉、食管、气管及喉返神经等重要组织结构相邻，穿刺过程必须避开上述重要结构。尽量选择横断面进针，易于显示颈部重要结构及针尖、针道。对于甲状腺侧叶外侧结节，可选择从中线朝向外侧路径；对内侧结节，可选择从外侧向内侧进针（图 3-4）。横断面无足够安全距离时（根据活检枪设置的射程不同而不同），可考虑纵断面或接近纵断面进针穿刺，但注意需仔细评估与颈部重要结构，尤其是颈总动脉的空间关系，密切监视针尖，确保穿刺过程中与颈总动脉保持足够的安全距离（图 3-5）。

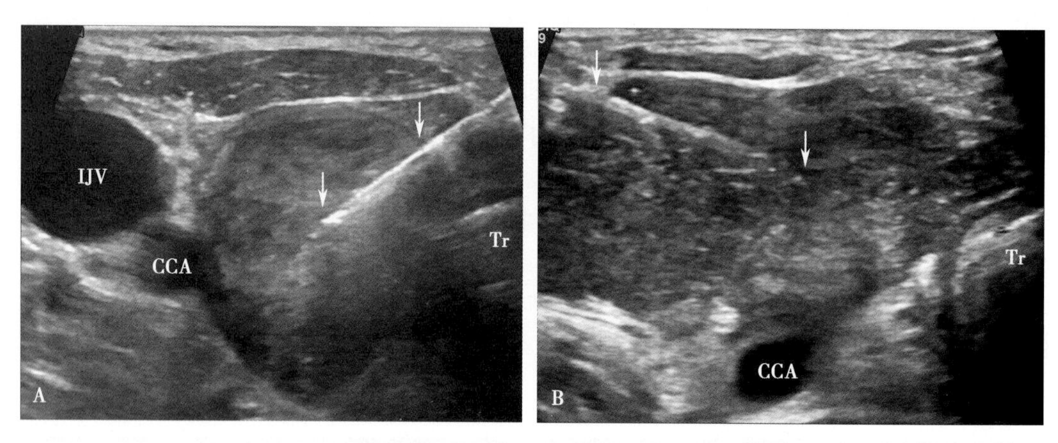

图 3-4 横切面进针，分别经峡部及经颈外侧入路穿刺

注：A. 经峡部进针穿刺；B. 经颈外侧进针穿刺

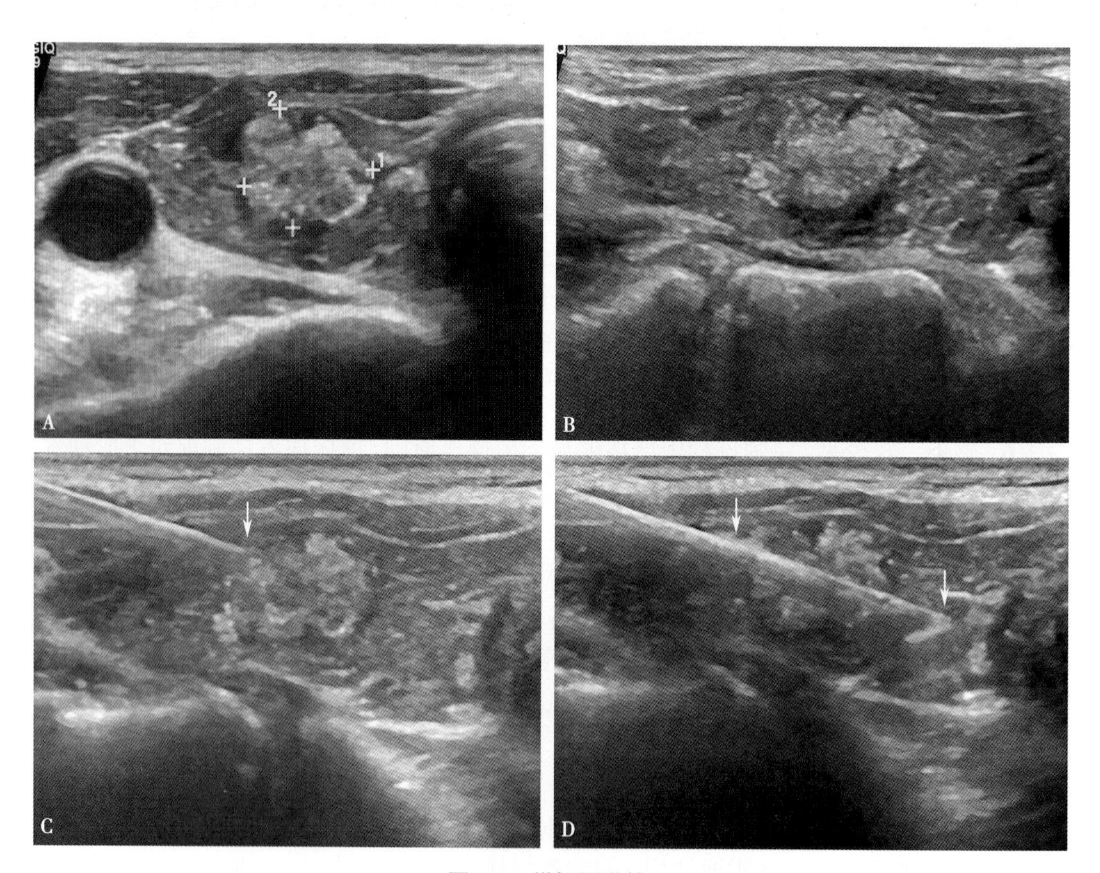

图 3-5 纵切面进针

注：A. 横切面显示甲状腺右叶实性结节（0.9cm×0.8cm），内伴多发钙化，甲状腺腺体较薄，选择横切面穿刺无足够安全距离；B. 纵切面显示结节，选择纵切面穿刺有足够安全距离；C. 选择接近纵切面进针，探头略偏向内侧（引导平面尽量远离颈总动脉）；D. 调整方向及角度，确认无误后激发活检枪完成活检

2. 穿刺前训练患者呼吸配合能力，穿刺过程中屏气并严禁吞咽动作，防止针尖移动划伤甲状腺包膜或损伤周围组织。穿刺路径的麻醉需充分，避免穿刺过程中疼痛不适而刺激患者吞咽或咳嗽，必要时可在超声引导下逐层浸润麻醉至甲状腺包膜外。

3. 初学者操作时建议使用引导装置，可以保证穿刺针沿预设的穿刺路径进针；熟练之后可使用自由式，即不用导向装置，在超声监视下徒手穿刺进针，可以任意调节穿刺角度和深度。不管使用哪种方式，穿刺过程中务必全程清晰显示针尖，针尖显示不清时微调探头直至清晰显示针尖及针道，严禁盲目进针及激发活检枪（图3-6、图3-7）。

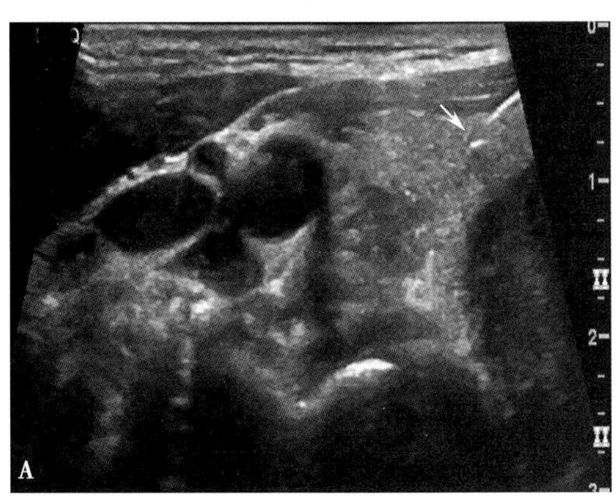

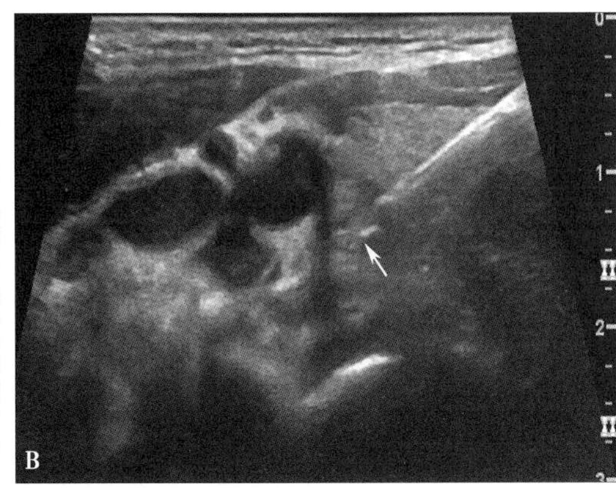

图3-6 近甲状腺背侧被膜较小结节的穿刺活检

注：A. 经峡部进针，穿刺针进入甲状腺前被膜下（箭头）。调整好方向，预计穿刺针针尖达到病灶的中后部，而不会损伤其旁的颈总动脉；B. 从甲状腺实质内结节外激发活检枪取材（箭头显示针尖远端的位置）

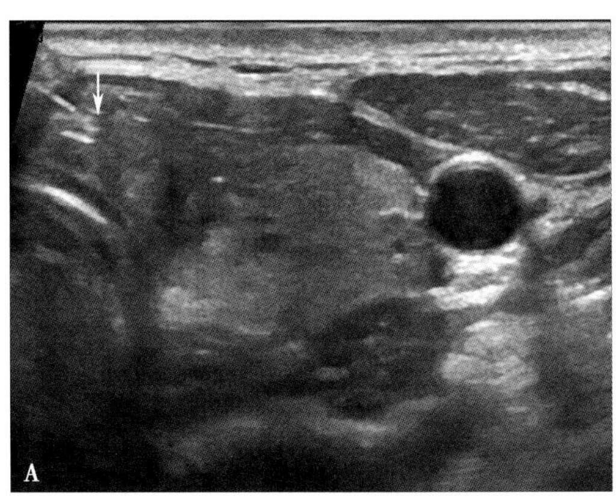

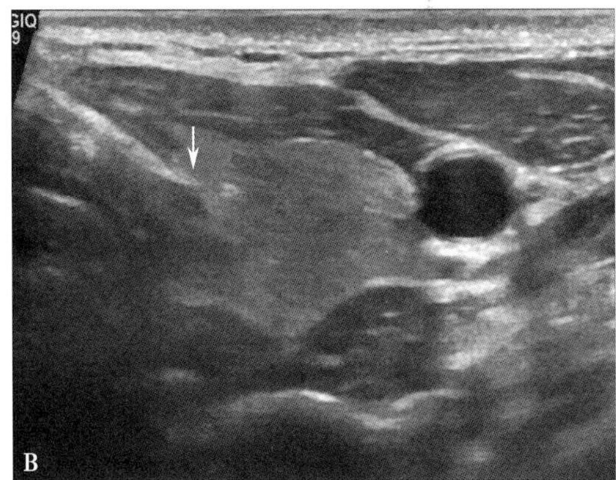

图3-7 甲状腺左叶结节经峡部入路穿刺

注：A. 经峡部进针，突破甲状腺前被膜后针尖刺入肿瘤少许（箭头示）；B. 激发活检枪完成取材（箭头示针尖位置）

4. 术后即刻充分压迫止血，密切观察颈部有无肿胀，患者有无憋气感，一旦出现上述情况，立即检查局部有无出血并紧急处理。

5. 对于正在接受抗凝治疗的患者，原则上不建议粗针组织学活检，因病情需要确需穿刺者，务必请相关科室会诊综合评估。穿刺前华法林需停药5天以上，阿司匹林或氯吡格雷需停药 3～5 天以上，穿刺后继续停药 3 天以上。并应尽量选择 20G 以上细针，减少穿刺次数，术后充分加压并密切观察。

6. 穿刺针型的选择　甲状腺腺体血流丰富，周边紧邻颈总动脉等重要脏器，穿刺风险相对较高，不建议常规使用 16G 及以上穿刺活检针。临床实践表明 18G 活检针多数情况下可以满足甲状腺组织学活检。对于位置较深、病灶较小或紧邻血管等重要结构的结节，可选用 20G 或 21G 活检针（图 3-8～图 3-10）。

7. 对于囊实混合性结节，应穿刺实性部分。对于结节内部回声差异较大者，应对不同区域分别取材，尤其是对低回声区或含微钙化区应重点取材，必要时可在超声造影引导下着重穿刺不均匀低增强区（图 3-11）。

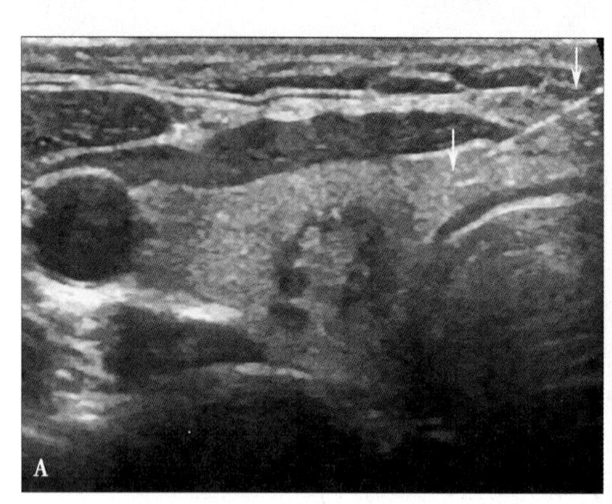

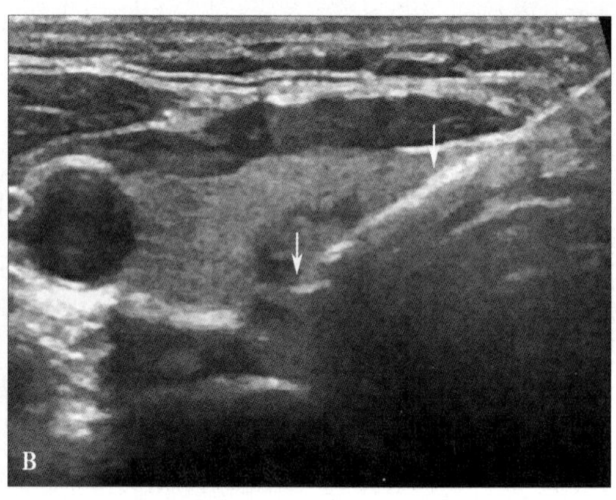

图 3-8　甲状腺小结节的 20G 细穿刺针活检

注：A. 甲状腺右叶近背侧被膜处结节（1.0cm×0.8cm），甲状腺腺体较薄，预计在结节外激发活检；B. 活检针针道

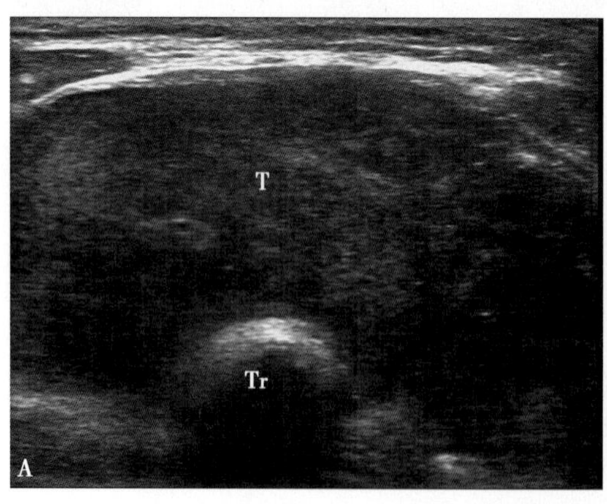

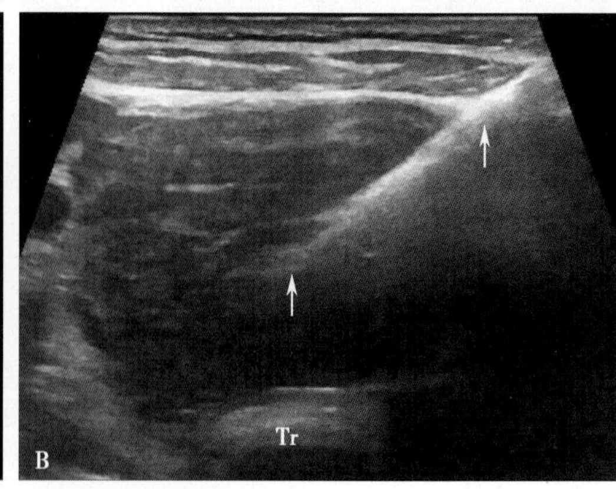

图 3-9　甲状腺淋巴瘤穿刺活检

注：A. 甲状腺弥漫性肿大，回声减低，呈网格状，高度怀疑淋巴瘤；B. 经峡部使用 16G 活检针穿刺取材

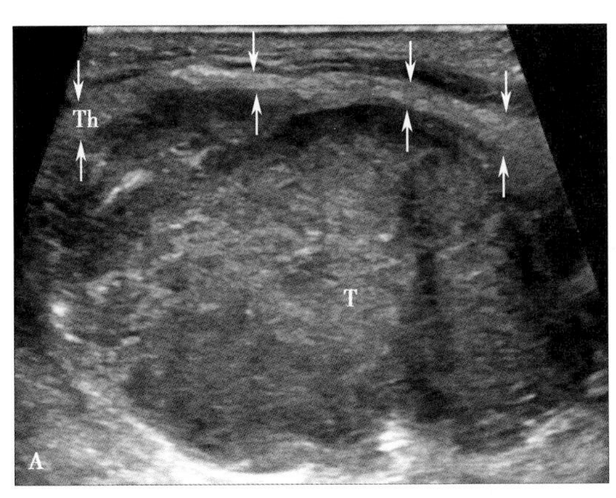

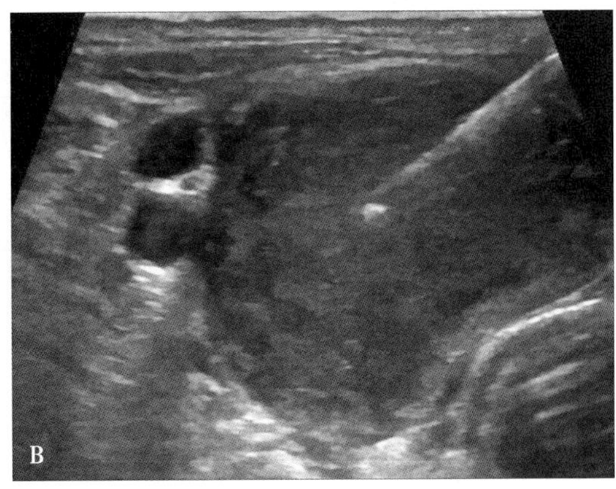

图 3-10 甲状腺淋巴瘤 16G 活检针穿刺取材

注：A. 甲状腺内巨大占位（T），低回声，呈网格状，正常甲状腺组织明显受压变薄（Th，箭头内区域）；B. 病灶较大，可多角度进针，采用较长射程

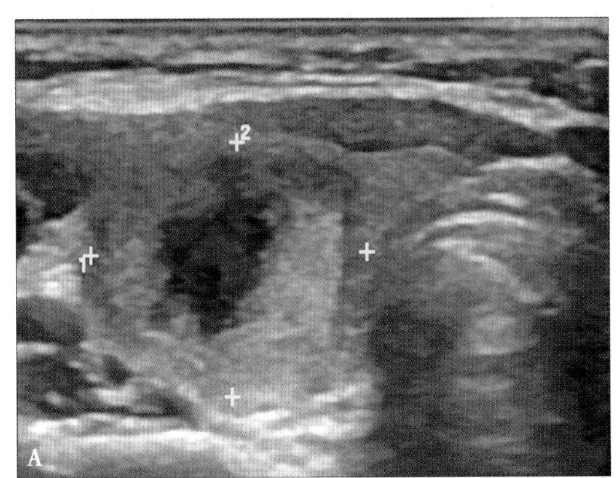

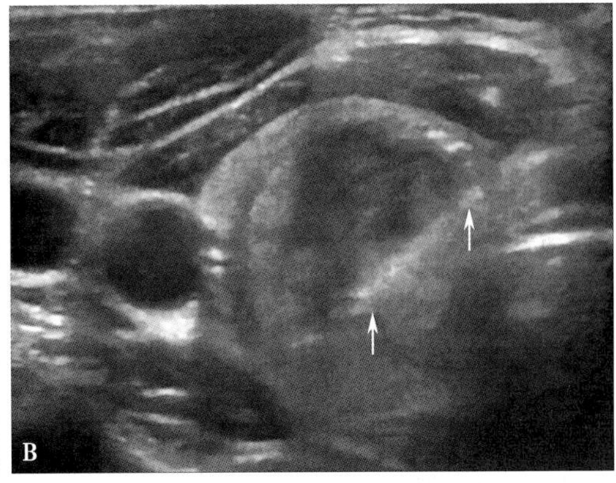

图 3-11 甲状腺囊实性结节穿刺活检

注：A. 甲状腺右叶囊实性结节，中心部分呈囊性，周边呈实性；B. 尽量避开中心囊性部分，穿刺周边实性部分

8. 甲状腺双侧结节均具有可疑超声征象时，原则上不推荐一次穿刺过程中双侧同时行 CNB，以避免严重并发症的发生。如果因结节内多发钙化等原因需要行 CNB 时，需充分评估结节及甲状腺周边情况，可将 CNB 与 FNA 配合对双侧结节分别取材（图 3-12）。

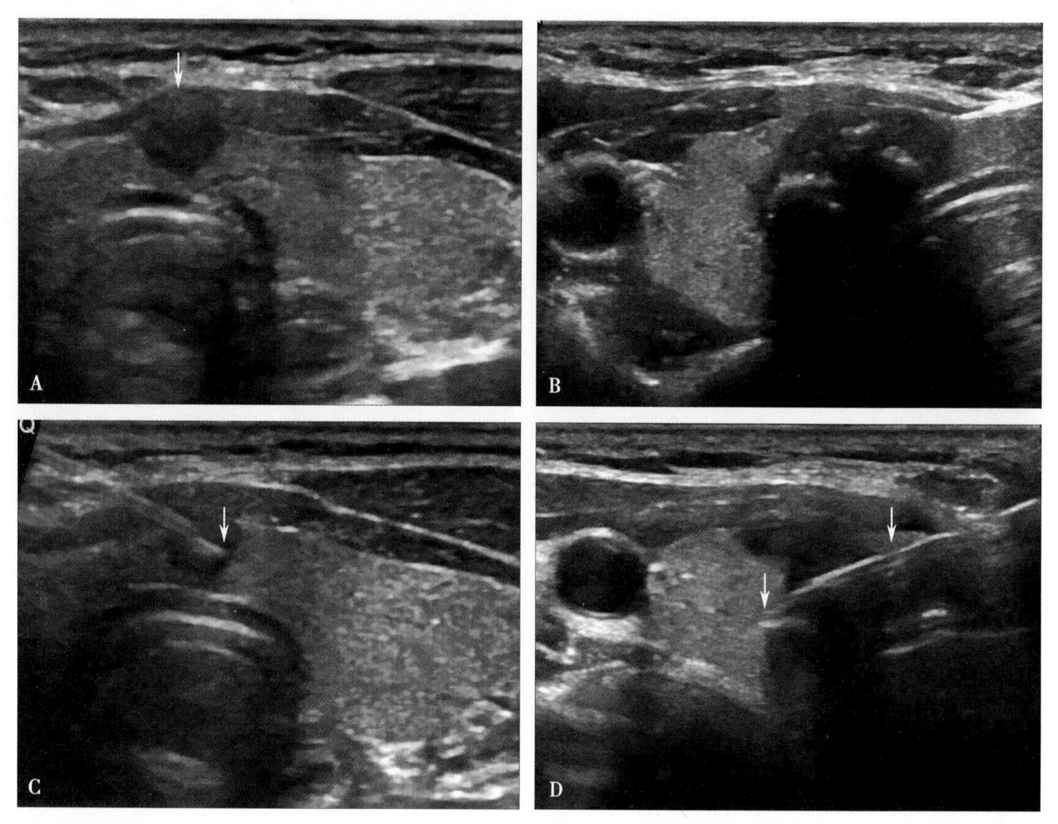

图 3-12 甲状腺双侧结节穿刺，分别使用粗针、细针穿刺活检，穿刺病理均提示为乳头状癌，后经手术病理证实

注：A. 甲状腺峡部偏左侧实性小结节（0.6cm×0.5cm），低回声，纵横比＞ 1，突出于甲状腺前被膜；B. 甲状腺右侧叶实性低回声结节（1.7cm×1.0cm），内见多发粗大钙化；C. 对峡部偏左侧实性小结节行细针细胞学抽吸活检（箭头示针尖）；D. 随后对右侧叶较大结节行粗针穿刺活检（箭头示针体）

临床价值

CNB 在甲状腺结节性病变及其他各类病变的诊断中具有广阔的应用前景。CNB 可提供更多更完整的组织，进一步评估病灶的大体组织结构、滤泡结构的改变，以及病灶与周边组织的关系。另一方面，粗针组织学活检所获标本可进一步行免疫组织化学染色，从而提高诊断的准确性。因此，近年来对 CNB 的需求持续增加。CNB 还能最大程度地减少重复 FNA 及不必要的诊断性手术，因此它被建议作为 FNA 的补充诊断方法。对于首次 FNA 不能明确诊断的病例，CNB 的确诊率明显高于重复 FNA。对于某些特殊类型的甲状腺恶性肿瘤，例如甲状腺未分化癌、甲状腺淋巴瘤、髓样癌、淋巴结转移灶以及其他颈部恶性肿瘤，CNB 能够提供更明确的病理诊断，从而为治疗提供更有价值的信息。

对于首次 FNA 不能诊断或意义不明确的细胞非典型病变和滤泡性病变，CNB 可作为一种有益的补充性诊断手段。尽管很多权威指南认为 FNA 是一种诊断甲状腺结节的准确方法，将其推荐为首选方法。但 FNA 诊断的准确性取决于操作者的经验、结节内部的特点、对细胞病理的解读等诸多因素，对于相当比例的患者（10%～33.6%），不能明确诊断。现行国外的指南多建议对这类患者进行超声引导下的重复 FNA，尽管如此，仍有较高比例的病例无法明确诊断。这给患者造成很大的困扰，也导致临床上对这类患者的处理较为混乱，使后续医疗成本增加。另有研究结果显示，对于首次 FNA 不能明确诊断的病例，CNB 较重复 FNA 具有显著的优势。Dong Gyu Na 等比较了重复 FNA 及 CNB 对于首次 FNA 阴性结果的灵敏度和诊断准确性。该研究纳入 220 例患者共 225 个结节，这些结节都曾接受 FNA 检查，结果提示为不能诊断（n=64）或 AUS/FLUS（n=161）。对所有这些结节同时行重复 FNA 及 CNB 检查，研究结果表明，对于首次 FNA 不能诊断的病例组，CNB 的不能诊断率明显低于重复 FNA（1.6% & 28.1%）。对于首次 FNA 提示为 AUS/FLUS 的病例组，CNB 诊断为 AUS/FLUS 结果的病例明显低于重复 FNA（(23.6% & 39.8%）。无论是针对首次 FNA 不能诊断的病例组，还是 AUS/FLUS 病例组，CNB 的不能明确诊断率（包括不能诊断或 AUS/FLUS）明显低于重复 FNA。研究表明，对于首次 FNA 不能明确诊断的病例，CNB 对于甲状腺癌的诊断灵敏度及确诊率明显高于重复 FNA。文献分析结果显示 86%～98.9%的首次 FNA 不能明确诊断的病例经 CNB 得到明确的病理学诊断。进一步的研究表明，对于首次 FNA 不能诊断的病例，2 次、3 次甚至更多次的重复性 FNA 不能诊断的病例其恶性风险并未得到有效降低，而一次 CNB 足以排除 FNA 不能诊断的病例的恶性风险。也有部分研究表达了不同的观点，Thomas J. T. Anderson 等报道首次 FNA 不能诊断的病例中经重复 FNA 或手术切除恶性率低（分别为 0.5%及 1.8%）。因此，他们认为对于首次活检不能确诊的病例，更为保守的临床及超声随访或许是较为合适的方法，但仍有待于更多的研究结果证实。综上所述，CNB 对于首次 FNA 不能确诊的病例，能够提高诊断的准确性，减少不必要的诊断性手术。

FNA 的假阴性率也是一个不容忽视的问题，尤其是对于具有超声恶性征象的结节。有学者报道，对于有可疑超声恶性征象的结节，即使首次细胞学结果为良性，甲状腺结节为恶性的风险高达 56.6%。尽管分子检测一定程度上可减少 FNA 的假阴性率，但它们的灵敏度及阴性预期值有限，且增加成本，技术条件要求较高，难以推广普及。目前分子检测尚不能避免对可疑超声征象结节的重复 FNA 或诊断性手术。而 CNB 能提供更大量的组织和更多的信息，对于某些甲状腺结节，比 FNA 更有利于进行准确的组织学诊断。Eun Ju Ha 等报道了一项回顾性研究，该研究共分析了 85 例经首次 FNA 提示为良性的结节，这些结节均具有至少一种超声可疑恶性征象，对这些结节行超声引导下 CNB。结果显示，28 例（32.9%）CNB 标本获得了更高的病理学分级（包括 1 例意义不明确的非典型病变，7 例滤泡性肿瘤，1 例为可疑恶性肿瘤，19 例为恶性肿瘤），其中 27 例（31.8%）最终经手术证实为恶性肿瘤，1 例为滤泡性腺瘤。这 27 例恶性肿瘤中包括 21 例甲状腺乳头状癌，5 例滤泡性甲状腺癌，1 例 Hürthle 细胞癌。所有甲状腺乳头状癌均诊断自 CNB 结果提示为可疑恶性的意义不明确的非典型病变或恶性的病例，滤泡性甲状腺癌及 Hürthle 细胞癌均诊断自 CNB 结果提示为滤泡性肿瘤的病例。对最终诊断为良性结节的 CNB 样本行组织学分析，结果显示，大部分结节（96.4%）表现为严重的纤维化背景下伴有少量滤泡细胞，其他结节含有不同程度的陈旧性出血（21.4%）、钙化（17.9%）及肉芽组织（12.5%）。另有 12.5%的病例为局灶性淋巴细胞性甲状腺炎，表现为浆细胞与淋巴细胞混合浸润，或仅淋巴细胞浸润而没有滤泡细胞的明显损害或弥漫性嗜酸性粒细胞化生。研究表明，CNB 所获标本的组织学分析能提高对于具有超声可疑恶性征象的良性结节的诊断信心，减少不必要的重复 FNA 或诊断性手术。

桥本甲状腺炎即慢性淋巴细胞性甲状腺炎，通常会存在一些散在的结节，术前很难确定这些结节是由桥本甲状腺炎导致的还是桥本甲状腺炎相关的恶性肿瘤。据很多文献报道，桥本甲状腺炎与甲状腺肿瘤具有较强的相关性，且桥本甲状腺炎导致甲状腺恶性肿瘤的发生率更高。由于甲状腺癌与桥本甲状腺炎共存，使得 FNA 的诊断准确性面临较大的挑战，这是因为淋巴细胞的浸润和不典型细胞学改变很可能增加诊断的假阳性率。Murat Kapan 等回顾性分析了 44 例因甲状腺结节而行手术的病例，这些病例手术前均行 FNA 检查，所有患者均经组织学证实为桥本甲状腺炎。所有病例中术前 FNA 提示良性 14 例(31.8%)、可疑恶性 17 例(38.6%)、恶性 9 例(20.5%)、取材不充分 4 例(9.1%)。手术切除后，诊断为甲状腺乳头状癌及滤泡变异性乳头状癌的分别为 10 例(22.7%)和 1 例(2.3%)。统计分析显示，FNA 检出恶性的灵敏度为 80%，特异度仅为 40%，假阳性率及假阴性率分别为 69.2%及 14.3%，阳性预期值及阴性预期值分别为 31.8%及 85.7%，诊断的准确率仅 50%。而 CNB 能提供更大量的细胞及组织和丰富病灶的组织学及与周边组织的关系的信息，对于桥本甲状腺炎性合并恶性肿瘤的诊断更具优势。

在淋巴瘤的诊断中，CNB 具有明显的优势。既往研究表明，与 FNA 相比，CNB 能获得更多量的组织，保留标本的组织结构，且能进一步做免疫组化而获得明确的病理分型，明显提高淋巴瘤的诊断准确率。甚至有学者报道，因重复 FNA 的假阴性结果而延误诊断，最终患者死于淋巴瘤进展。这些研究表明，选择更为准确的诊断方法具有重要的意义。Anu Sharma 等报道一项包含 72 例淋巴瘤患者的队列研究，其中 65 例曾行 FNA 检查，结果提示：70.7%初始报告为异常，26.2%提示为良性(约 20%考虑为桥本甲状腺炎)，3.1%不能明确诊断，仅 41.5%的 FNA 结果提示为明确的淋巴瘤亚型。有研究表明，FNA 对弥漫大 B 细胞淋巴瘤的诊断准确率高于其他亚型，且所有 FNA 作为第一诊断步骤的患者均需要更多的组织量以进一步确定亚型。而 CNB 对淋巴瘤的诊断敏感度明显高于 FNA(93% & 71%)，尤其是对于黏膜相关型淋巴组织淋巴瘤，CNB 灵敏度远高于 FNA(100% & 25%)。88.9%的黏膜相关型淋巴组织淋巴瘤病例合并桥本甲状腺炎，两者因淋巴细胞形态相似使得 FNA 鉴别困难。诸多研究结果显示，CNB 所引起的严重并发症并不比 FNA 更高，更粗的活检针仅引起局部不适感的发生率稍有增高。因此，部分研究者建议当患者疑为淋巴瘤时，推荐 CNB 作为首选方法，以获得足量的组织而明确诊断，减少误诊或漏诊，并尽可能避免开放式切取活检或手术切除。

CNB 对于髓样癌的诊断准确率显著高于 FNA。Baek 等对 191 例患者共 202 个被诊断为甲状腺髓样癌的结节进行研究，结果表明，FNA 对髓样癌的诊断敏感度仅为 43.8%，阳性预期值为 85.1%，25.7%的患者被延误了诊断。而 CNB 诊断的灵敏度和阳性预期值均达 100%，无一例延误诊断。研究表明，CNB 对甲状腺髓样癌的诊断灵敏度和阳性预期值比 FNA 更高，能使手术治疗更优化。Essig GF Jr 等回顾性分析了来自于 7 个国家 12 个中心过去 29 年的髓样癌资料，旨在计算 FNA 的敏感度。这项纳入 313 例最终诊断为髓样癌的患者的多中心回顾性研究显示，FNA 细胞学仅诊断其中的 43.7%为髓样癌，另有 2.4%的患者可能为髓样癌。研究表明 FNA 对散在的髓样癌诊断敏感度较低，对超过半数的患者术前评估的价值有限。

尽管如此，对于 CNB 的适用范围尚无定论。当前，多数机构均将 CNB 作为次选诊断方法，作为 FNA 的补充。然而，近年来，部分现在报道对具有可疑超声征象的甲状腺结节应将 CNB 作为首选诊断方法，结果显示 CNB 对于具有恶性风险的甲状腺实性结节具有较高的确诊率，能降低 FNA 的假阴性率或不能诊断率。因此，CNB 是否作为一线诊断方法，值得进一步探索。但当前这些研究多为单中心的研究，且样本量有限，尚有待于更多的前瞻性随机对照研究证实。另一部分文献通过比较超声引导下的单独施行 FNA、FNA 与 CNB 相结合的方法，结果显示，关于不能诊断的比例，两者并无明显差别。文献的荟萃分析显示了与之类似的结果：对于受试者工作特征曲线下面积，FNA 及 CNB 在甲状腺结节术前诊断中无明显差异，即 FNA 与 CNB 在诊断甲状腺癌的灵敏度及特异度方面并无显著差异。有鉴于此，AACE/AME/ETA 指南认为，CNB 对于鉴别细胞增生性结节、滤泡性腺瘤或滤泡性腺癌并不能提供更多的诊断价值。因此，超声引导下 CNB 并不能完全替代 FNA，可以当作一种有益的补充性方法。

CNB 的安全性在临床实践中仍是一个备受关注的问题，有待进一步深入研究。早期文献报道，没有影像引导下的粗针活检常引起严重的并发症，如肿瘤细胞沿穿刺针道种植、大出血及喉返神经麻痹。因此一些操作者出于对并发症，尤其是出血风险的担忧，不愿意开展 CNB。事实上，随着技术的进步，临床可以选择较细的穿刺针（18～23G），且针体更短，便于操作，活检过程更安全。越来越多的研究结果显示，现代超声引导下的自动活检针行甲状腺 CNB 已成为一项安全的技术，其并发症发生率很低。大样本的研究表明，甲状腺结节超声引导下 CNB 的并发症发生率约为 0.81%（50/6169），严重并发症的发生率约为 0.06%；血管损伤是最常见的并发症，且均可在短期内恢复，不会造成永久性损伤。

与 FNA 的对照研究显示，CNB 并发症的发生率和患者舒适度与 FNA 并无明显差别。尽管如此，由于甲状腺本身血供较丰富，颈部解剖结构复杂，而 CNB 所使用的穿刺针较粗，出现严重并发症的潜在风险依然较高，且确有因穿刺导致出血窒息死亡的严重并发症发生。因此，操作者必须严格掌握适应证，对于位置较深或紧邻颈总动脉等重要结构的病灶，穿刺条件不佳时不勉强穿刺。操作者务必掌握甲状腺及周边组织的解剖，穿刺前充分准备以预防潜在的并发症，一旦发生应及时正确处理。

此外，尽管动物实验及临床实践表明，穿刺针的内径对出血量并无明显影响，且内径较大时既可减少穿刺次数，又能获得更多的组织，为正确的组织学诊断提供保障。但甲状腺腺体本身血流丰富，周边紧邻颈总动脉等重要脏器，穿刺风险相对较高，不建议常规使用 16G 及以上穿刺活检针。临床实践表明，超声引导下自动活检枪配置 18G 活检针，可以获得高质量的标本并满足临床对病理组织学诊断的需要，且操作简便、安全，也可在多数情况下满足临床甲状腺组织学活检。对于位置较深、病灶较小或紧邻血管等重要结构的结节，可选用 20G 或 21G 活检针。但穿刺针也不宜过细，穿刺针较细时针体较软，在穿刺过程中不易掌控穿刺方向，尤其是在颈部层次较多且各层结构质地不均匀的情况下，容易偏离预设穿刺路径。并且穿刺针越细取出的组织量越少，可能导致常规病理诊断或免疫组化组织量不足。

总之，超声引导下甲状腺粗针组织学活检因其定位准确，能实时监控穿刺针尖的位置及穿刺全过程，彩色多普勒可灵敏显示穿刺路径上及病灶周边的重要血管，从而避免损伤，具有精准、安全等特点，且能获得较多的组织量，便于进一步分析，对甲状腺结节良恶性诊断及鉴别，尤其是某些特殊类型的病变具有重要意义，因此具有较高的临床价值及广阔的应用前景。

第四章

颈部淋巴结粗针穿刺活检、细针穿刺细胞学检查

概述

颈部淋巴结肿大是许多全身疾病的局部表现，其病因相当复杂，主要包括急慢性淋巴结炎、淋巴结结核、转移性肿瘤及恶性淋巴瘤等。临床需要明确淋巴结肿大病因以指导疾病治疗，例如对恶性肿瘤患者的颈部肿大淋巴结准确定性是进行肿瘤分期、制订治疗计划和评价疗效的重要依据。淋巴瘤的病理学分型及淋巴结结核的确诊是及时针对性治疗的基础。高频超声能敏感地检出肿大淋巴结，显示淋巴结结构和血流分布特点，是临床首选的影像学手段。然而，各种疾病引起的淋巴结肿大超声表现十分相似，对大部分淋巴结无法准确定性。以往对颈部肿大淋巴定性诊断需要外科手术切除淋巴结后进行病理学检查，但手术活检对患者损伤较大，伤口大且愈合慢，留有瘢痕；此外，对于位置较深或与血管紧密相邻的淋巴结，手术活检存在一定困难。超声引导下淋巴结穿刺活检全程在实时监控下完成，可有效避免损伤周围血管及重要脏器，具有创伤小、操作简便、安全、取材准确、患者痛苦小、恢复快等优点，现已替代了大部分手术切除淋巴结活检。

适应证

1. 不明原因颈部淋巴结肿大，临床上需要明确诊断或进行鉴别诊断者。

2. 恶性肿瘤病史患者，需要判断肿大淋巴结是否为肿瘤转移，以明确肿瘤分期及指导治疗。

3. 临床或影像学怀疑恶性肿瘤，原发病灶无法或不便活检，怀疑颈部淋巴结转移者。

禁忌证

1. 有明显出血倾向和（或）凝血功能异常（血小板≤ 60×10^9/L，凝血酶原时间延长超过正常值3秒）。

2. 严重心、肺疾病。

3. 剧烈咳嗽或患者不能配合。

4. 正在服用抗凝药物（阿司匹林、华法林、氯吡格雷等）者。

5. 无法避开颈部大血管、神经等重要结构，无安全穿刺路径者。

6. 穿刺部位皮肤感染者。

7. 严重高血压者（收缩压＞180mmHg）。

术前准备

1. 7～14 MHz 高频线阵探头，深部较大淋巴结可选择 3.5～5.0MHz 凸阵探头。

2. 自动或半自动活检枪，通常选择 18G 或 16G 活检针。在确保安全的情况下，可以选择 14G 粗针。粗针可以确保获得足够的组织进行免疫组织化学分析，尤其有利于淋巴瘤的病理学分型。

3. 进行细胞学病理检查需准备 22～25G 细胞学活检穿刺针。

4. 签署知情同意书。

操作方法

1. 根据淋巴结的位置选择不同体位。头颈部淋巴结穿刺，患者通常取仰卧位，肩部垫薄枕，头后仰，充分暴露颈前区；位于颈部外侧的淋巴结可取健侧卧位，头后仰。将体表进针点调至较高体位，以便于穿刺针垂直皮肤进针。

2. 常规超声仔细扫查颈部淋巴结，根据淋巴结的部位、大小、纵横比、内部回声特点及血供等情况选择合适的靶目标，必要时可行超声造影检查辅助选择靶目标。

3. 选择合适的穿刺点及进针路径，尽量选择淋巴结的长轴作为穿刺路径，并避开周边大血管及脏器，做好体表标记（图 4-1）。

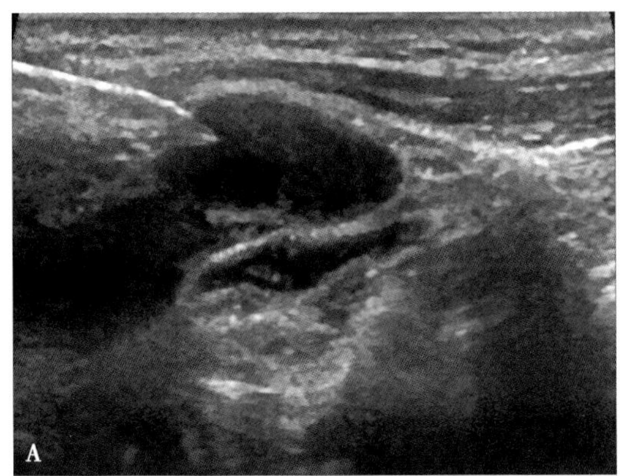

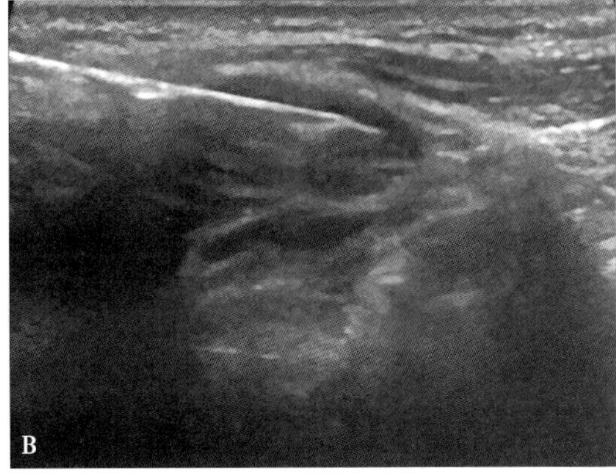

图 4-1 选择合适的穿刺点及进针路径

注：A. 沿淋巴结长轴进针，针尖突破淋巴结包膜进入病灶内；B. 调整方向，使针体平行于淋巴结长轴激发活检枪

4. 常规消毒穿刺部位后，2%利多卡因局部浸润麻醉，再次确认穿刺点及穿刺路径，手术刀片破皮。

5. 超声引导下穿刺入皮下，沿预定穿刺路径迅速推进，到达目标淋巴结前缘，针尖突破淋巴结包膜并刺入病灶少许。穿刺路径尽量与探头平面平行，全程清晰显示针道及针尖位置。

6. 取材方法

（1）细针抽吸细胞学活检（FNA）：选择 22～25G 专用细胞学活检针（浅表部位的淋巴结也可用普通注射器针头替代）；穿刺针刺入淋巴结内部，拔出针芯，接上 10ml 注射器，负压情况下使针尖在病灶内多角度快速提插 3～4 次；解除负压并拔针，注射器抽吸 2ml

空气接上穿刺针，将抽吸物推出至干净的载玻片上，快速均匀涂片，置入95%酒精固定。根据取材情况针对病灶不同部位取材2～3次，以降低假阴性率。

（2）粗针穿刺组织学活检（CNB）

1）半自动活检枪穿刺取材：推荐使用Tru-Cut切割活检针，将穿刺针穿刺至淋巴结边缘时，手动将针芯缓慢推进直到取样凹槽放置在淋巴结组织内；超声确认安全后激发活检针针鞘，快速完成切割；退出活检针，将组织条转移至滤纸条上，并置入10%甲醛溶液液中固定，送病理学检查。

2）自动活检枪穿刺取材：根据淋巴结大小预先设定好射程，穿刺针穿刺至淋巴结边缘时，稍用力突破包膜，确保针尖处于淋巴结内；调整好穿刺针方向，确保穿刺路径没有大的血管和重要脏器，迅速激发活检枪，“枪响退针”。根据情况取2～3条组织。

（3）获取组织标本的处理：细针穿刺抽吸活检，除进行细胞涂片外，可将抽吸出的细小组织碎片用针尖挑出，制成石蜡切片，可获得组织学诊断信息。组织活检获得的组织标本亦可进行印片细胞学检查。这种将细胞学和组织学相结合的“一针两用”法可以充分利用标本，有助于快速诊断和提高诊断准确性。

7. 操作结束后，以无菌贴膜保护穿刺点，压迫穿刺点20～30分钟，患者无不适方可离院。

并发症

超声引导下穿刺颈部淋巴结相对安全，一般无严重并发症发生。主要并发症有局部出血、感染、邻近脏器损伤、针道种植转移等，但发生率均较低。

1. 局部出血　颈部淋巴结穿刺后一般伴轻微针眼出血，多数位置表浅易于压迫止血，大出血并发症发生率不高。但必须强调的是，颈部解剖结构复杂，尤其是很多淋巴结的位置常常紧邻颈部血管，甚至于被血管包绕；尤其是颈总动脉、锁骨下动脉及颈内静脉，颈部淋巴结穿刺活检损伤血管的风险相对较高。因此，操作者应该熟练掌握颈部解剖及病变穿刺活检技术。穿刺前彩色多普勒应确认穿刺路径上没有大的血管；穿刺过程确保在超声实时监控下进行，尤其是针尖位置，看清楚针尖位置之后才能激发活检枪，“枪响退针”；目标病灶显示不清楚时禁忌盲目粗暴操作；在满足取材要求的前提下尽量用细针穿刺，且以尽可能少的穿刺次数达到临床目的即可。穿刺后超声仔细检查局部情况，少量出血时局部压迫处理即可；一旦发生大量出血，应立刻停止操作，局部按压止血，同时积极寻找出血原因；对压迫止血处理无效者应及时请相关临床科室协助处理；出血压迫引起呼吸困难者应立即请麻醉科紧急床旁气管插管，解除气道梗阻，赢得抢救时间。

2. 感染　术前准备充分，严格无菌操作，可以显著降低感染风险。预防性使用抗生素并无必要。怀疑淋巴结结核且形成寒性脓肿者，应从脓肿周围的正常皮肤处进针，尽量将坏死物抽吸干净后再穿刺。

3. 神经损伤　颈部外周神经丰富，一过性损伤可引起暂时性功能障碍，短期内可自行恢复；永久性损伤较严重者可引起严重的功能障碍，值得警惕。穿刺时应仔细分辨目标病灶周边及穿刺路径上的结构，尽量远离神经走行区穿刺。

4. 针道种植转移　针道种植转移发生率极低。Grundmann等曾使用电镜观察活检针的尖端，发现尖端并无组织残留；因此，认为发生穿刺针种植的可能性极低。鉴于临床偶有针道种植的情况发生，穿刺活检还应注意防范针道种植风险。建议在满足病理诊断取材量的情况下，尽量用较细的穿刺针及较少的穿刺次数；活检后对恶性病变尽快手术，并且在随后的手术中切除针道。

注意事项

1. 穿刺引导方式　导向式，即探头配备专用的引导装置，可以保证穿刺针沿预设的穿刺路径进针，提高穿刺的准确性和安全性；缺点是角度比较固定，在颈部淋巴结的穿刺过程中不够灵活。自由式，即不用导向装置，在超声监视下徒手穿刺进针，可以任意调节穿刺角度和深度，尤其适用于颈部解剖结构复杂且空间较小的环境中穿刺；缺点是难以准确地掌握穿刺角度和深度，一旦穿刺针偏离扫描平面，就很难显示针体和针尖，此法对操作者的经验和技术水平要求较高。因此，初学者或经验不丰富者，建议使用导向式；对于经验丰富者，推荐自由式，即左手操作探头，右手穿刺，便于实时调整穿刺针的角度和方向。

2. 选择目标淋巴结的原则　对于多发肿大淋巴结，应选择体积相对较大且声像图最为可疑的淋巴结以提高穿刺活检的阳性率和准确性；如有长短径比例小，皮髓质分界不清，淋巴门结构不清或偏向一侧，皮质不对称增厚，回声不均匀减低或增高，含微钙化，缺乏正常门状血流而呈周边型或混合性血流者，则尽量避免选择液化坏死范围较大的淋巴结。此外，不同声像图类型的淋巴结应分别穿刺（图4-2）。

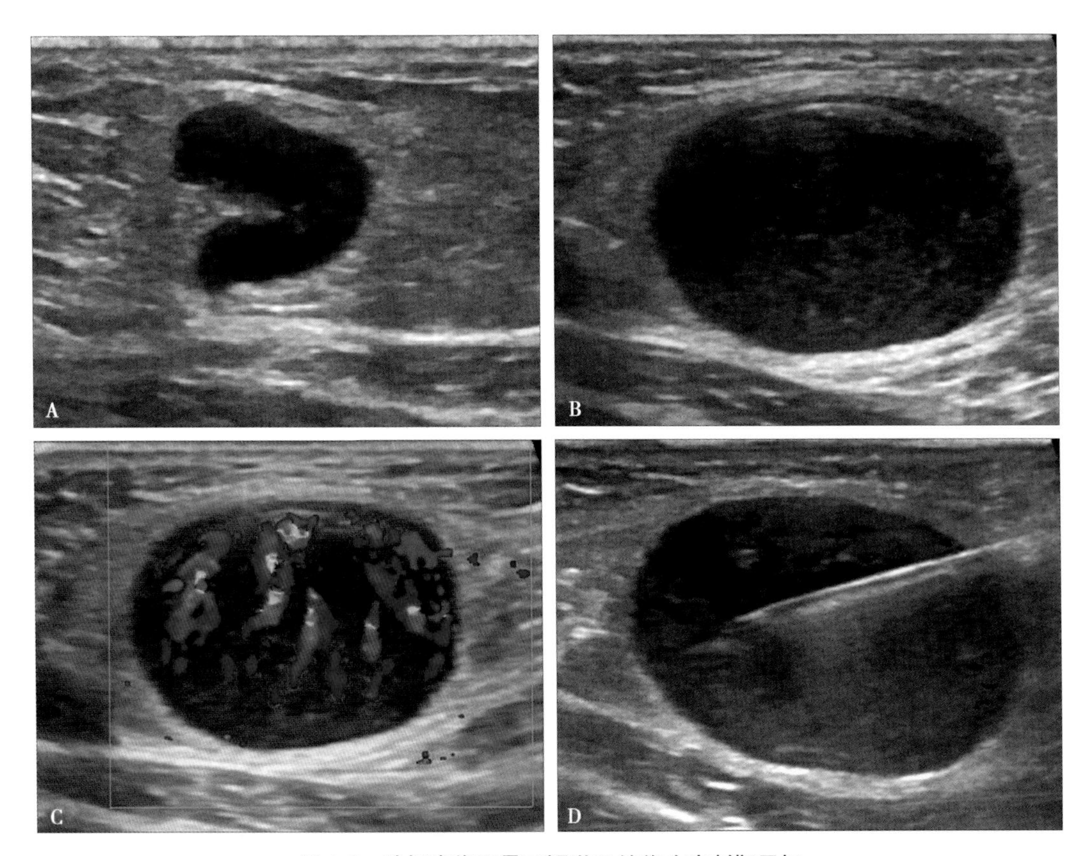

图4-2　选择声像图最可疑淋巴结作为穿刺靶目标

注：A. 多发肿大淋巴结，部分淋巴结较小，淋巴门尚存在；B. 部分淋巴结较大，淋巴门结构明显受压变窄，选择后者作为穿刺靶目标；C. 靶目标淋巴结呈中央型血供，并向皮质发出丰富分支；D. 使用粗针对靶目标淋巴结多点穿刺

3. **穿刺路径选择** 颈部有颈动脉、颈内静脉、甲状腺、食管、气管及神经等重要组织结构，穿刺过程中必须避开。皮髓质分界清晰者取材应尽可能避开髓质，而在皮质部分取材；皮髓质分界不清者，尽量选择彩色多普勒血流信号丰富且无大血管的区域取材；含液化坏死区者，应在实性部分取材，可选择边缘区域或血供丰富区域取材。建议从不同方向取材，并针对不同区域分别取材，以提高穿刺活检阳性率。如果淋巴结活动度较大，可用左手示指和中指微分开轻压皮肤固定淋巴结后，右手穿刺进针取材(图 4-3、图 4-4)。

4. 穿刺针选择 淋巴结组织病理学诊断需要标本量相对较大，建议在保证安全的情况下尽量选用较粗的穿刺针。18G 活检针对于多数疾病均可获得足够量标本，诊断准确性高，并发症发生率低，临床使用最多。对于怀疑淋巴结结核的病例，伴液化坏死者可尽可能先抽尽液体、涂片，再穿刺活检，建议使用 16G 活检针取材。对于可疑淋巴瘤的患者，建议使用 16G 活检针取材，也可以考虑使用 14G 活检针，以获得较大量的标本，便于进一步对淋巴瘤进行病理分型(图 4-5)。对于恶性肿瘤病史患者，怀疑颈部淋巴结为转移者，在不适宜粗针组织活检的情况下，FNA 对确定细胞良恶性敏感性较高，也可以采用。

5. 穿刺前训练患者呼吸配合能力，穿刺过程中嘱患者屏气并严禁吞咽动作，防止针尖移动损伤周围组织。

6. 穿刺过程中务必全程清晰显示针尖，针尖显示不清时需微调探头直至清晰显示针尖及针道，严禁盲目进针及激发活检枪。

7. 术后即刻充分压迫止血；密切观察颈部有无肿胀；患者有无憋气感；一旦出现上述情况，应立即超声检查局部有无出血并紧急处理。

8. 对于正在接受抗凝治疗的患者，原则上不建议穿刺，如因病情确需穿刺者，务必请相关科室会诊综合评估。穿刺前，需停用华法林 5 天以上，停用阿司匹林或氯吡格雷 3～5 天以上，穿刺后仍需继续停药 3 天以上。

9. 超声造影可以直观地显示淋巴结内部血供分布特点及组织灌注情况，有助于预期定性评估及指导活检取材。均匀增强型淋巴结可按常规穿刺取材；不均匀增强型可对异常低或高增强区分别穿刺；尽量避免在液化坏死的无增强区取材，有助于提高病理诊断的准确性(图 4-6)。

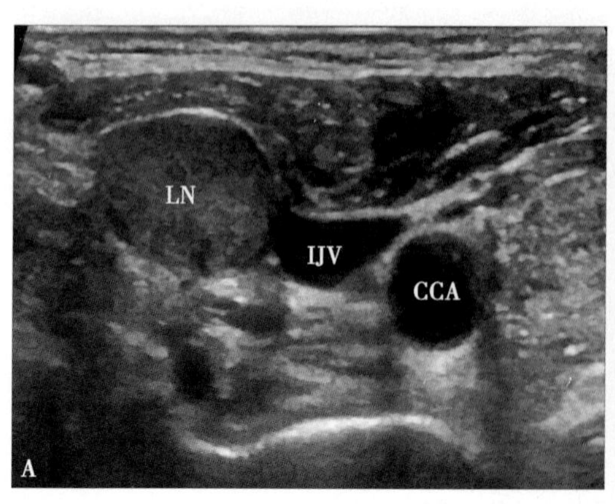

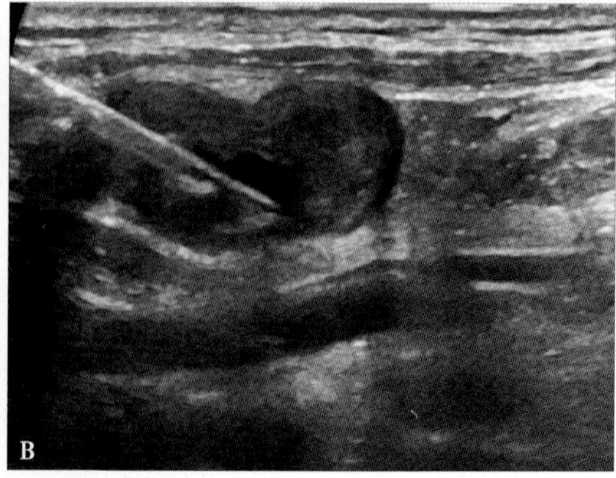

图 4-3 穿刺路径选择

A. 横切面扫查，淋巴结紧邻颈部大血管；B. 纵切面扫查，沿淋巴结长轴穿刺进针，穿刺路径避开颈部血管

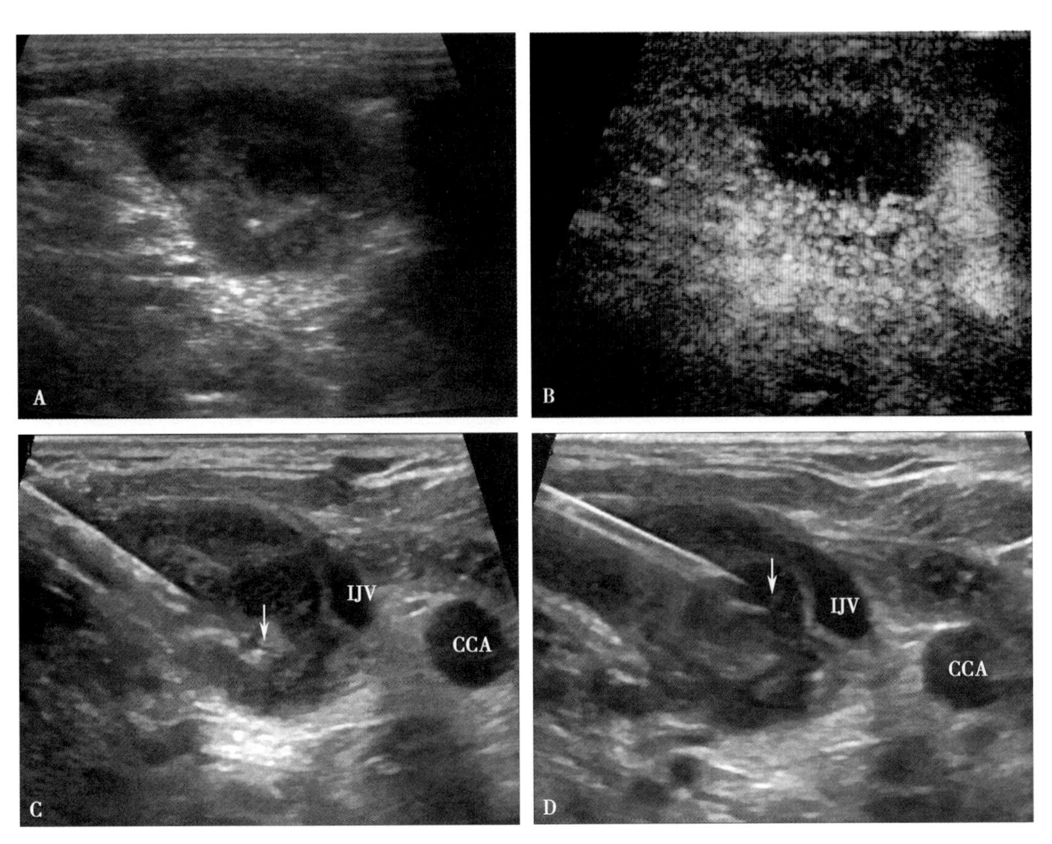

图4-4　颈部淋巴结不同方向取材，并针对不同区域分别取材

注：A. 颈部肿大淋巴结，周边呈偏低回声，中心呈极低回声，可疑中部液化；B. 超声造影示淋巴结周边不均匀增强，中心部为无灌注组织坏死区；C. 穿刺淋巴结周边不均匀增强区；D. 穿刺淋巴结中心部分无增强区，病理提示为结核干酪样坏死

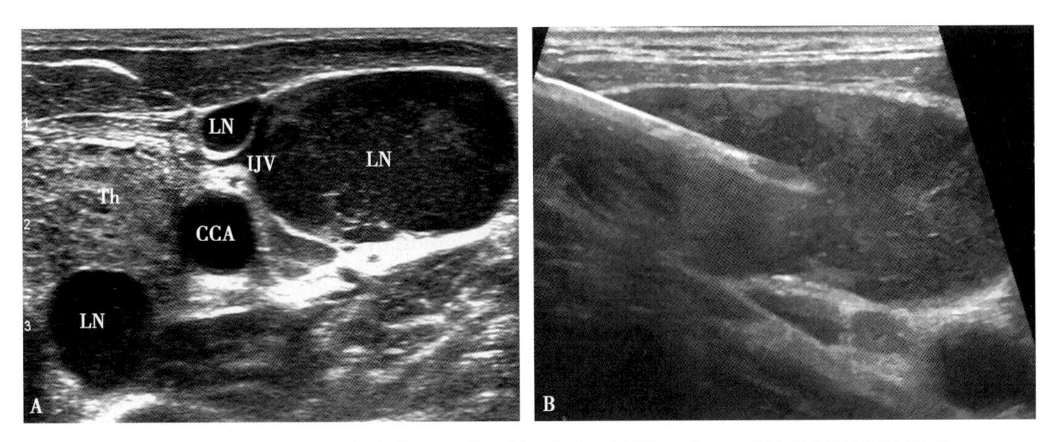

图4-5　男性，47岁，颈部多发肿大淋巴结，高度怀疑淋巴瘤，病理为非霍奇金淋巴瘤

注：A. 颈部及锁骨上窝多发肿大淋巴结（LN），部分位于甲状腺后方及颈部血管旁（IJV：颈内静脉，CCA：颈总动脉，Th：甲状腺）；B. 选择最大淋巴结，使用16G活检针穿刺，射程2.2cm

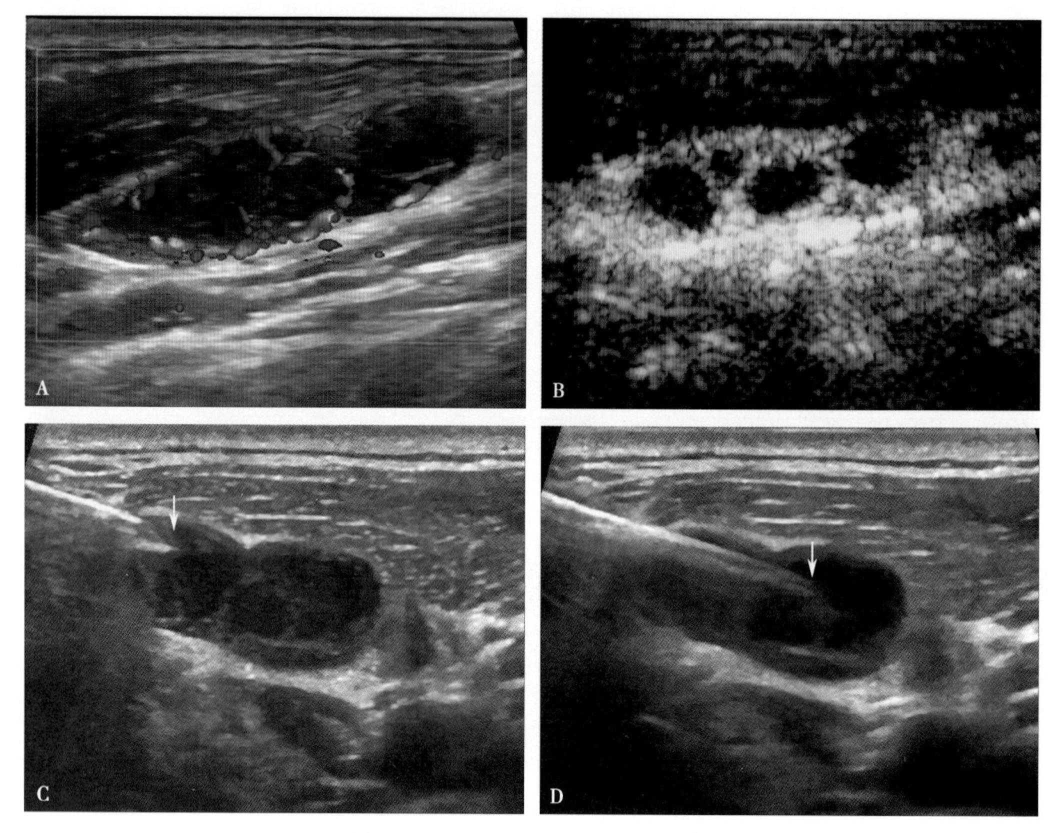

图 4-6 超声造影引导下穿刺，避开组织坏死区，提高取材成功率

注：A. 颈部多发肿大淋巴结，周边可见血流信号；B. 超声造影显示结节中心大部分坏死，周边残存少许组织内见血流灌注；C. 调整方向，预设穿刺路径避开坏死区；D. 穿刺路径避开中心坏死区，于病灶浅部造影剂灌注区取材

临床价值

颈部淋巴结肿大病因复杂，临床上对肿大淋巴结的准确定性至关重要。开放性手术活检或淋巴结切除活检曾被推荐为淋巴结病变诊断的金标准；尤其是在淋巴瘤诊断中，能提供足够多的组织用于组织学和免疫组织化学分析。但是，手术活检操作存在费时、创伤大、恢复慢、需要住院、位置深或与大血管等重要结构紧密粘连的淋巴结不适合手术活检等问题。超声引导下经皮穿刺活检是一种通过微创取材进行细胞学或组织学病理诊断的方法，可以克服上述手术活检的不足，适用于全身多部位肿大淋巴结取材，现已成为临床淋巴结组织活检的首选方法。

FNA 是目前公认的甲状腺疾病常规诊断方法。但是，在淋巴结疾病诊断方面 FNA 也具有一定的临床价值，特别是对于一些体积较小、位置不佳而无法行组织学活检的可疑淋巴结。FNA 对于有恶性肿瘤病史患者的淋巴结肿大敏感度较高，因其评价目标简单，即是否存在恶性肿瘤细胞。不适宜 CNB 的患者仍可以选择 FNA，当 FNA 细胞学病理不能明确诊断时，还可进一步对穿刺抽吸物进行其他检查，如抽吸物甲状腺球蛋白检测、甲状旁腺素检测等。然而，FNA 的缺点也是显而易见的，主要是难以获得足量的检测标本。对恶性淋巴瘤患者而言，需要足够标本量进行组织学和免疫组织化学检查进行诊断和准确分类；在良性病变中，FNA 的真阴性预期值亦很低。此外，FNA 对病理科医师的经验要求较高。在国外，FNA 通常要求有经验的细胞病理学医师进行现场评估以确保获得满意标本，这在国内大多数医疗单位是不现实的。

相对于 FNA，CNB 因取材量大、确诊率高，临床需求范围更广，可在超声引导下实时监控操作全过程；彩色多普勒血流显像可灵敏显示病灶及穿刺路径组织内的较大血管；可有效避免损伤大血管及周边重要脏器，不增加并发症发生率。颈部淋巴结病变类型多种多样，穿刺活检对不同疾病的诊断价值会存在一定差异。研究显示，对于怀疑恶性肿瘤颈部淋巴结转移者，由于恶性肿瘤的病理学特征明显，只要穿刺获得肿瘤组织甚至肿瘤细胞，就可以得到明确的病理诊断。因此，穿刺活检诊断的敏感性、特异性均很高。文献报道，在取材满意的病例中，转移性肿瘤的诊断敏感性高达 96.4%～100%；对于某些以颈部淋巴结肿大为首发症状而原发灶不明确的病例，可以通过穿刺活检病理学诊断确定原发病灶；不同类型或亚型淋巴瘤的治疗方法和预后差别较大，早期确诊并进一步明确病理组织学分型对指导临床治疗有重要意义。使用 18G 或 16G 活检针取材满意的淋巴瘤患者，诊断敏感度可达 86.1%；使用更粗的 14G 活检针取材可获得对低级别淋巴瘤完全分型，即使是对于≤ 1cm 的小淋巴结。然而，由于淋巴瘤的组织类型复杂，且 CNB 无法取得淋巴结的整体结构；淋巴结内缺少纤维组织支架支撑，活检标本易于挤压变形，均会影响病理诊断。据文献报道，CNB 可使 80%左右的淋巴瘤患者免于手术活检。因此，对于临床上高度怀疑淋巴瘤，而 CNB 穿刺结果不能除外淋巴瘤或穿刺结果为阴性的病例，仍需要通过手术切除以获得最终诊断。

淋巴结穿刺活检病理确诊率除了受取材量影响外，取材部位的选择也至关重要。近年来，越来越多的临床研究表明，超声造影引导下病变穿刺活检有助于提高确诊率。超声造影可直观显示淋巴结内部血流灌注差异，对同一淋巴结不同增强区域及不同增强特征的淋巴结分别取材，可获得更全面和有代表性的病理标本，提高取材满意率及病理确诊率；对均匀增强型淋巴结可常规取材；对不均匀增强型淋巴结，可对病变异常增强区针对性穿刺。淋巴结结核占肺外结核发生率首位，其中以颈部淋巴结结核最为常见。普通超声仅能粗略判断淋巴结内部成分及血流分布情况。文献报道普通超声引导穿刺确诊率为 73.9%，而超声造影能更敏感显示淋巴结组织内的坏死区，有效避免了取材不够甚至取不到组织的情况，可使取材满意率提高至 98.2%，诊断的准确性更高达 100%。淋巴结转移癌因肿瘤组织先转移至淋巴结包膜下皮质内，形成局灶性肿瘤岛，再逐渐向整个淋巴结内浸润。肿瘤转移区域在超声造影常表现为低灌注区，当整个淋巴结受侵则表现为低灌注。因此，应重点关注异常增强区域，尤其是低增强区，必要时增加穿刺针数。

总之，超声引导下颈部淋巴结穿刺活检具有安全简便、创伤小、并发症少，以及确诊率高等优点，现已经成为首选的微创取材方法，替代了临床大部分手术淋巴结活检，在各系统疾病的诊治中发挥着不可替代的作用，该技术的重要性得到临床广泛认可。然而，其价值远不止于微创取材方面，这一技术的普及推广还将推动临床对淋巴结疾病的深入研究认识。

第五章

乳腺病变穿刺活检

概述

全球乳腺癌发病率自20世纪70年代末开始一直呈上升趋势。据近年国家癌症中心乳腺癌发病数据显示，全国肿瘤登记地区乳腺癌发病率位居女性恶性肿瘤的第一位，乳腺癌已成为严重威胁女性身心健康的疾病。乳腺癌的早发现、早诊断是提高疗效、改善预后的关键。近年来，随着乳腺疾病影像学检查的普及推广，使乳腺占位性病变的检出率不断增加。其中的相当部分病变因缺乏典型的良恶性特征不能定性（图5-1～图5-4），需要进一步进行组织病理学检查，以便为临床制订治疗方案提供可靠依据。自20世纪90年代以来，超声引导下乳腺占位病变穿刺活检技术因操作简便、定位准确、创伤小、确诊率高、并发症少等优点得到广泛应用，现已替代了传统手术活检，成为乳腺占位性病变常规诊断手段，在临床发挥着越来越重要作用。

适应证

1. 可触及的较大实质性肿块，临床怀疑恶性需明确诊断者。
2. 超声发现的BI-RADS 4类及以上或部分3类病变（不方便随访或准备妊娠的患者），需要明确诊断者。
3. 核磁或钼靶提示的乳腺可疑病变。
4. 临床确诊为晚期乳腺癌，但不适合手术治疗，须提供病理学和激素受体检查结果，以实行新辅助化疗或新辅助内分泌治疗者。
5. 超声提示的乳腺良性肿瘤，旋切或消融治疗前需明确诊断者。

禁忌证

1. 绝对禁忌证

（1）有明显出血倾向及凝血功能障碍的患者。

（2）有严重高血压、糖尿病的患者。

（3）意识障碍不能配合诊疗的患者。

（4）体质极度虚弱不耐受穿刺者。

（5）疑为乳腺血管瘤的患者。

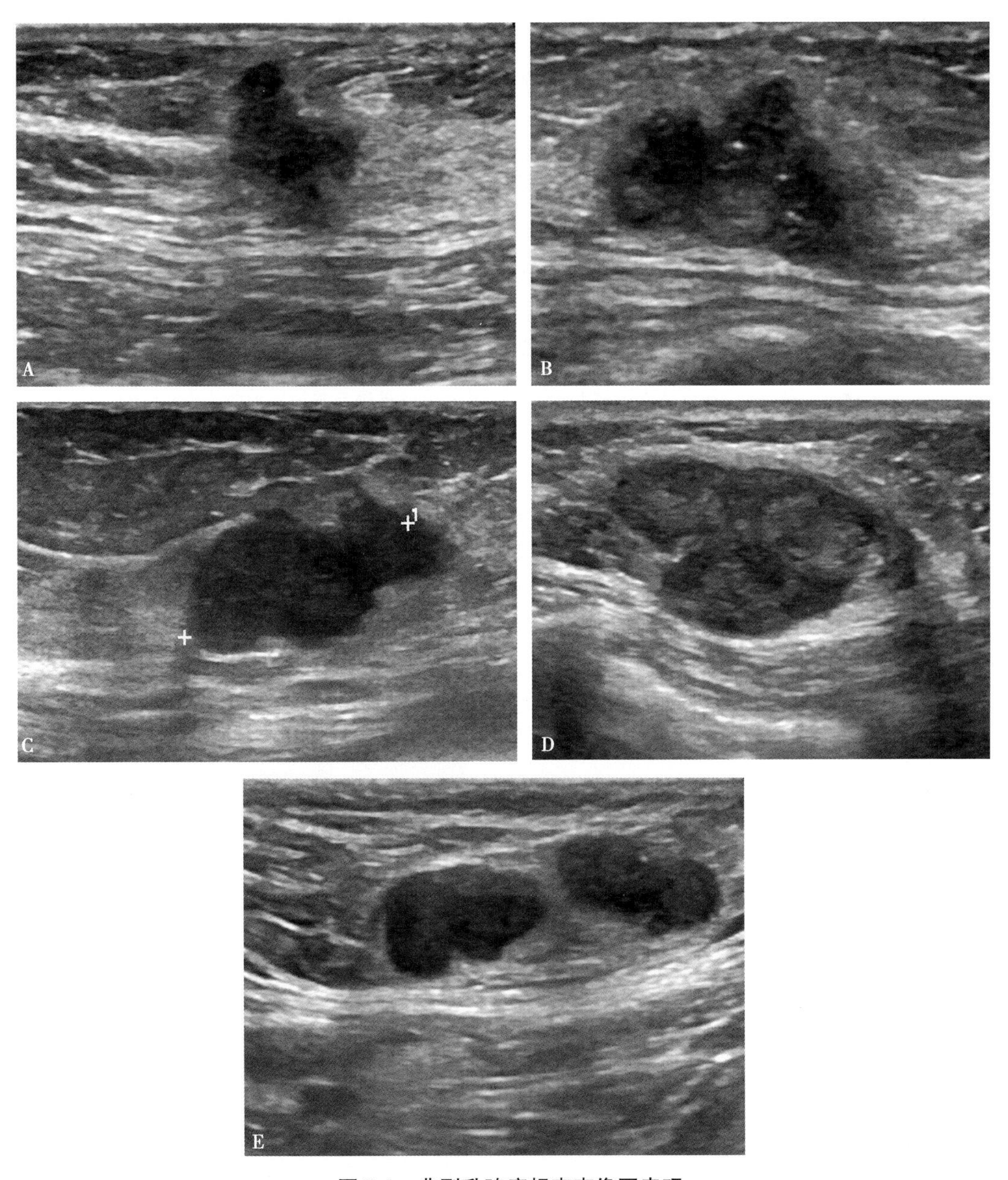

图 5-1 典型乳腺癌超声声像图表现

注：A. 边界不清、形态不规则、立位生长的低回声病变；B. 边界不清、形态不规则的低回声病变内散在分布砂砾样钙化；C. 边界不清、形态不规则的极低回声病变；D. 低回声病变周边的高回声恶性晕环；E. 乳腺癌腋窝淋巴结转移：皮质增厚、回声减低，髓质挤压至一侧

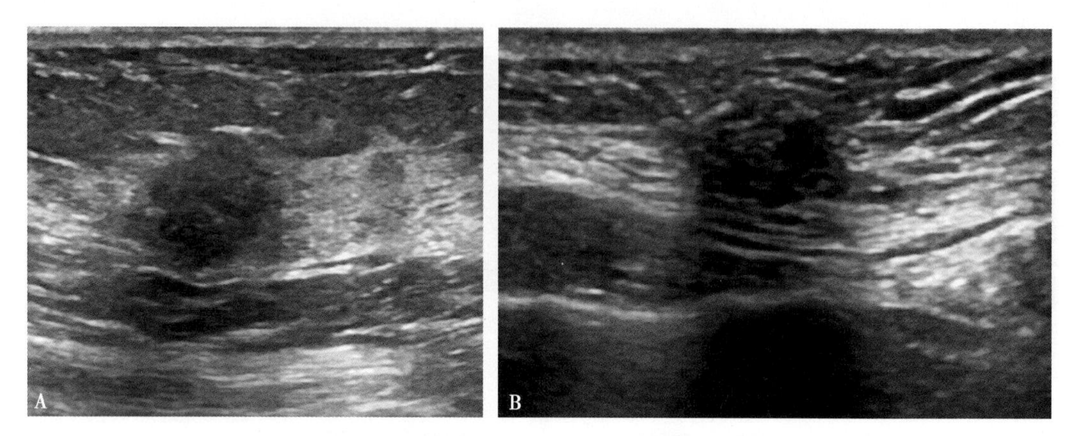

图 5-2 不典型乳腺癌超声表现：浸润性导管癌与术后坏死灶

注：A. 浸润性导管癌声像图；B. 乳腺术后坏死灶声像图

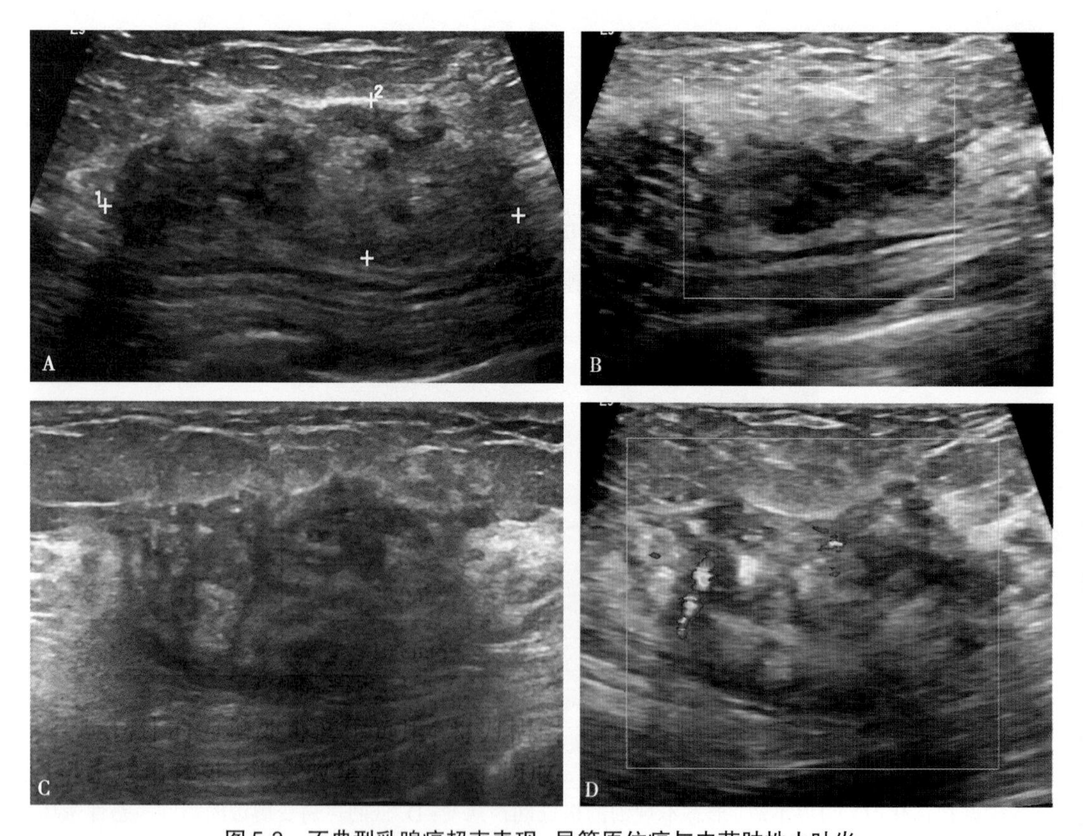

图 5-3 不典型乳腺癌超声表现：导管原位癌与肉芽肿性小叶炎

注：A. 导管原位癌声像图；B. 导管原位癌 CDFI 图像；C. 肉芽肿性小叶炎声像图；D. 肉芽肿性小叶炎 CDFI 图像

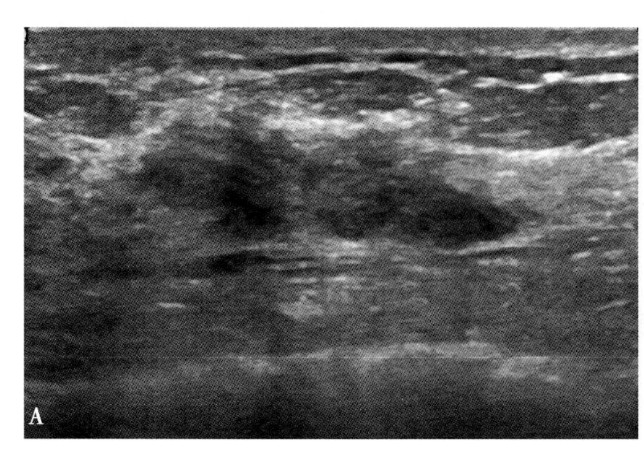

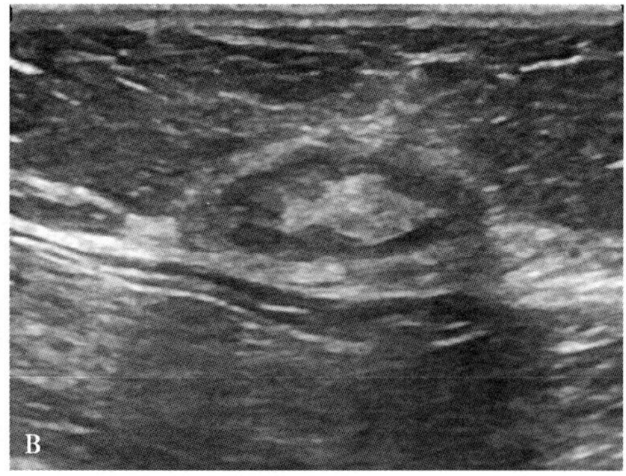

图 5-4 不典型乳癌超声声像图：低级别导管原位癌与乳腺腺病

注：A. 低级别导管原位癌声像图；B. 腺病声像图

2. 相对禁忌证

(1)乳腺内置有假体。

(2)女性月经期间。

(3)女性妊娠期间。

(4)局部皮肤感染。

术前准备

1. 术前查凝血功能、血常规、传染病指标等。

2. 服用抗凝药物者术前停用 3～5 天。

3. 签署知情同意书。

操作方法

1. 充分暴露患侧乳腺，通常取仰卧位或侧卧位。根据乳腺肿物位置调整患者体位，兼顾方便超声显示引导及穿刺操作。

2. 仔细扫查肿块及周围组织，测量病灶大小，了解病变与皮肤及胸腔的距离；了解病灶及周围组织血流分布情况；确定穿刺点、穿刺路径及射程。

3. 常规消毒、铺巾，无菌隔离套包裹探头后再次扫查病灶确认穿刺入路。

4. 用 2%利多卡因行局部麻醉。穿刺点皮肤先切开 2～3mm 小口，便于穿刺。

5. 操作者清楚显示靶目标后固定探头，引导穿刺针沿声束平面进针至病灶内，确定避开血管及重要组织结构后，激发穿刺枪取材，穿刺 2～3 针，用纱布按压穿刺点止血。穿刺时活检针尽量与胸壁平行，避免穿刺针进入胸腔，尤其是深部小病变的活检(图 5-5～图 5-11)。

6. 推出针槽内组织，放置到滤纸条，并浸入甲醛固定液送病理检查。

7. 穿刺结束后，穿刺部位消毒、按压穿刺点 15～20 分钟。

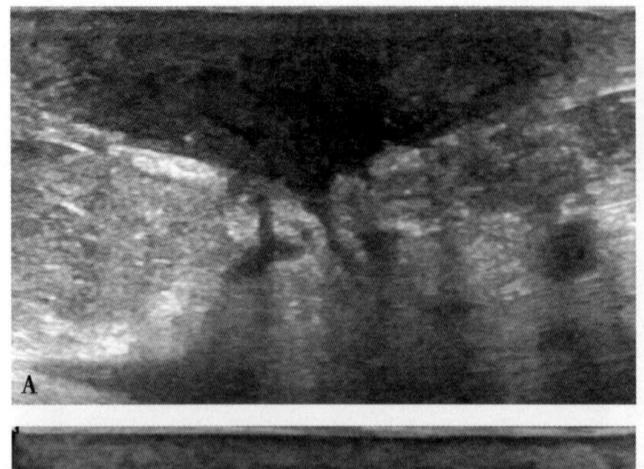

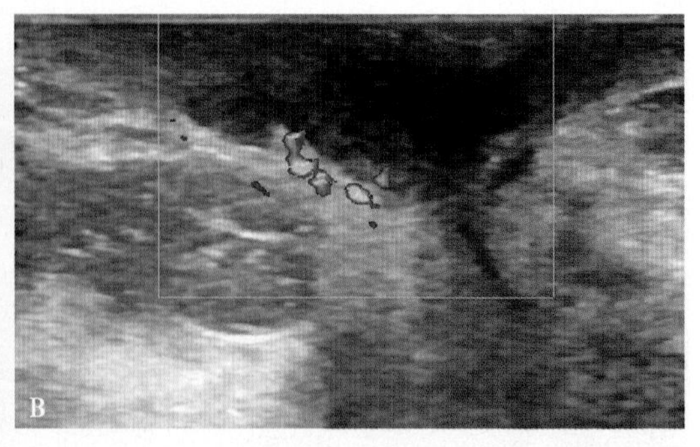

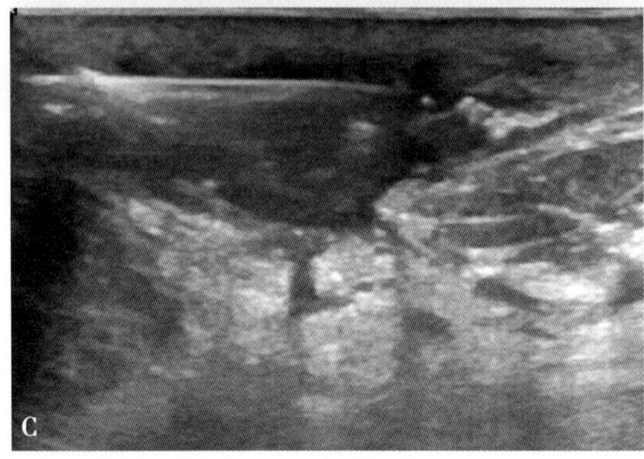

图 5-5 乳晕区浅表部位病变超声引导下穿刺活检

注：A. 乳晕区低回声乳腺炎病变；B. 病变 CDFI 图像；C. 选择接近病变的进针点，穿刺针平行于皮肤取材

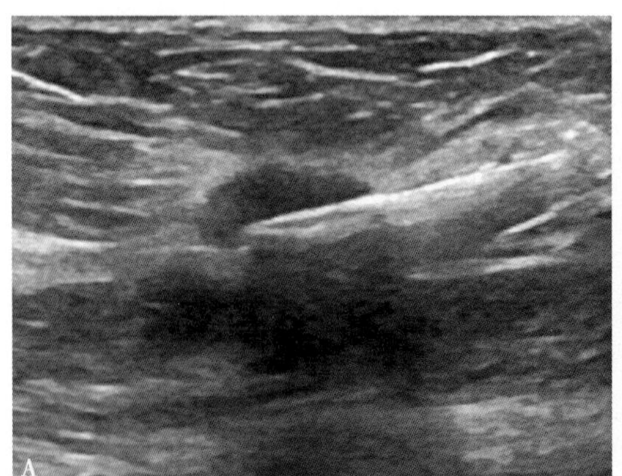

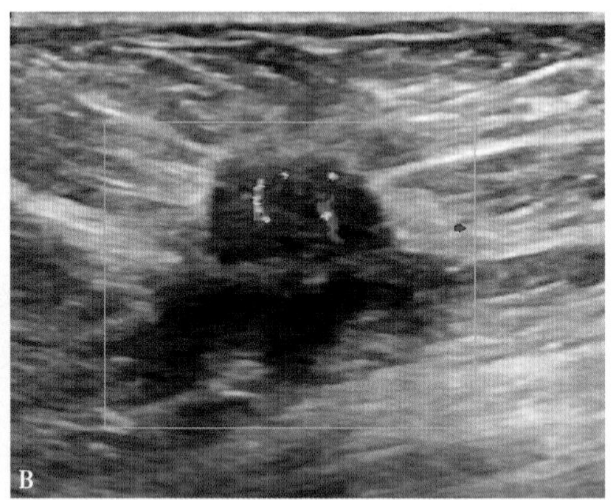

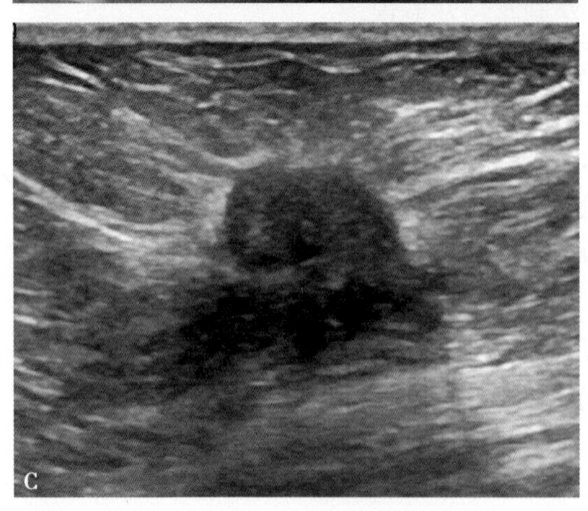

图 5-6 腺体深部小乳腺癌病变超声引导下穿刺活检

注：A. 深部小乳腺癌病变（1.0cm×0.5cm）声像图；B. 乳腺癌病变 CDFI；C. 进针点距离病灶较远（约 1.5cm），穿刺活检针方向与胸壁接近平行

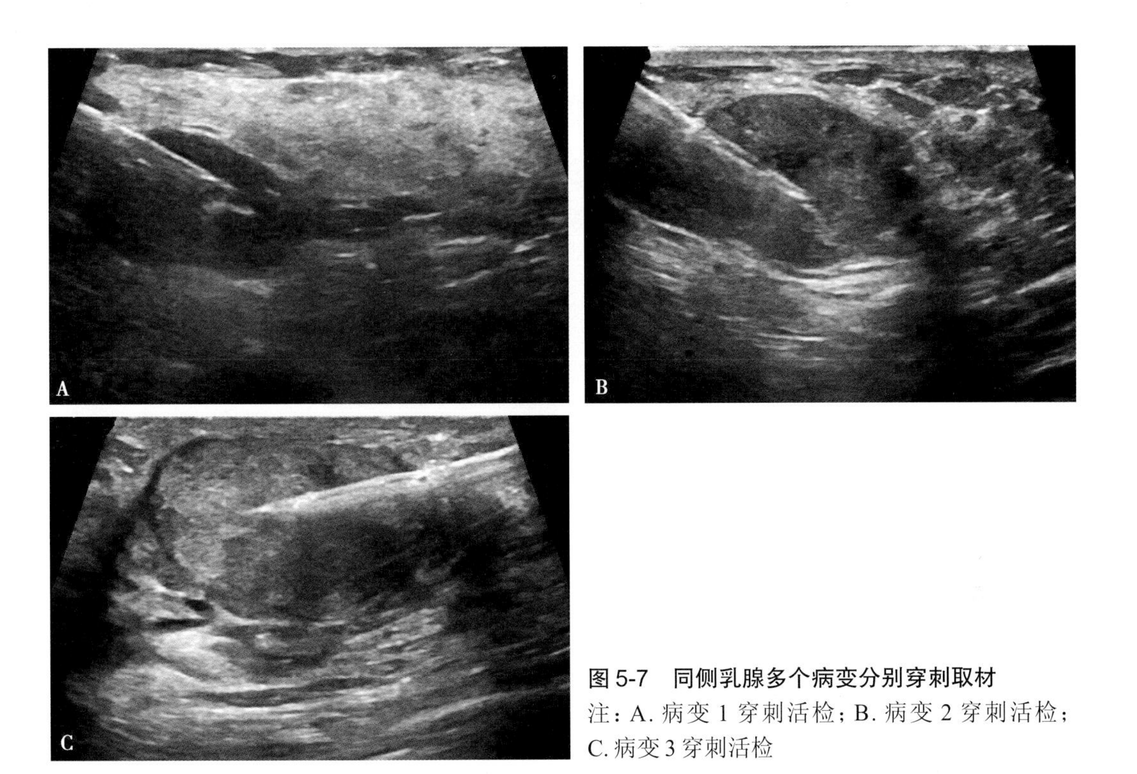

图 5-7 同侧乳腺多个病变分别穿刺取材

注：A. 病变 1 穿刺活检；B. 病变 2 穿刺活检；C. 病变 3 穿刺活检

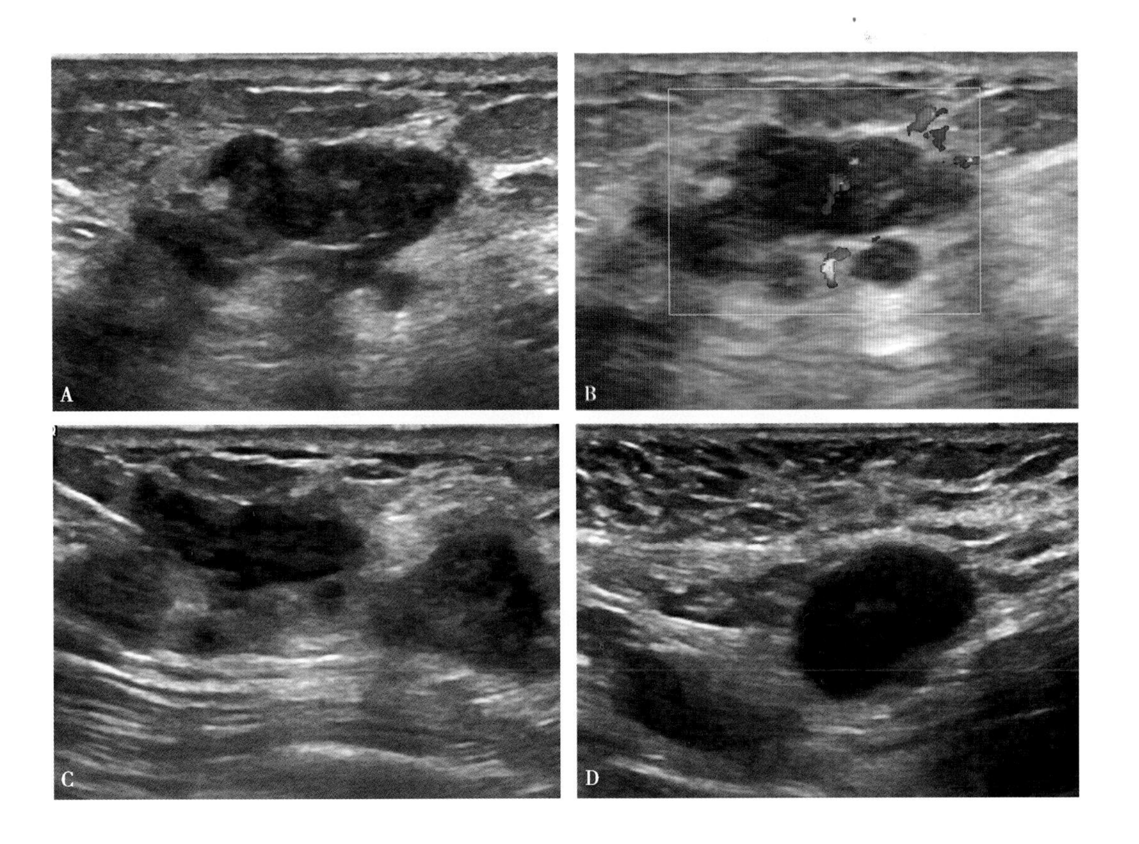

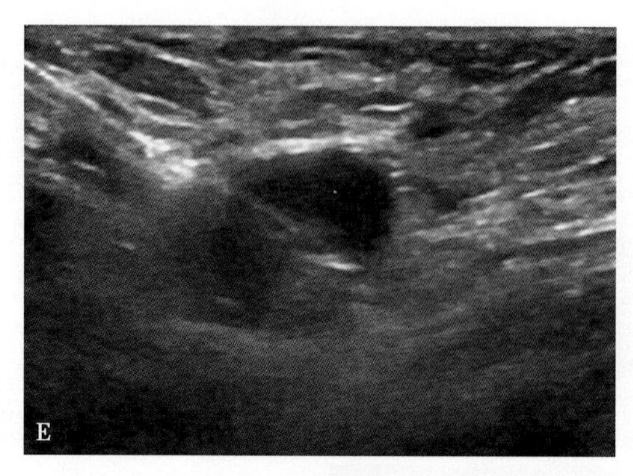

图 5-8 浸润性导管癌伴腋窝转移淋巴结的穿刺活检

注：A. 乳腺浸润性导管癌声像图；B. 乳腺浸润性导管癌 CDFI；C. 乳腺癌病变穿刺活检；D. 右腋窝淋巴结转移癌；E. 右腋窝淋巴结穿刺活检

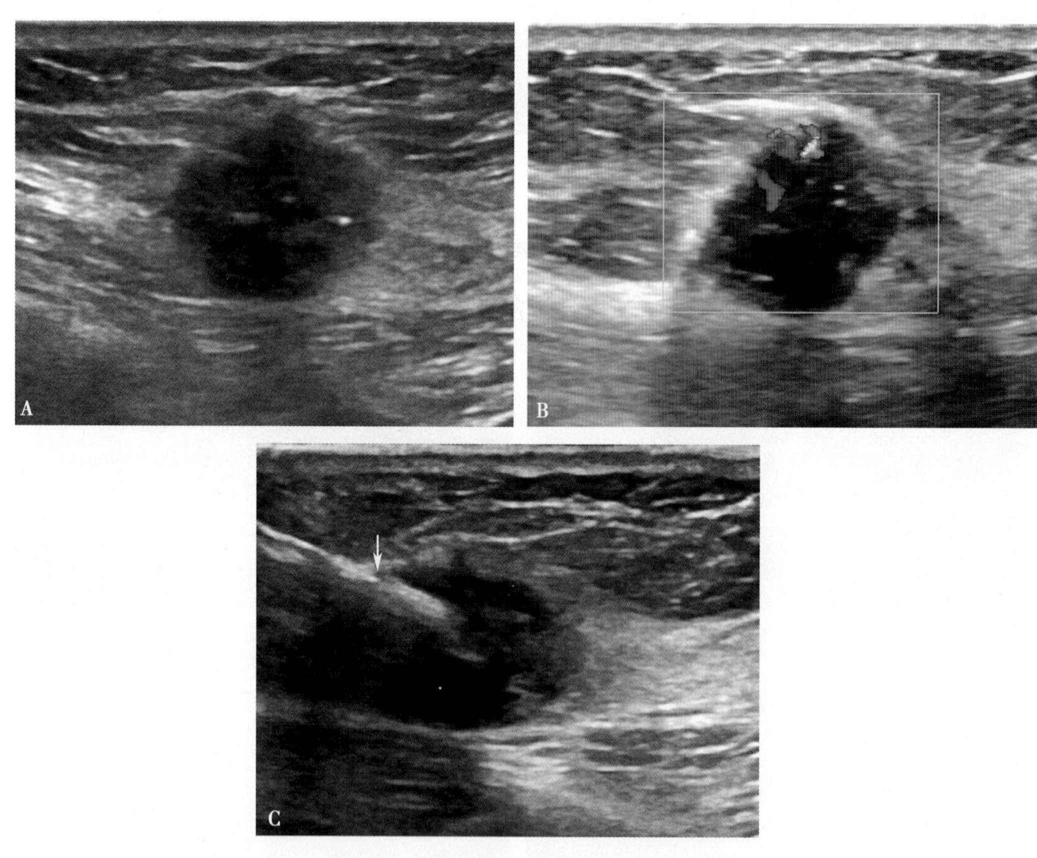

图 5-9 囊实性乳腺癌病变的穿刺活检

注：A. 囊实性乳腺癌病变声像图；B. 囊实性乳腺癌病变 CDFI 图像；C. 穿刺针避开液化区，在病变浅部的实性区穿刺取材（箭头示穿刺针）

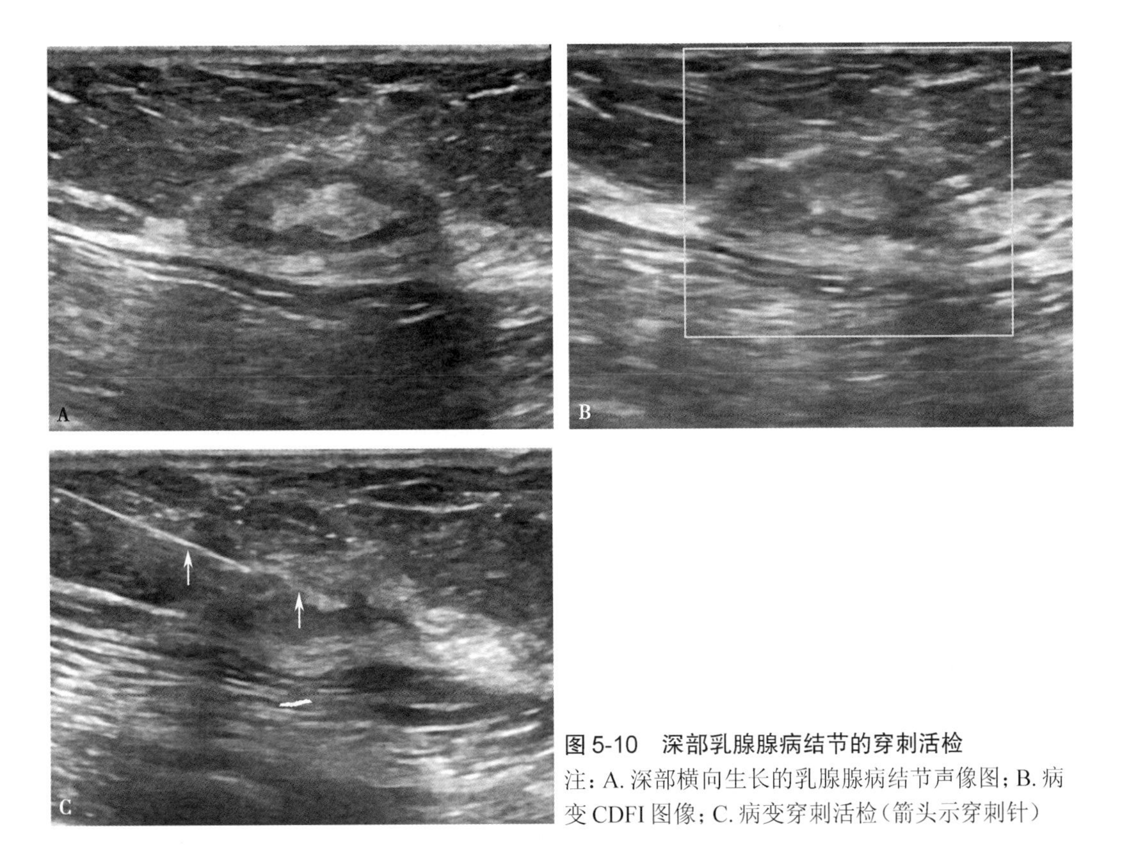

图 5-10 深部乳腺腺病结节的穿刺活检

注：A. 深部横向生长的乳腺腺病结节声像图；B. 病变 CDFI 图像；C. 病变穿刺活检（箭头示穿刺针）

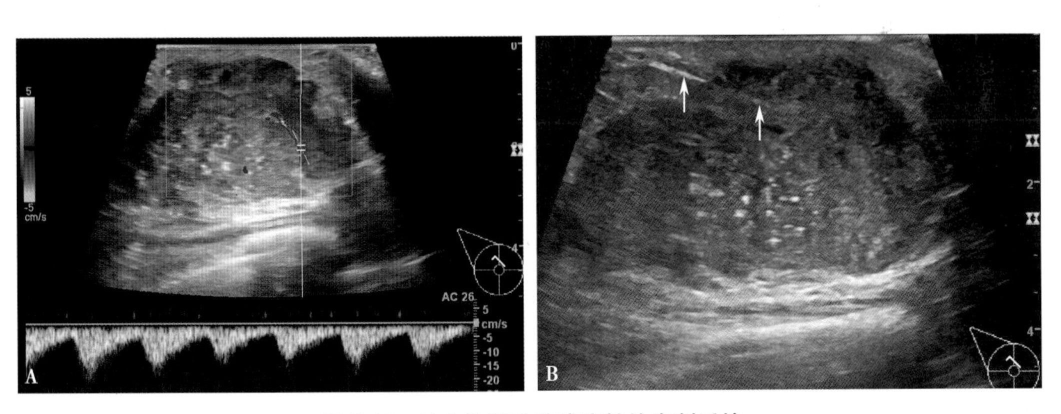

图 5-11 较大体积乳腺癌病灶的穿刺活检

注：A.CDFI 显示浸润性导管癌病灶内血流情况；B. 选择病灶的浅方穿刺以避开钙化聚集区及大血管（箭头示穿刺针）

并发症

超声引导下乳腺穿刺活检一般无严重并发症，并发症多为轻微并发症，如少量出血、轻微疼痛、局部感染等。血供丰富的大病灶穿刺后可能发生大量出血，及时切实的压迫多可以止血；注意无菌操作有助于避免局部发生感染。个别有发生气胸的报道，穿刺时活检针尽量与胸壁平行，避免穿刺针进入胸腔。

注意事项

1. 穿刺时活检针尽量与胸壁平行，避免穿刺针进入胸腔。

2. 尽量使用同一个进针通道来进行肿物的多方位穿刺，以避免癌细胞随针道播散。

3. 取样避开钙化多的部位和坏死区，可包括病变组织及周围的乳腺组织；有条件者还可在超声造影引导下穿刺。

4. 多个病灶分别穿刺取材。

5. 多个肿块或者双侧乳腺活检，应先穿刺恶性风险小的病灶。如性质难以确定时，可更换穿刺针，避免癌细胞随针道种植转移。

6. 术中注意压迫止血，穿刺后消毒穿刺点，用无菌纱布加压 15～20 分钟，注意观察伤口有无血性渗出，如有渗出，在无菌条件下及时更换纱布继续加压。

7. 确保穿刺针刺入病灶内激发活检枪，可避免穿刺针偏移而取不到病变组织。

8. 穿刺过程中严格执行无菌操作，穿刺部位保持干燥，避免穿刺点感染。

临床价值

目前，由于乳腺 X 线摄影、超声、磁共振等影像学技术的普及应用，大量乳腺微小病灶及早期乳腺癌被检出。粗针穿刺活检（core needle biopsy，CNB）是术前明确肿瘤病理性质、制订合理治疗方案的可靠手段，现已成为乳腺病变常规诊断方法。粗针穿刺活检技术在临床普及应用之前，细针抽吸细胞学检查曾是临床主要依赖的肿物穿刺技术，广泛应用于甲状腺、淋巴结、乳腺的活组织检查，是一种简便易行、安全、微创的方法。但因细针抽吸细胞学检查仅能提供细胞病理学诊断，对标本处理及阅片水平要求高，诊断符合率偏低，漏诊率较高，不能区分原位癌与浸润癌。而 CNB 可获得较多量组织样本，可为组织病理学诊断提供足量的标本；明显提高确诊率，降低漏诊率，可鉴别原位癌浸润癌；标本还可进行雌激素受体、孕激素受体等标志物免疫组化检测；超声实时监视下取材不增加并发症，可替代开放性手术活检。

乳腺 CNB 诊断技术的发展也带动了治疗手段的革新。乳腺癌治疗先后经历了从扩大根治术到改良根治术模式的转变，建立了保乳手术辅以放疗的治疗新模式，集中体现了现代医学的人文关怀理念。多项研究表明，对于前哨淋巴结微转移或转移数目较少的乳腺癌患者，可无需进行腋窝淋巴结清扫，以避免腋窝水肿、肩部疼痛及上肢活动度受限等并发症的发生。研究显示，CNB 与传统开放性手术检测的准确性相当。CNB 取材进行病理及免疫组化检查是乳腺癌新辅助治疗的重要依据，腋窝前哨淋巴结活检是判断腋窝淋巴结清扫与否的重要依据。

尽管超声影像引导下 CNB 取材定位准确、确诊率高，但由于病变组织的取材量相对少，加之病变内不同部位组织学表现不一致性等诸多因素可能导致少数患者接受 CNB 后仍不能得到明确的病理诊断，即超声引导下的 CNB 在指导取材方面仍带有一定的盲目性。近年来，麦默通真空辅助乳腺活检系统用于乳腺病灶微创活检，仅需一次穿刺即可进行连续切割，避免了 CNB 方法需多次穿刺取材的缺点；且所取的组织样本量较大，更有利于病理组织学诊断，临床确诊率接近 100%而漏诊率极低；在直径≤ 1.0cm 乳房肿块诊断方面尤其显示其优势，可全部切除肿物及部分周围正常腺体，大大降低漏诊率。但是，相对于 CNB，麦默通活检系统取材创伤相对大，费用较高，不适合作为乳腺肿物常规取材手段，可以作为 CNB 不能确诊病变的补充性诊断方法。

第六章

真空辅助旋切术在乳腺疾病诊断和治疗中的应用

概述

近一个世纪以来，针吸细胞学活检（fine needle biopsy，FNB）、粗针穿刺活检（core needle biopsy，CNB）、真空辅助旋切术（vacuum-assisted biopsy，VAB ）等微创技术的临床应用极大地推进了乳腺疾病介入性诊断和治疗的发展。

针吸细胞学活检于1930年首次应用于乳腺疾病的诊断，最初用于乳腺可触及病灶的细胞学评估，后来应用于超声或立体定位引导下乳腺不可触及病灶的检查，推动了乳腺疾病诊断走向微创时代。针吸细胞学活检能发展到今天，得益于快捷简便的操作方法以及较高的特异性和敏感性。在当今医疗领域，针吸细胞学活检仍然在囊性和实性病变的鉴别中发挥重要的作用。但是，针吸细胞学活检也存在很大的不足：针吸细胞学活检很难区分病灶是浸润性癌还是原位癌，从而限制了针吸细胞学活检在临床中的应用。相比于针吸细胞学活检，20世纪80年代开始应用于临床的粗针穿刺活检能给出更肯定的病理学结果，安全、经济而且创伤小，并能得到准确的病理诊断。然而，研究表明，对于高危乳腺病变，传统粗针穿刺活检的诊断低估率达16%～55.5%。由粗针穿刺活检病理低估造成了10.2%的早期乳腺癌延误治疗。

为了克服针吸细胞学活检和粗针穿刺活检的不足之处，真空辅助旋切技术应运而生。真空辅助乳腺旋切技术使用局部麻醉，借助超声等影像学方法的引导，在患侧乳房皮肤上切一个2～3mm小口，将旋切针穿刺至乳腺肿块部位，通过负压吸引旋切将肿块部分或完全切除，伤口无需缝合。1994年，Parker等人首次报道了14G Mommotome（麦默通）真空辅助旋切系统在临床中的应用，其主要优势在于一次进入术腔后多次取材，取材量大，极大地降低了取样错误和取材不足的几率。2003年，国际上首次报道了10G的Vacora真空辅助旋切系统在临床中的应用。2011年，国际上首次报道了EnCor真空辅助旋切系统在临床中的应用。近年来，真空辅助旋切技术被广泛接受并应用于可触及乳腺病变和可疑恶性病变的诊断中。随着真空旋切技术的临床应用和不断创新，其适用范围不断扩大。

目前，市场上有多种品牌的真空辅助旋切设备，包括EnCor、Mammotome、Vacora、Atec、Eviva等。在中国应用最为广泛的为EnCor和Mammotome。这些设备的配置和工作原理基本相似。以EnCor系统为例，真空辅助旋切设备由主机和旋切针两大部分组成（图6-1）。主机主要用于真空抽吸和收集液体，旋切针主要用于介入操作和标本收集，两者通过导管相连。旋切针具有不同的型号，每个型号的针长、针的直径、切割槽长度及切割槽与针尖距离的参数详见表 6-1。

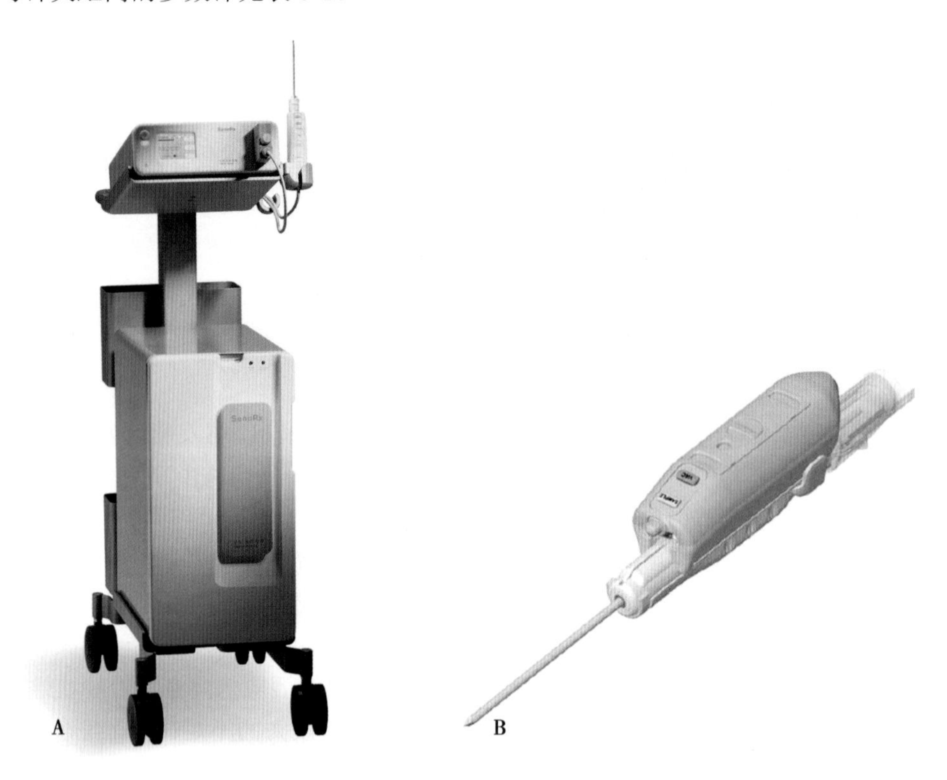

图 6-1 EnCor 真空辅助旋切系统

注：A. 主机；B. 旋切针

表 6-1 不同旋切针型号对应的参数

	7G	10G	12G
针长	11.4cm	11.3cm	11.2cm
针的直径	5.0mm	4.0mm	3.4mm
切割槽长度	20.0mm	20.0mm	20.0mm
切割槽与针尖距离	10.8mm	9.9mm	8.7mm

旋切针的刀槽处可产生负压，将刀槽附近的组织吸入，切割并利用负压将切取的组织送出体外，进入收集盒，避免了切取组织与针道的直接接触。真空辅助旋切单次切割的组织量大（图 6-2），对较小的乳腺肿块能够完全切除。术中可一并吸出局部积血，清晰术野，防止了术后血肿，而且还可在术中加注局麻药物，保证手术顺利完成。

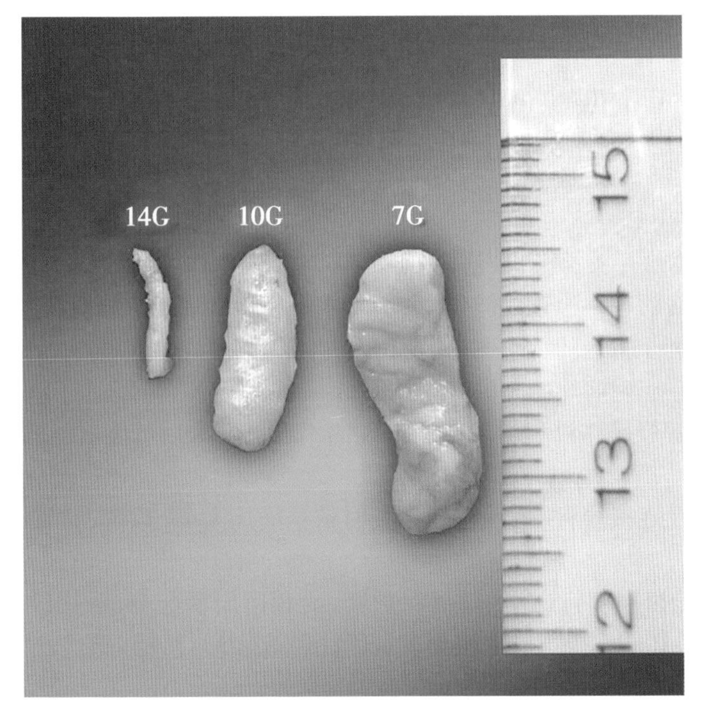

图 6-2 真空辅助旋切系统每次切取的样本量大，7G 和 10G 为真空辅助旋切术切取的样本，14G 为粗针活检切取的样本

适应证

1. 超声可探及的可疑恶性病灶（BIRADS 4 类或 5 类）或可疑钙化。

2. 超声可见的钼靶片上显示的可疑病变。

3. 超声考虑恶性，而粗针穿刺活检病理为良性的病灶。

4. 部分病灶过小、过深或过浅，粗针穿刺活检存在困难。

5. 粗针穿刺活检为不典型增生的病灶。

6. 替代开放手术，用于良性可能性大的（BIRADS 3 类）乳腺病灶切除。最大径小于 3.5cm 的乳腺病灶可以实现微创完全切除。

禁忌证

1. 凝血机制缺陷障碍，有出血倾向者。

2. 女性月经期。

3. 合并其他严重疾病全身状况不适合乳腺旋切术者。

4. 对局麻药过敏的患者。

5. 妊娠期乳腺或哺乳期乳腺。

6. 以下情况为相对禁忌证 正在服用抗凝剂或抗血栓治疗的患者，进行旋切术前应遵医嘱情况下停药至少一周；乳腺假体患者，尤其是放置了硅胶假体的患者，旋切术一定要以不损伤假体为前提。

术前准备

1. 手术室条件 乳腺肿块真空辅助旋切活检须使用专门的介入手术室，可设置于门诊或病房。室内应定期清扫，紫外线消毒，张贴介入操作风险预案，并备有急救设备及药品。

2. 术前准备

（1）术前应常规行血常规、血糖、凝血四项及血清四项（乙肝、丙肝、艾滋、梅毒）检查。

（2）患者以往的超声检查只能作为参考，术前应再次进行超声检查以了解乳腺情况：明确病灶数量，利于术后随访对照，避免遗漏；明确病灶位置；明确病灶距乳头、皮肤、胸大肌筋膜的距离；明确病灶的血供情况。

（3）向患者解释操作过程中可能会出现的不适以及术后可能出现的并发症，签署手术同意书。

（4）旋切针及连接导管：术前超声检查时依据病灶大小、数量、位置选用合适型号的旋切针。

（5）耗材：无菌穿刺包、探头隔离保护套、无菌医用耦合剂、医用纱布、棉球、绷带、刀片、无菌手套、10ml 注射器、盐酸利多卡因注射液、75%酒精、碘伏、病理标本送检盒、10%甲醛溶液缓冲液等。

操作方法

1. 患者体位 患者取仰卧位，必要时可垫沙垫达到 20°～30° 的斜侧位，以便于手术操作。同侧手臂上举至头顶以拉紧皮肤并可减少腺体组织的厚度。

2. 术前超声检查与穿刺点的选择 术前应再次对乳腺进行详细的超声扫查，明确所要切除肿块的数目、位置、肿块周边组织结构，与皮肤、胸大肌的距离。设计最佳的穿刺进针点，进针点应尽量设计在相对隐蔽部位。

进针位点的选择技巧：①如果患者已生育，进针位置应尽量选择在乳晕区；如果患者未生育，则应尽量避免破坏大的乳导管，进针位置应选择在乳腺外侧或下方；②多发肿块的进针点要兼顾到各个肿块，避免进针点距离肿块过近或过远。

3. 麻醉 常规局部皮肤消毒，铺巾。探头需套无菌塑料薄膜，外涂无菌耦合剂，利多卡因局部麻醉，超声引导下将麻药依次浸润穿刺点、穿刺针道、病灶底部直至病灶以远 1cm 左右。

麻醉技巧：

（1）腺体致密时，很难将麻药注入肿块周边的腺体内，因此通常可将麻药注射于肿块深部腺体与胸大肌之间的后间隙及肿块浅部的皮下脂肪层（图 6-3）。

（2）肿块位置表浅时，在肿块与皮肤之间的脂肪层内注入麻药，可避免切除过程中损伤皮肤，形成副损伤（图 6-4）。

（3）胸大肌深筋膜上神经丰富，对于靠近胸大肌的肿块，必须在肿块与胸大肌之间或后间隙内注入麻药，以避免疼痛。

（4）因刀槽和旋切针针尖之间尚存在约 1cm 的距离（图 6-5），因此麻醉远端应超过肿块远端 1～2cm。

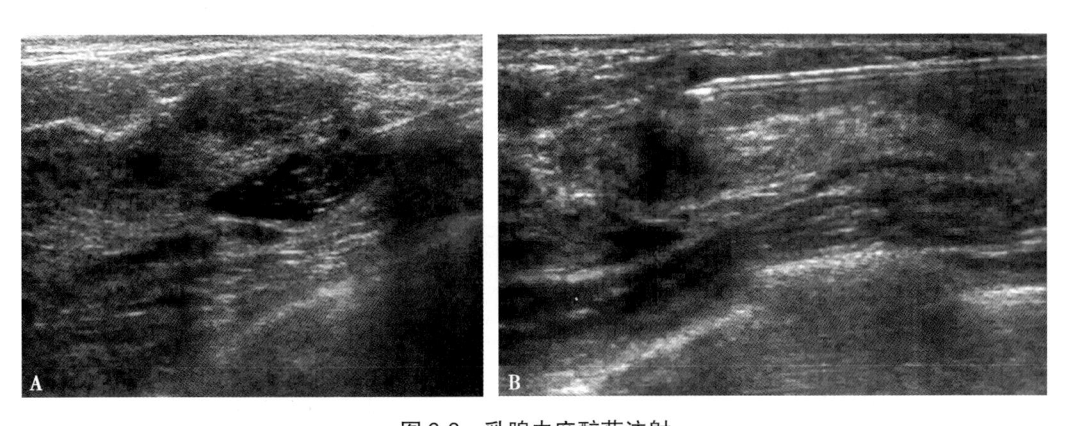

图 6-3　乳腺内麻醉药注射

注：A. 麻药注入肿块后方腺体与胸大肌之间的后间隙内；B. 麻药注入肿块浅部的皮下脂肪层内

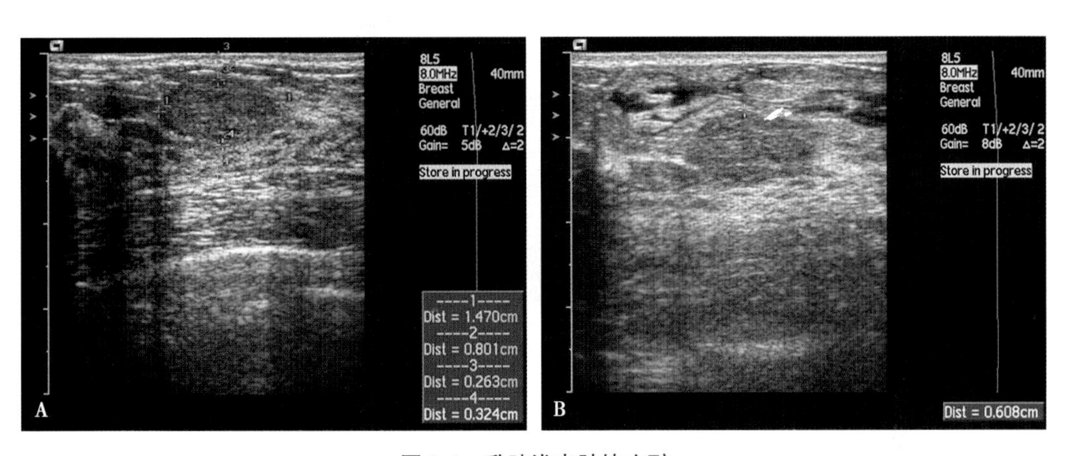

图 6-4　乳腺浅表肿块麻醉

注：A. 乳腺低回声肿块的浅缘距离皮肤约 0.3cm；B. 在肿块与皮肤之间的脂肪层注入麻药后，结节浅缘距离皮肤约 0.6cm

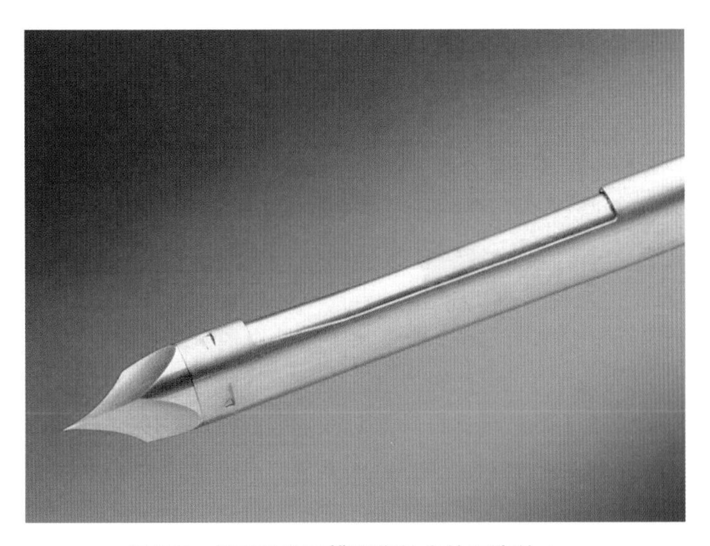

图 6-5　旋切针的刀槽距离针尖的距离约 1cm

（5）麻醉针向肿块方向穿刺时，要边给药边前行，如出现进针困难，也可用手推挤、固定乳腺组织帮助进针。

（6）术中患者如果出现异常疼痛，可以经穿刺点再次补充麻药，或者使用旋切针的注药功能（图 6-6）。

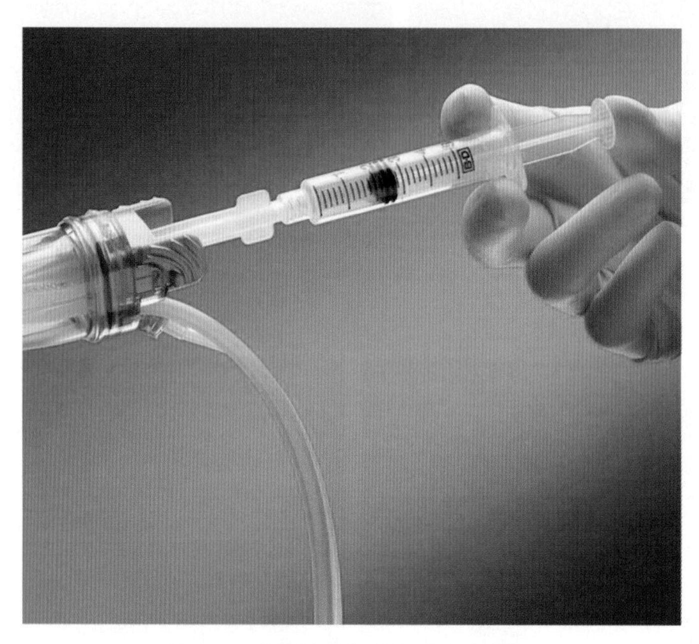

图 6-6 术中经旋切针加注利多卡因

4．旋切过程 破皮后，在实时超声引导下将旋切针进至肿块内部或紧邻肿块处。进针时确保刀槽处于关闭状态。

打开刀槽，使刀槽开口正对病灶，在超声引导下利用旋切针和负压吸引装置将肿块逐条切割并吸出（图 6-7）。切割过程中，需要根据旋切针与残余病灶的相对位置来调整旋切针的切割方向，进行多次切割。超声探查病灶无残余后停止旋切，真空抽吸局部积血后拔除旋切针。沿针道用纱布条挤压残腔及避免针道出血，压迫术区及穿刺针道 10 分钟。再次超声检查确认局部没有血肿及残留病灶后用绷带进行加压包扎 24 小时。切口无需缝合，换药时外敷创可贴即可。真空辅助旋切术的手术配合相当关键，手术一般由一名医师操作，一名护士配合（图 6-8）或两名医师配合完成，操作医师应熟悉旋切术相关不良反应及急症处理方法。

（1）术中定位技巧：在旋切过程中，应确保旋切针与肿块始终处于同一声束平面内，清晰显示旋切针的针尖及针体。如果超声声束平面与旋切针不平行，则无法显示针尖的具体位置，从而无法确定刀槽的部位，给手术带来较大的风险。

要保持实时定位的方法主要有两种：第一种是“针找探头”，即探头不动，旋转或侧动旋切针后使探头与针体平行，来显示针体和针尖；第二种是“探头找针”，即针不动，旋转、侧动探头与针体平行，来显示针体和针尖（图 6-9），术中还需要不断调整旋切针的角度，同时超声探头也要不断配合调整，以全面显示术中情况。

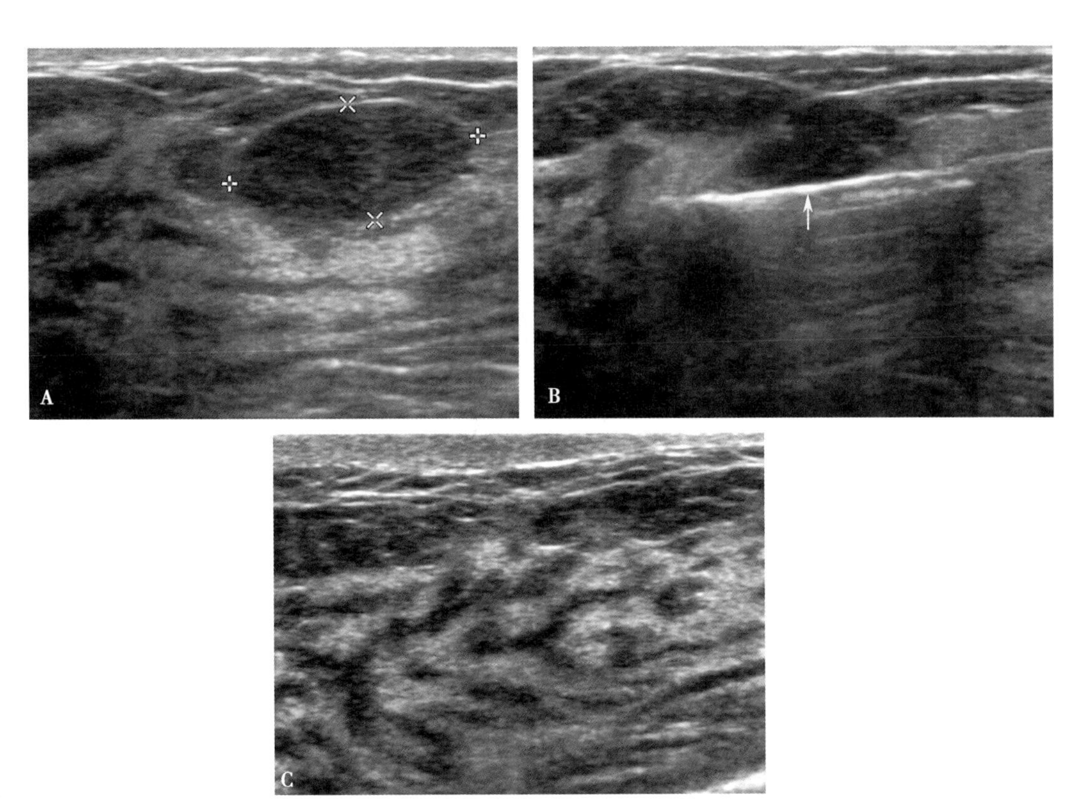

图 6-7 超声引导下利用旋切针和负压吸引装置切割乳腺

注：A. 声像图显示乳腺低回声结节，边界清楚，包膜完整，后方回声增强；B. 旋切针（箭头）进入结节内部；C. 术后即刻复查，病灶已完全切除

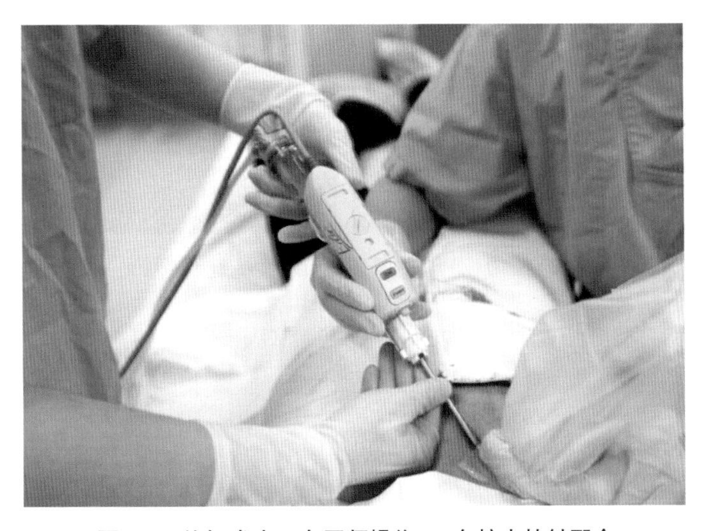

图 6-8 旋切术由一名医师操作，一名护士扶针配合

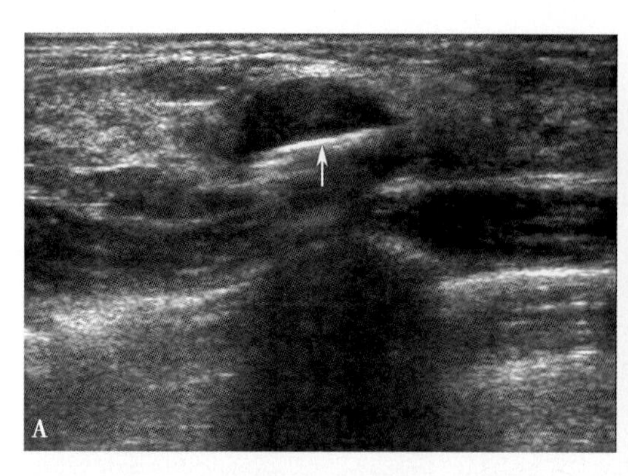

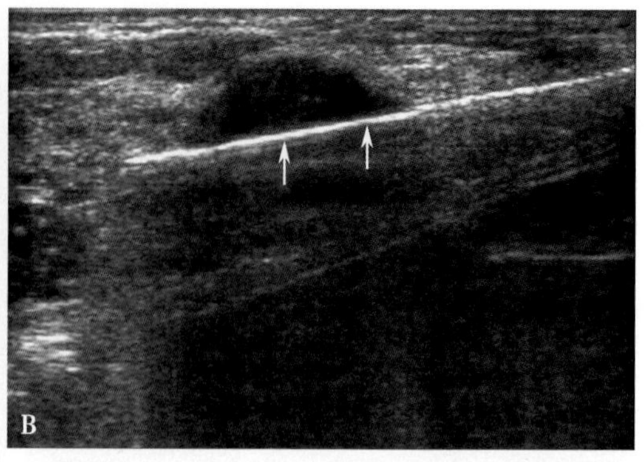

图 6-9 旋切针调整方式

注：A. 超声声束平面与旋切针不平行，未能显示针尖及整个针道（箭头）；B. 旋转、侧动探头以实时显示整个针道（箭头）

（2）术中切割技巧：多个肿块切除时，应遵循病灶由小到大、良性程度由高向低的顺序进行切除；尽量使旋切针与皮肤的角度小，将针穿刺进入肿块或紧贴肿块；部分肿块活动度好，切除过程中位置容易发生变化，超声引导者应在术中引导的同时用左手中指、示指协助固定肿块，防止肿块移位；靠近皮肤及胸大肌的病灶，旋切针应向头侧或足侧进行侧向切割，尽量避免向正上或正下切割，以免损伤皮肤或引起疼痛（图 6-10）；切割过程中，根据肿块与旋切针的相对位置，需要不断变换切割方向，修正旋切针的位置；超声显示病灶完全切除后，一定要 360° 适度扩切，以避免残留。

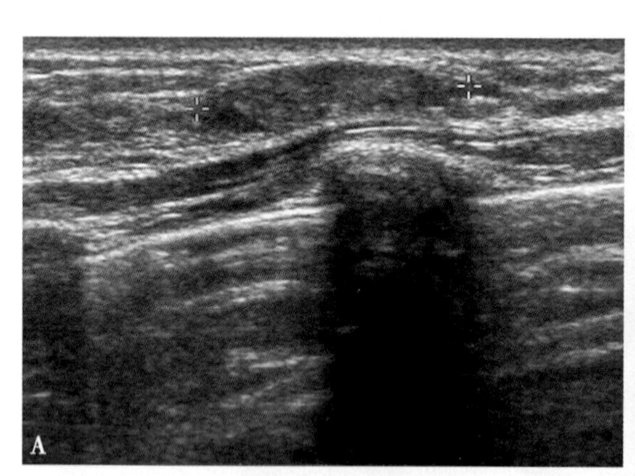

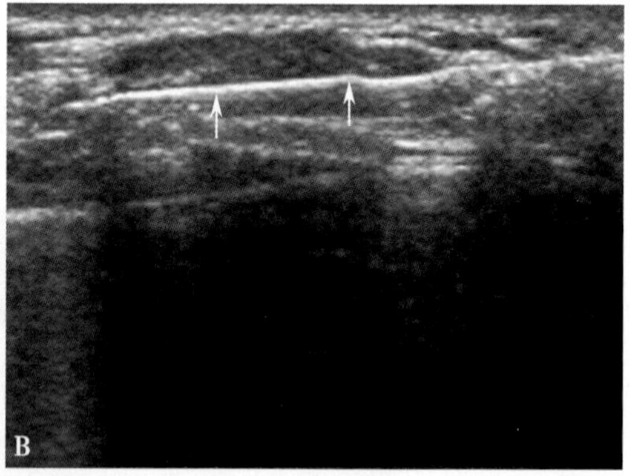

图 6-10 靠近皮肤及胸大肌的病灶切割

注：A. 患者乳腺较小，病灶紧邻皮肤及胸大肌，其正下方可见肋骨；B. 旋切针（箭头）进入肿块内部，此类病灶应尽量避免将刀槽向正上方或正下方切割，以免造成副损伤，操作者应调整刀槽方向为向头侧或足侧的侧向切割

（3）术中出现空切的处理技巧：术中可能会出现旋切针未能有效切取组织的现象，称为空切。此现象一般由以下几种原因引起：空气抽吸系统漏气所致，拧紧塑料吸管的接口处一般即可处理，如果仍出现空切，可更换一套旋切针系统；如果出现组织阻塞传送装置时，可将旋切针放于生理盐水中抽吸以清除阻塞的组织；当目标组织硬度较大而出现空切，可以调整切割方向，适度加压以帮助有效切割。

（4）肿块是否完全切除的判断：进行乳腺良性病灶的治疗时，肿块是否切除干净，需要根据超声图像的表现判断。当超声显示肿块无残余后，方能证实完全切除。单纯从切除的标本来判断是否完全切除或者用手触摸是否完全切除很不可靠。当然，超声显示的完全切除不代表病理上的完全切除。部分很少的残留组织可能在超声上无法显示。因此，旋切术只能用于乳腺病变的诊断及良性病变的治疗，而不能用于恶性病变的治疗。

（5）术后乳腺局部的超声评估：当切取肿块完毕，需要再次进行超声检查，明确术区是否存在病灶残留及积血，如未探及到残留组织，可抽吸、压迫后完成手术；如探及到可疑残留组织，可先行抽吸积血后明确是否是残留组织，如为残留组织则继续进行旋切。

对于病灶较大或者多个病灶的患者，由于术程较长，多个病灶操作时未行有效压迫止血，术腔积血较多者，可适当延长压迫时间，病灶包扎前再次探查，尽量排除术腔积血。

5. 病理及手术报告　将所有切取的组织条放入10%甲醛溶液缓冲液中送检。送检申请中应注明病灶BIRADS分类、超声医师倾向的诊断。

术后要出具手术报告，包含病灶位置、大小、BIRADS分类、使用的旋切设备、旋切针型号、切取组织条数量、是否放置定位标记物、是否完全切除病灶等。

术后病理诊断结果应与术前超声诊断相对照。如果术后病理诊断与术前超声诊断有显著差异，尤其是术前超声可疑恶性的患者得到阴性结果，应核对病理单详情；如有必要，可与病理科沟通以确定诊断或再次进行活检。

6. 术后注意事项　术后患者应在留观室观察30分钟后方可离院；患者术后当天应避免从事驾驶等活动，术后一周内避免重体力劳动，尤其避免需要患侧上肢上举的活动；患者术后十天内要注意保持伤口处干燥，淋浴时注意保持伤口清洁；常规使用抗生素2～3天，预防感染发生。

7. 术后复查时间　术后患者应定期复查。术后1～2天，患者应来院进行第一次超声复查，检测是否存在血肿等急性并发症。第二次复查应预约在术后6个月，以后每年定期进行复查，观察中远期并发症，包括是否存在术后残留与复发、定位标记是否移位等。

并发症

超声引导下真空辅助旋切活检及治疗的并发症虽然并不少见，但是严重并发症极少出现。常见并发症主要包括血肿、皮肤瘀斑、术中出血和疼痛等。

1. 血肿　旋切术后腔内血肿形成相对多见，研究对2278例旋切术后的患者进行了随访，结果表明9.9%的患者术后出现了血肿。超声引导下旋切术形成的空腔多为椭圆形，其内的血肿很容易识别。

既往认为，旋切针内径越粗，一次取出的组织越多，血肿形成的风险也越大。然而研究发现，采用相同的术后处理方法，术后有血肿病灶与无血肿病灶（1.7cm±1.0cm & 1.4cm±0.8cm，$P > 0.05$）的病灶大小与血肿发生率无相关性，血肿的发生与术后局部加压时间、加压包扎时间长短及有效性密切相关。因此，旋切术后有效加压非常重要。

此外，研究发现，年龄与旋切术后的血肿形成显著相关。绝经后女性激素水平的改变可影响凝血功能及组织愈合能力，超过50岁的患者中有25.5%出现血肿，而＜35岁的患者中只有2.5%出现血肿，两者的血肿发生率差异明显。丹麦学者在对近两万例乳腺肿块切除患者的研究中发现，年龄因素和长期服用糖皮质激素可增加术后出血几率。因此，我们在面对老年患者时，需要更加注意术中操作，术后注意增加压迫止血的时间，以期减少血肿的出现。

虽然血肿形成是常见并发症，但是很少需要外科治疗、经皮穿刺引流或其他手段进行干预。一般情况下旋切术后空腔内的血肿需要3～6周逐渐自行吸收，无需特别处理。极少数患者可能会因为血肿较大而局部胀痛明显，如血肿尚未凝固，可用注射器尽量吸出积血，然后继续行24小时加压包扎。

2. 皮肤瘀斑　瘀斑是指皮肤表面直径10mm以上的红色或紫色血斑。真空辅助旋切活检术后形成的瘀斑主要是因为局部血管破坏，引起血液渗出到血管外所致，一般无需处理，数周后可自行消退。

3. 术中出血　旋切术中，手术局部可能会有出血，出血量与患者的凝血功能、病灶的血供丰富程度、穿刺路径上是否存在血管等有关。为预防术中出血，选用利多卡因混合2%肾上腺素进行局部麻醉，以减少术腔出血。EnCor及Mammotome具有真空抽吸功能，可于术中进行抽吸。对于术中出血较为明显的患者，应适当延长加压时间。

4. 疼痛　部分病灶位于腺体层深部，紧邻神经分布较为密集的深筋膜，如果术中旋切针触及深筋膜则会造成较为明显的疼痛。此时可用注射器经穿刺点再次注入麻药。此外，EnCor仪器本身具有补充麻药功能，可于术中经针尾部实时补充麻药。如果患者术后疼痛明显，可给予止痛药治疗。

5. 感染或继发脓肿　血肿和血清肿是介入性针刺操作的并发症。介入性针刺操作术后也可以发生继发性感染，然后演变成脓肿。如果脓肿是单房的，也可以像感染性囊肿一样，通过单次或多次抽吸及抗生素治疗。然而，如果脓肿是多房的，则需要经皮穿刺置管引流或外科切开引流，这种并发症较为少见，一般术中注意无菌操作，则发生的几率极低。

6. 其他罕见并发症　极少量的文献报道有乳腺旋切术后出现气胸、动静脉瘘和假性动脉瘤等并发症。动静脉瘘和假性动脉瘤通常是由于穿刺到了病灶邻近的动脉所致。因此我们在术前一定要探查术区周围的血管，选择不伤及血管的穿刺路径。由于注射局麻药物时使用的注射器针头很细，有时针头可能刺入胸壁肌肉，甚至进入胸腔而超声未能及时探及，导致出现气胸。为了尽量避免此类并发症，在乳腺较小或者病灶靠近胸壁时，注射麻药时要谨慎，应在实时超声引导下观察针尖的位置，避免进入胸腔。

气胸、假性动脉瘤的情况十分罕见。笔者从事超声引导下真空辅助旋切活检及治疗10余年，未曾出现气胸及假性动脉瘤的并发症。

注意事项

1. 多个病灶的旋切顺序　麻醉过程及旋切过程中，较小的病灶会因麻药及局部出血的影响而显示欠清，因此一般原则是先切除较小的病灶，后切除较大的病灶，以免旋切后期对较小结节难以显示。同时，多个病灶的旋切，应选择首先切除良性程度较高的病灶，然后切除良性程度较低的病灶。一根旋切针只能用于一侧乳腺，当双侧乳腺均进行旋切治疗时，需要更换旋切针。

2. 一次性切除病灶的数目 很多患者的乳腺肿块呈多发性，是否一次性全部切除及一次性切除的数目需要根据具体情况而定，影响因素很多，包括患者的年龄、患者对手术的耐受程度、肿块的位置、肿块的大小、肿块的数目等。多个病灶切除产生的并发症会相对增多，血肿发生的几率大大增加，需要更长时间的压迫止血和加压包扎。

3. 肿块性质对旋切术的影响

(1) 如果真空辅助旋切术用于乳腺肿块的治疗，则首先要排除病灶的恶性征象。如果病灶不能完全除外恶性，则首先需要空芯针穿刺活检，在排除了恶性病灶后方可进行旋切治疗。

(2) 部分病灶空芯针穿刺病理为良性，但此后的真空辅助旋切活检或治疗后病理为恶性。此时患者应进行外科手术治疗，以避免肿瘤细胞的残留。

(3) 如果真空辅助旋切术用于具有可疑恶性征象的乳腺肿块的诊断，则针道要设计在乳腺癌拟行术式的术区范围。

4. 钙化对旋切术的影响 对于含有粗大钙化的病灶或单纯的粗大钙化，由于钙化直径超过了旋切针的直径，且质地坚硬而难以吸入刀槽，不适宜进行旋切治疗。

5. 如何减少术后病灶残留 真空辅助旋切活检时由于实时定位，术腔积血可以随时抽吸，能有效地降低病灶残留的发生率。近几年来乳腺良性肿瘤行超声引导下真空辅助旋切后，病灶完整切除率大多在 90% 以上。此后，笔者探索了超声显示病灶完全切除后术腔 360° 扩切的临床应用价值，研究表明，在相关并发症发生率没有升高的情况下，采用 360° 扩切的完全切除率达 97.8%，显著高于不作扩切的患者。

对术后残留病灶的回顾性研究表明，病灶大小是导致术后残留的潜在因素。存在术后残留的病灶（图 6-11），最大径的平均值为 2.2cm±1.3cm，而术后无残留的病灶，最大径的平均值为 1.3cm±0.8cm。因此，在针对较大良性病灶进行真空辅助旋切治疗时，还应注意仔细操作，尽量避免残留。

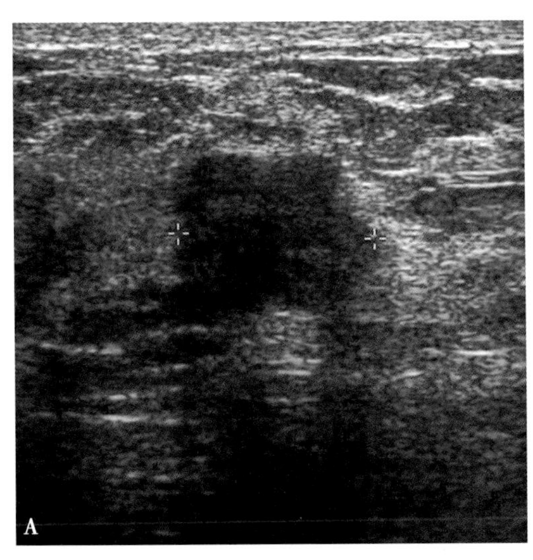

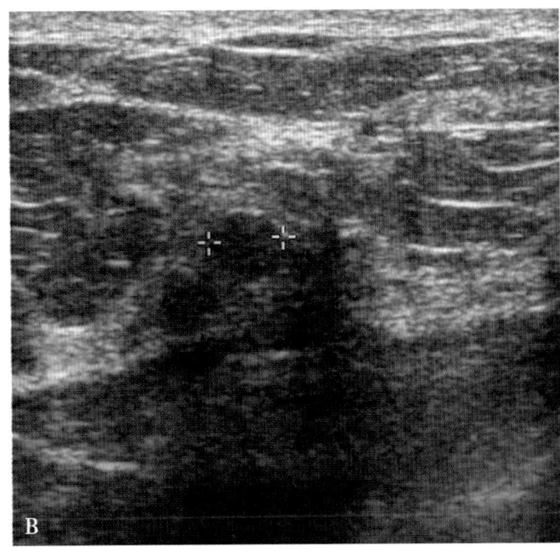

图 6-11 乳腺结节真空辅助旋切治疗术后残余

注：A. 乳腺内低回声肿块（测量标识），边界尚清，形态不规则，边缘呈分叶状，术后病理为纤维腺瘤；B. 术后 6 个月复查在原术区发现椭圆形低回声残留病灶（测量标识）

临床价值

1. 真空辅助旋切术的优势

(1)安全：真空辅助旋切过程是在超声实时引导下进行的，当针距离皮肤和胸大肌较近的时候，可通过调整针的位置、切割方向等来避免对周围组织的副损伤，确保了整个旋切过程安全有效。

(2)高效：现代旋切技术中，旋切针已经不需要从体内取出，可实现肿块的快速连续切割。研究对 951 例乳腺良性病灶采用 EnCor 进行旋切，结果表明，直径 2.0cm±1.5cm 的病灶的平均切割时间仅为 9.9 分钟 ±5.1 分钟。

(3)精准：由于真空辅助旋切过程是在超声实时引导下进行的，可实现肿块的精准活检或切除，其活检准确率高于粗针穿刺活检，接近手术病理的准确率。

(4)治疗彻底：研究结果表明，真空辅助旋切术对最大直径小于 3cm 的乳腺良性肿块能够实现精准切除，完全切除率达 97.8%。完全切除率与肿块的大小存在相关性，随肿块体积的增大，完全切除率会稍有降低。

(5)美容：真空辅助旋切术的切口仅 2～3mm，并且可以选择在隐蔽的部位进针，美容效果非常好，很多患者术后乳房皮肤上看不到明显的切口。并且，真空辅助旋切术可通过一个小切口实现多个病灶的切除，避免形成多个切口。如果肿块较大、而患者乳房较小，则旋切术后局部区域可出现暂时性的凹陷，这种情况可在短期内自然修复。年轻女性的乳腺腺体组织弹性好，修复得更快。

真空辅助旋切术给患者，尤其是对美容效果要求较高的患者带来了很好的治疗选择。

2. 真空辅助旋切术在乳腺疾病诊断中的应用　尽管 CNB 是目前诊断乳腺病灶可靠、准确的方法。但 CNB 存在其固有的局限性。很多因素可以影响 CNB 的准确性，如小结节(＜5mm)、乳腺组织致密、病灶位置深在、病灶活动度大等。CNB 可产生假阴性结果或低估病灶的病理诊断，尤其是高风险病变，如不典型导管增生(ADH)、不典型小叶增生(ALH)或小叶原位癌(LCIS)，从而导致恶性乳腺疾病的诊断延迟，进而延误治疗。研究表明，14G 粗针穿刺活检对 ADH 的诊断低估率达 20%～56%。Schueller 等的研究表明，CNB 证实为 DCIS 的病灶中，手术病理进一步证实其中的 16%～55.5% 为浸润性癌。

真空辅助旋切活检获得的样本量大，能够得到比 CNB 更准确的病理诊断。笔者的研究表明，18G 和 16G CNB 对乳头状病变诊断的低估率分别为 58.6% 和 41.4%，而真空辅助旋切活检对乳头状病变诊断的准确率和手术相当，显著高于 16G 及 18G 的空芯针穿刺活检。Gandy I 等的研究表明，真空辅助活检对 ADH 的低估率为零，不必再进行开放性手术切除活检。

有些时候超声成像与粗针穿刺活检结果并不一致。Liberman 等的研究表明，空芯针穿刺活检后，3.1% 的病例超声成像与粗针穿刺活检结果不一致。Dershaw 等报道，粗针穿刺活检后，18% 的病例被推荐进行再次的穿刺活检。笔者对 28 例超声与 CNB 病理不一致的病例进行了真空辅助旋切活检，其中 6 例在真空辅助旋切活检后出现了病理升级，病理升级率达 21.4%(图 6-12)。

3. 真空辅助旋切术在乳腺良性病变治疗中的应用　由于真空辅助旋切术取样量大，能够对病灶进行连续切割，在过去的 10 余年间，已经成功应用于乳腺良性病灶的微创治疗。表 6-2 中列出了不同研究中，真空辅助旋切术用于乳腺良性病灶的治疗疗效。

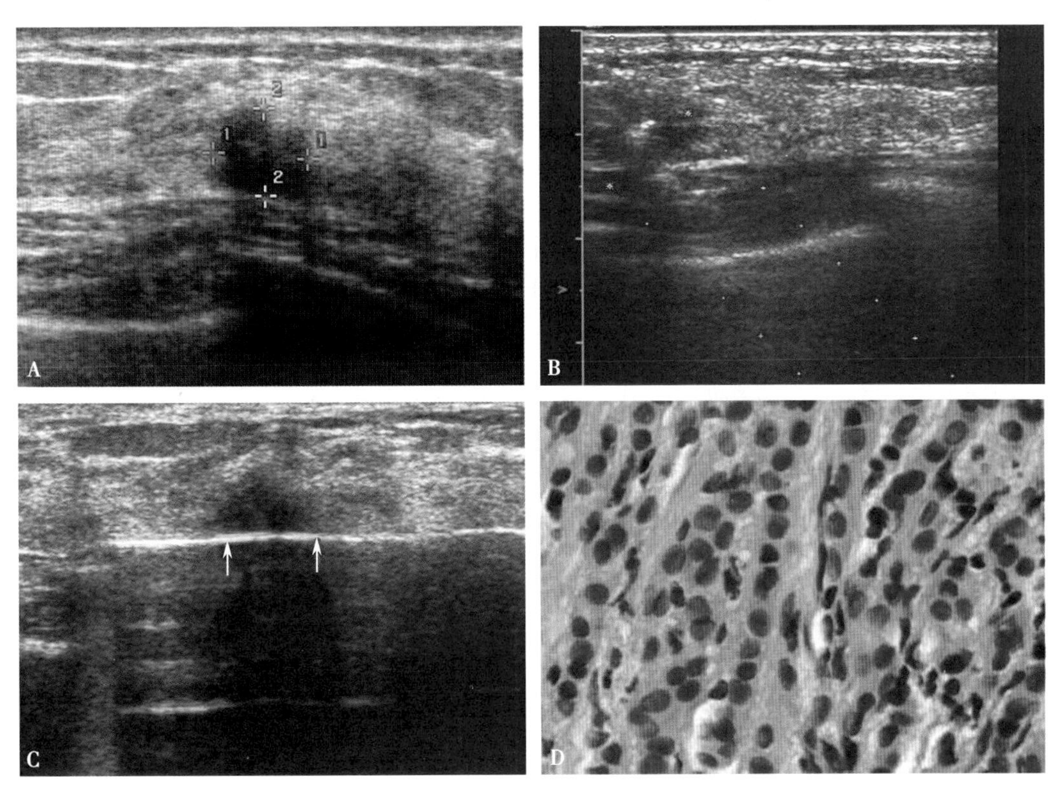

图 6-12 粗针穿刺活检与真空辅助旋切活检对照

注：A. 乳腺内低回声肿块（测量标识），边界欠清，形态欠规则，边缘呈分叶状；B. 超声引导下粗针穿刺活检，病理为硬化性腺病；C. 由于超声诊断与 CNB 病理不一致，采用真空辅助旋切术进行再次活检（箭头所示为旋切针）；D. 真空辅助旋切活检病理为浸润性小叶癌

表 6-2 不同研究中，真空辅助旋切术用于乳腺良性病灶的治疗疗效

作者	时间	发表杂志	例数	平均随访时间	完全切除率
Wang J	2010	*Journal of Ultrasound in Clinical Medicine*	1746	6 个月	99.9%
Karol Polom	2011	*Reports of Practical Oncology & Radiotherapy*	196	Not clear	96.9%
Wang ZL	2012	*European J Radiology*	356	12 个月	97.8%
Luo HJ	2011	*Breast Journal*	744	10.6 个月	99.8%
Li SR	2013	*American Journal of Surgery*	1578	16 个月	97.1%
Jiang YP	2013	*Experimental & Therapeutic Medicine*	3681	25.5 个月	97.9%
Wojciech Kibil	2013	*Clinical Breast Cancer*	369	6 个月	91.9%
Lee SH	2014	*Ultrasonography*	910	12 个月	84.9%

乳腺良性病变中，导管内乳头状瘤的治疗既往临床均采取外科治疗，由于体积通常较小，术中定位较为困难，常常采用亚甲蓝对溢液导管进行标记，再进行手术切除。亦有采取术中超声定位或术前导丝定位的方法，但这些方法操作起来均较为复杂。研究表明，旋切术在绝大多数患者中可获得明确诊断，在部分病例中可完全切除病灶，在90%的病例中可使溢液消失。

超声引导下乳腺病灶的真空辅助旋切活检从20世纪90年代中期应用至今，逐渐成为乳腺病灶微创活检的主要方式之一。由于真空辅助旋切活检得到的病理诊断准确率接近手术后病理，使得其在乳腺疾病的诊断中具有广阔的应用前景，在良性病灶治疗方面也逐渐显示出其独特优势。超声引导下真空辅助旋切活检的优势在于术中定位、穿刺、旋切均在实时超声引导下进行，手术时间短、诊断准确性高。同时，超声引导下真空辅助旋切术可用于乳腺良性病灶的治疗，疗效好、操作简单、创伤小、美容效果好，并发症少。超声引导下乳腺真空辅助旋切活检及治疗必将在乳腺疾病的诊断和治疗中做出更大贡献。

第七章

乳腺癌腋下前哨淋巴结定位活检术

概述

全身淋巴结数量为500～600个，淋巴结大小不等，形态呈圆形或豆形，大小为1～25mm不等。一侧有输入淋巴管穿入；另一侧凹陷，为淋巴门，其中有输出淋巴管、血管及神经等。淋巴结被膜为一层致密结缔组织，由胶原纤维和少量弹性纤维组成，伸入淋巴结的实质中，形成许多小梁。淋巴结内部的实质分皮质和髓质，被膜下为皮质区，为淋巴结实质周围部分，内有淋巴小结、弥散淋巴组织和皮窦（图7-1）。淋巴结的中央及门部为髓质区，内有髓质和髓窦，髓质是由髓索、小梁和淋巴窦三种结构共同组成，包含淋巴窦、血管和结缔组织，窦腔内含有大量的淋巴细胞和巨噬细胞。在新生儿期，淋巴小结内没有生发中心，随着年龄的增长，逐渐增多明显。老年期，则又逐渐减少而变小，甚至消失。

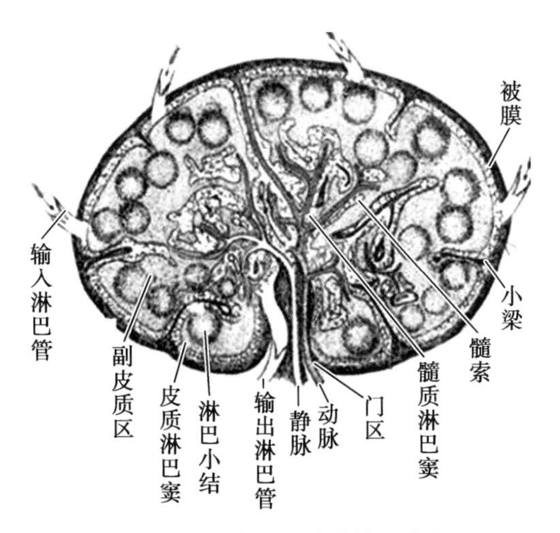

图7-1　正常淋巴结结构示意图

乳腺癌是女性最常见的恶性肿瘤之一，淋巴结转移情况是决定乳腺癌治疗与预后的重要因素。在乳腺癌的治疗中，外科治疗具有极其重要的地位。乳腺癌的手术方式经历了经典根治、扩大根治、改良根治以及保乳手术等多个阶段。随着对乳腺癌的认识和重视程度的提高，乳腺超声检查、钼靶检查等广泛应用，越来越多的早期乳腺癌被发现，为保乳手术的开展起到筛选作用。

前哨淋巴结（sentinel lymph node，SLN）是指某器官某区域组织的淋巴液首先引流到一个或几个特定区域的淋巴结，是淋巴组织中引流原发肿瘤的第一站淋巴结。由于它最靠近原发灶并在淋巴直接引流通路上，所以是最有可能发生肿瘤转移的淋巴结。乳房的淋巴液主要引流至腋窝淋巴结，一部分注入胸骨旁淋巴结，少数可注入锁骨上淋巴结，腋窝淋巴结可吸纳乳房各部分的淋巴液。Hill 等报道，乳腺癌 97.4%的 SNL 位于腋下群，2.4%位于腋中群，0.2%位于内乳区；Krag 等报道乳腺癌 4.3%的 SNL 位于同侧胸骨旁，4.0%位于腋中群，0.7%位于腋上群，其余均位于腋下群（图 7-2）。乳腺癌前哨淋巴结多位于第三肋、腋前线、胸大肌外缘腋部软组织深面。目前用于 SLN 定位显像的示踪剂包括蓝染料如亚甲蓝、异磺蓝等；放射性胶体如 ^{99m}Tc- 葡萄糖、^{99m}Tc- 硫化锑胶体、^{99m}Tc- 硫胶体等；脂质体显像等。根据显像结果对阳性淋巴结进行穿刺。临床上不仅要对乳腺癌 SLN 进行定位，更需要了解该 SLN 是否有转移。乳腺癌 SLN 如果没有转移，其他淋巴结发生转移的概率不到 5%。超声作为首选的检查方法可以在术前无创且能准确判断腋窝淋巴结转移情况，对于指导临床医师诊断及治疗具有重要意义。关于乳腺癌腋下前哨淋巴结是否有转移的超声表现已有很多报道，反应性增生淋巴结表现为椭圆形，淋巴门结构完整与皮质的比例恰当（图 7-3），CDFI 显示淋巴门型的血流分布（图 7-4）；而转移性淋巴结往往表现为形态趋于圆形，内部回声不均匀，淋巴门偏心或者消失（图 7-5），CDFI 示淋巴结血流分布呈边缘型或混合型（图 7-6）

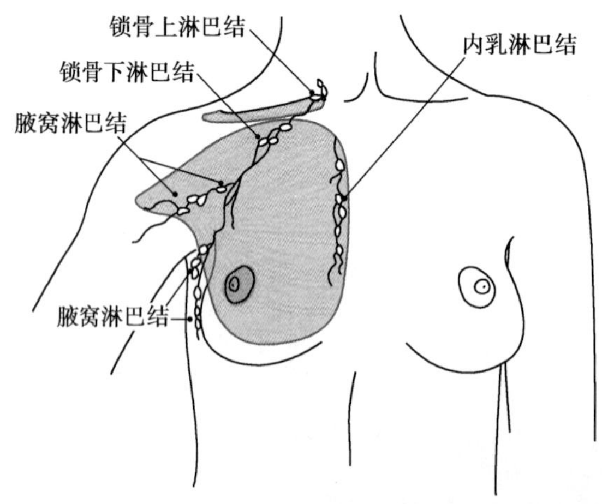

图 7-2　乳腺癌腋下淋巴结分布示意图

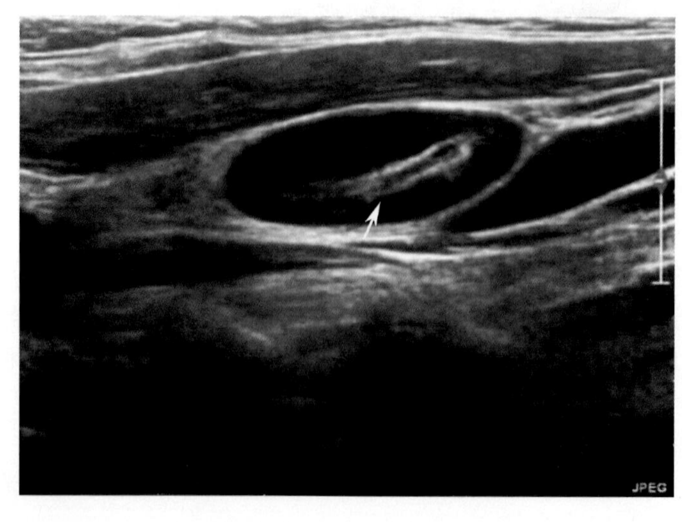

图 7-3　反应增生性淋巴结

注：淋巴结呈椭圆形，内部回声均匀，可见淋巴门（箭头）

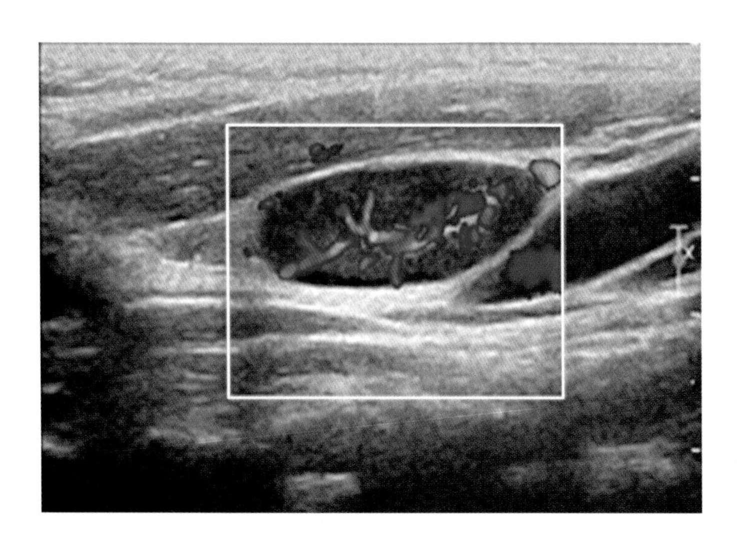

图 7-4 反应增生性淋巴结的血流

注：CDFI 提示淋巴结内部血流呈门型分布

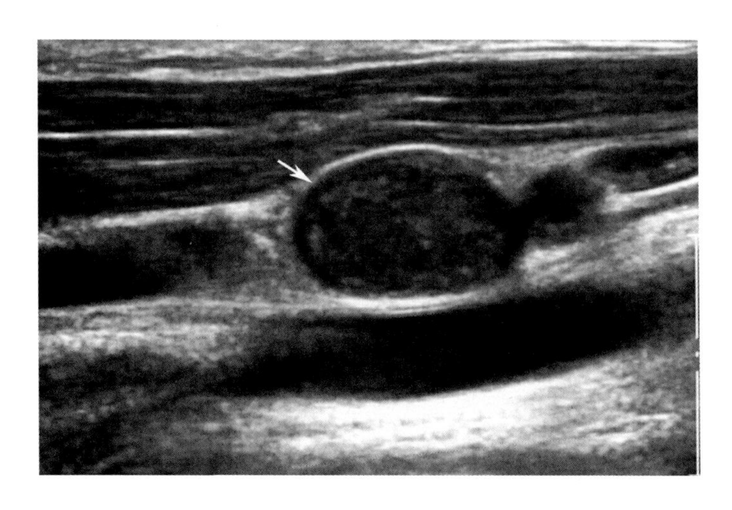

图 7-5 转移性淋巴结

注：淋巴结内部回声增高，趋于圆形，淋巴门结构消失（箭头）

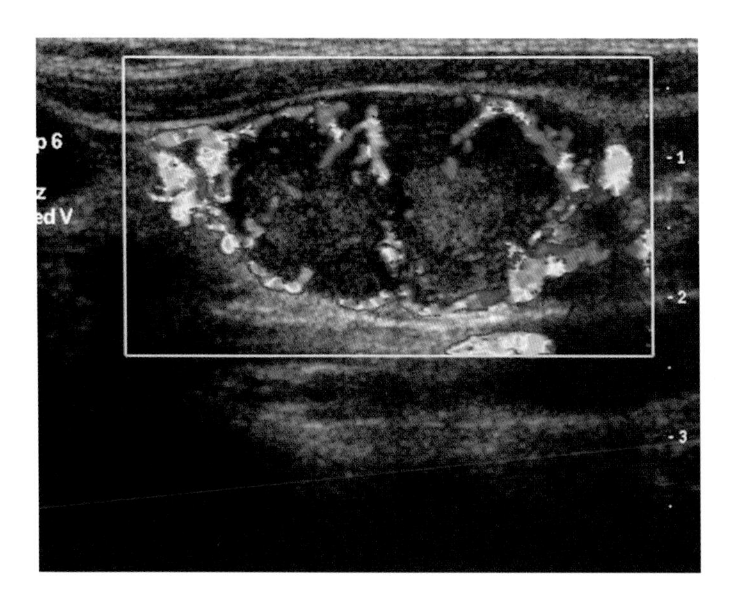

图 7-6 转移性淋巴结

注：淋巴结内部回声不均，CDFI 可见以周边环绕为主的混合型血流

适应证

1. 早期浸润性乳腺癌患者。
2. 多中心肿瘤患者。
3. 行乳房切除术的导管原位癌患者。
4. 行乳房切除术或腋窝淋巴结清扫术患者。
5. 术前行全身化疗或辅助化疗患者。

禁忌证

1. 肿瘤较大或局部晚期浸润性乳腺癌患者（肿瘤分期 T_3/T_4）。
2. 炎性乳腺癌患者。
3. 准备行保乳术的导管原位癌患者。
4. 孕期乳腺癌患者。

术前准备

1. 向患者交代穿刺注意事项、可能出现的并发症，签署知情同意书。
2. 术前常规检查凝血功能、血常规等。
3. 常规灰阶超声探查包块的位置、大小、边界、数量、内部回声、后方回声、有无钙化及与周围脏器及血管的关系，彩色多普勒观察包块的内部及周边的血流情况。
4. 选择最佳穿刺点、途径及方式。

操作方法

寻找乳腺癌 SLN 并对其活检有利于乳腺癌早期转移状况的判断和后期手术方式的选择，已经成为乳腺癌的常规诊治方法。

超声造影判断淋巴结有无转移情况，包括经静脉超声造影剂注射法和经皮下组织局部超声造影剂注射法。两种方法侧重点有所不同，前者可清晰观察淋巴结造影过程及增强方式，有利于淋巴结显影，但对淋巴管无法显影，无法准确检出乳腺癌周边的前哨淋巴结；而后者对于淋巴结增强效果稍差于前者，但可实时观察淋巴管显影情况，并可沿增强显影的淋巴管找到引流淋巴结。

前哨淋巴结经静脉途径超声造影定位检查操作方法

1. 超声造影剂常用的推荐用量为 2.4ml/ 次。如需第 2 次注射，间隔时间至少 10 分钟，以保证循环中的残余微泡不会影响超声医师对造影情况的观察。

2. 造影条件　在超声造影模式下，核对仪器上显示的 MI ≤ 0.1，单焦点置于病灶深部边缘或图像的深部，调整增益抑制。图像储存应设置为从造影剂注射后即刻至 120 秒连续动态储存。

3. 超声造影方法

（1）首先使用常规超声显示腋窝淋巴结的位置、数目、大小和血供情况。对于多发病灶者，应首选最可疑病灶作为超声造影对象。

（2）选定病灶最大切面和血流最丰富切面，切换至超声造影模式。保持探头位置、患者体位不变，调整好淋巴结超声造影所需参数，经外周静脉快速推注准备好的造影剂，同时嘱患者保持体位不变、平静呼吸。连续实时观察病灶的动态灌注过程，并进行图像存储。若一次注射结果不满意，可进行第二次注射。

（3）由于腋窝淋巴结位置较表浅，在超声造影过程中应避免探头过度加压，并保持探头的稳定性，从而有利于观察淋巴结的造影剂灌注情况。

4．淋巴结经静脉超声造影意义　乳腺区域良性淋巴结超声造影的图像特征表现为从淋巴门开始显著增强，分布均匀，与周边组织界限清晰；而转移性淋巴结一般表现为从周边开始显著增强，内部分布不均匀，可见低或无灌注区（即充盈缺损）（图 7-7），也有部分恶性淋巴结表现为无或几乎无增强。相关研究结果证实，超声造影联合常规超声引导下淋巴结穿刺活检有利于提高乳腺癌淋巴结转移的诊断准确性。

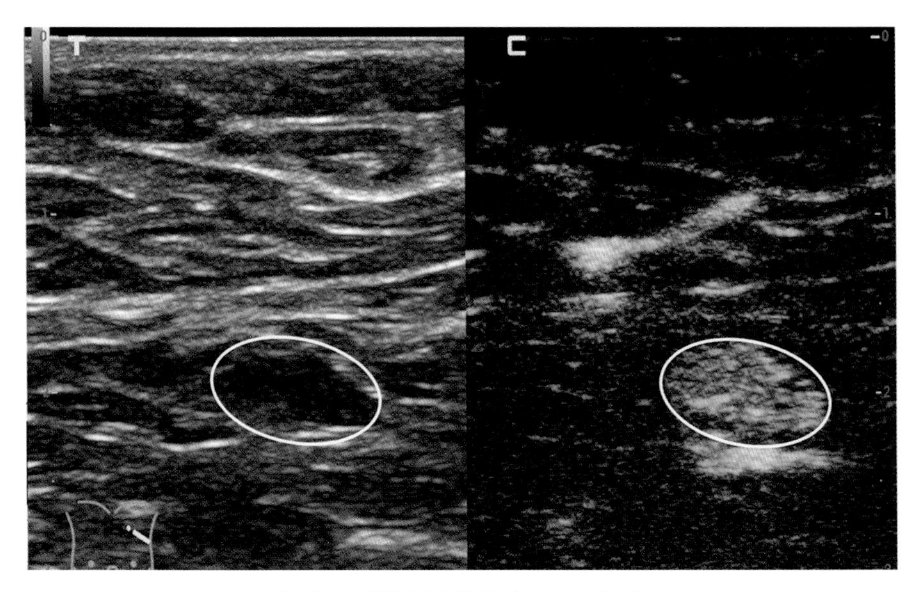

图 7-7　腋窝转移性淋巴结超声造影

注：二维超声显示腋窝低回声不规则形淋巴结，淋巴门结构消失，经静脉超声造影呈高增强表现（白色圆圈）

乳腺癌患者腋窝淋巴结经皮下注射超声造影操作方法

1．操作方法　在接近乳晕位置或者肿块周边的 12、3、6、9 四个点位置（图 7-8）皮下分别注射 0.2～0.5ml 的超声造影剂，并进行局部按摩。同时将高频探头切换至造影模式，调节仪器参数，使其保持在低 MI 条件下。观察乳腺肿块周边淋巴管显影情况，追踪造影剂在淋巴管内的显影路径，寻找增强的淋巴结，即前哨淋巴结（图 7-9）。记录淋巴结的形态、大小、数目、部位，并予体表标记。如淋巴结始终没有显示，可进行再次检查。在超声造影的引导下，取首个增强的淋巴结皮质或者被膜下区域进行穿刺活检，判断淋巴结有无发生转移。相关研究结果显示，局部皮下注射超声造影剂，淋巴管和相应淋巴结增强显影的时相可分为自发显像、延迟显像和按摩后延迟显像三种。

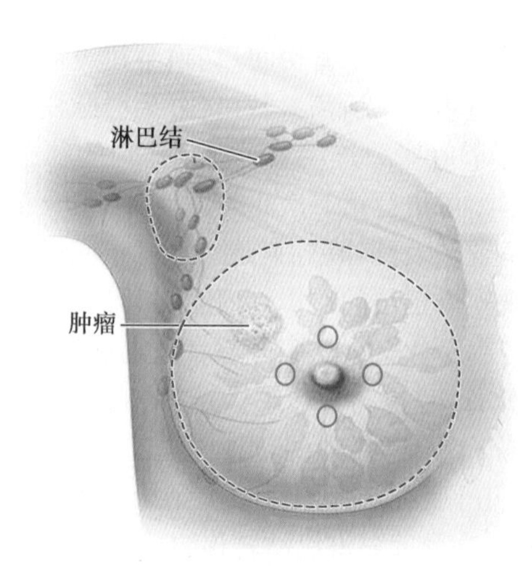

图7-8 乳晕周围皮下4点注射法：乳晕位置3、6、9、12四点（红色圆圈）

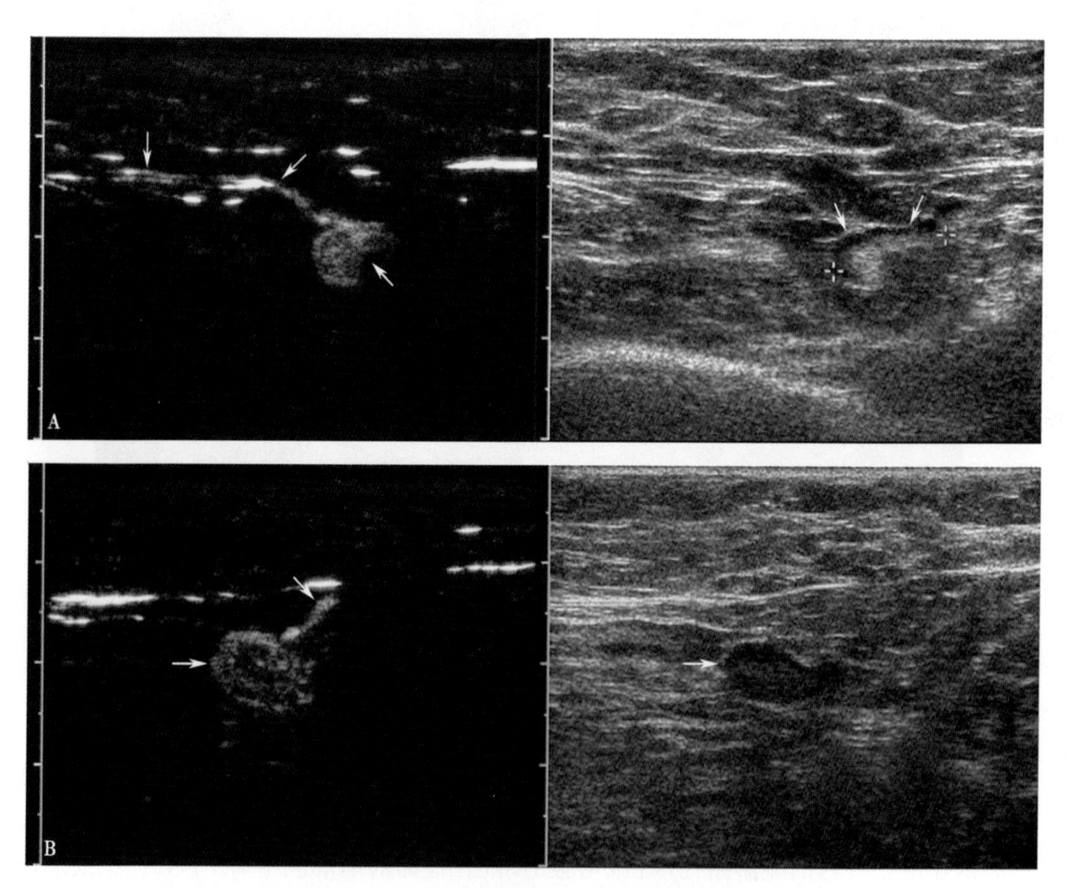

图7-9 普通超声及超声造影显示前哨淋巴结

注：A. 声像图显示腋窝高回声淋巴结，形态趋于圆形，经皮下注射超声造影后清晰显示前哨淋巴结及引流的淋巴管（箭头）；B. 声像图显示腋窝低回声淋巴结，经皮下注射超声造影清晰显示引流的淋巴管及淋巴结（箭头）

2. 经皮下注射超声造影剂法的临床应用　有学者将经皮超声造影诊断前哨淋巴结的增强模式分为三种类型：①均匀增强型：整个淋巴结显著均匀增强；②不均匀增强型：淋巴结实质内见不规则低或无灌注区；③无增强型：整个淋巴结无或仅有微弱增强。研究结果显示，转移性淋巴结的超声造影增强模式以不均匀增强为主，非转移性淋巴结以均匀增强为主。原因可能在于淋巴结发生转移时肿瘤组织浸润或代替正常组织，淋巴管道被肿瘤组织阻塞，阻碍造影剂前行和吸收，导致淋巴结不均匀增强或无增强。

由于超声造影剂的特殊结构及优势，将超声造影剂注射于皮下组织间隙内，通过淋巴内皮细胞间隙，造影剂可进入毛细淋巴管，引流至淋巴结，使毛细淋巴管、集合管及淋巴结显示清楚，并且适量的超声造影剂可被吸收并限制在前哨淋巴结内而不进入下一站淋巴结。因此，皮下注射超声造影剂可通过追踪造影剂观察淋巴管引流情况，有效检出前哨淋巴结。相关研究结果显示，超声造影技术引导检出前哨淋巴结的敏感性为 61%，特异性为 100%。因此选用该方法进行前哨淋巴结的穿刺活检与腋窝淋巴结清扫，判断有无转移具有较高的准确性，且具有损伤小、致残率低、有利于提高患者的生存质量等优点。

乳腺癌腋下前哨淋巴结导丝定位及穿刺活检操作过程

1. 据穿刺部位摆好体位，充分暴露穿刺部位。
2. 常规消毒铺巾。
3. 探头表面涂以耦合剂，以无菌薄膜套包裹。
4. 准备无菌穿刺包。
5. 制备声诺维造影剂混悬液。
6. 穿刺前根据两种超声造影方法的结果确立靶穿刺淋巴结。

7. SLN 导丝定位　局麻后选择与淋巴管相连的第一个显影的淋巴结作为靶穿刺淋巴结。在超声引导下，用 21G 的穿刺针穿到该淋巴结中心，拔出针芯，把带钩的金属定位导丝经穿刺针送入到该淋巴结（图 7-10），超声观察带钩的导丝位置摆放准确，并回拉导丝确定位置已固定后，拔出穿刺针，穿刺点及裸露在体外的导丝用敷料包扎。导丝定位法主要为后续的外科手术摘除 SLN 做病理活检做好前期的定位准备。

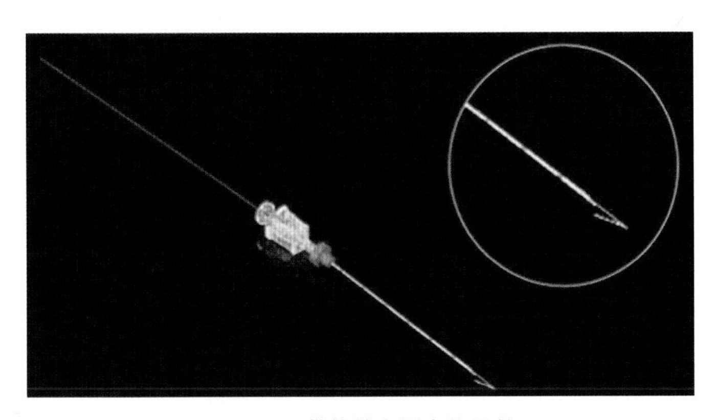

图 7-10　带钩的金属定位导丝

8. 超声引导下 SLN 粗针活检　局麻后选择与淋巴管相连的第一个显影的淋巴结作为靶穿刺淋巴结，在超声引导下用 18～16G 的穿刺活检针进针至该淋巴结被膜下（图

7-11），激发活检开关后快速退针，取出组织条，每例患者常规穿 2～4 次，每次穿刺后确认组织条是否完整。

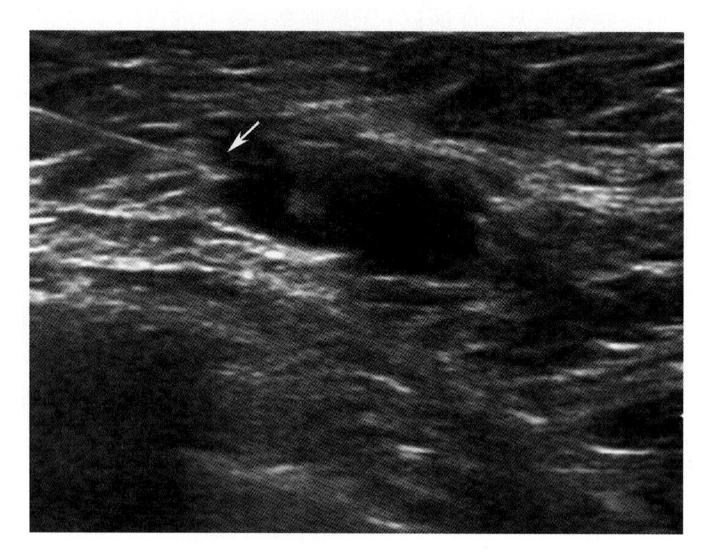

图 7-11 超声引导下 SLN 穿刺活检（箭头示穿刺针）

9. 将所取组织即刻置于滤纸片上，浸泡于甲醛溶液固定后送病理检查。

10. 穿刺结束后，穿刺点包扎，局部压迫 30 分钟，患者观察 1 小时，无明显不适方可离开。

并发症

超声引导下穿刺乳腺前哨淋巴结相对安全，一般无严重并发症发生。主要并发症有局部出血、感染、针道种植转移等，但发生率低。

1. 局部出血 前哨淋巴结多数位置表浅，穿刺后易于加压，出血并发症的发生率不高。但是应熟练掌握穿刺技巧，穿刺前彩色多普勒确认穿刺路径上没有大的血管。穿刺过程中全程监控进针过程，尤其是针尖位置，看清楚针尖位置之后再激发活检枪。切忌盲目穿刺，目标病灶显示不清楚时禁忌反复粗暴穿刺。在满足取材要求的前提下，尽量用细针穿刺，且以尽可能少的穿刺次数达到临床目的。穿刺后超声仔细检查局部情况，少量出血时局部压迫止血即可。一旦发生大量出血，立刻停止操作，局部按压止血，并请外科紧急会诊。

2. 感染 发生率低，术前准备充分，严格无菌操作，可以显著降低感染风险。

3. 针道种植转移 针道种植发生率极低，但针道种植的风险也不能排除。因此，建议在满足病理诊断足够取材量的情况下，尽量使用较细的穿刺针，减少穿刺的次数。

注意事项

1. 理想的示踪剂应具备以下几个特点：淋巴组织吸收快、在 SLN 中聚集并能停留较长时间、不易外渗或迅速扩散到下一级淋巴管、在人体内代谢较快等。

2. 注射时间的选择对 SLN 的定位及假阴性率起到关键作用。若注射时间过长，染料进入下一级淋巴结，影响 SLN 的检查。如果注射时间过短，SLN 尚未显影，也会影响 SLN 的检出，导致假阴性的发生。

3. 患者年龄可能会影响 SLN 的检出。由于年龄大的患者淋巴系统功能退化，对示踪剂的吸收能力下降，影响 SLN 的显像。

4. 一些位于外上象限的肿瘤离腋窝近，且淋巴管道丰富，示踪剂容易较快进入下一级淋巴结，影响 SLN 的检查。肿瘤位于内侧象限时，发生淋巴结转移首先是内乳淋巴结而不是腋淋巴结。

5. 示踪剂的注射方式有肿瘤周围皮下或乳晕周围皮下注射两种方式。但后者更实用，特别在使用超声造影剂时，建议皮下注射后进行按摩，促进造影剂快速进入淋巴管道。

6. 对于较大的肿瘤，由于淋巴管的压迫或癌栓形成，影响示踪剂在淋巴管内的聚集和显影。

7. 腋窝淋巴结存在 1.3% 跳跃转移的可能性。

8. 个别 SLN 有微转移，穿刺活检病理结果可为阴性。

9. 示踪剂存在副作用，可出现过敏反应、荨麻疹、皮肤红斑、溃疡和注射部位组织的坏死等。

10. 淋巴结穿刺活检时穿刺针针尖进入淋巴结被膜边缘后即可激发开关取材，使所取的标本含有较多的淋巴皮质组织。

11. 有些淋巴结由于活动性较大，穿刺时容易滑动，需要用手进行固定。

12. SLN 穿刺结果假阴性的原因可能为肿瘤存在跳跃性转移、穿刺组织少等。

临床价值

SLN 活检可以准确评估乳腺癌腋窝淋巴结的状态，为绝大多数乳腺癌患者提供腋窝淋巴结转移分期，可避免由于腋窝淋巴结清扫（axillary lymph node dissection，ALND）引起的上肢淋巴液回流障碍、手臂无力等并发症，缩短手术时间、提高乳腺癌患者术后生活质量。超声检查定位乳腺癌 SLN 具有无辐射、操作简单、经济等优点。国外报道其检出率为 92%～98%，准确率为 95%～100%，假阴性率为 0～5%。因此超声诊断提供引导前哨淋巴结引流区域分布，为乳腺癌转移性淋巴结患者提供准确定位及定性诊断。

乳腺癌 SLN 活检是通过示踪定位的方法来确定其位置。手术切除 SLN 并进行病理组织学检查，可明确其性质。乳腺癌前哨淋巴结示踪定位的方法是以乳房和腋部的淋巴系统功能和解剖特点为基础的，毛细淋巴管缺少基底膜，并且管径较粗，其内皮可允许较大分子的物质甚至一些胶体物质、颗粒和蛋白质等通过，在乳房肿块周围注入染料或放射性胶体可以随着淋巴回流至区域淋巴结。染料法是以亚甲蓝或异硫蓝等活性染料作为示踪剂，利用其迅速被淋巴管摄取、极少与蛋白质结合和组织弥散度低等特点，在腋窝切开后直视下寻找蓝染的淋巴管，追踪至蓝染的淋巴结；核素示踪法是用 ^{99m}Tc- 硫胶体为放射性踪剂，术中用探测仪定位前哨淋巴结。示踪剂的注射方法有肿瘤周围、活检术后残腔周围 4 点注射法、肿瘤上方皮下注射法和同一象限乳晕旁注射法等，但多数均采用 4 点注射法。活性染料示踪法方法简单，无需特殊的仪器设备，但确定前哨淋巴结的方位带有盲目性，对前哨淋巴结非定位腋区（如定位于内乳区）的病例有遗漏；而放射性元素标识法直视性差。随着现代超声技术的发展，通过超声引导定位，超声造影剂作为示踪剂通过上述4点注射法利用淋巴结周围淋巴管引流摄取造影剂，可以起到一定的SLN诊断追踪及诊断明确的作用，因而超声造影剂示踪方式可弥补这一缺点，从而为直视下的淋巴结活检提供帮助。

研究结果显示，随着患者年龄的增大，淋巴结示踪检出率下降。主要原因是年龄大的乳腺癌患者淋巴结内的部分淋巴组织被脂肪组织所替代，淋巴结内网状内皮细胞的吞噬功能以及机械屏障的减弱，减少示踪剂的吸收、转运及滞留，从而影响SLN的发现。另外，淋巴系统的完整程度也影响着其检出率，当腋窝淋巴结广泛转移或转移淋巴结互相融合成块时，肿瘤细胞阻塞输入淋巴管，整个腋窝淋巴系统摄取、吸收及转运功能均明显受到影响，前哨淋巴结示踪失败而不能检出。因而有学者认为活性染料法和核素示踪方法联合运用可以弥补单独使用而导致示踪范围不完全的情况。因此，制备淋巴管亲和的超声造影剂作为示踪剂是未来超声领域提高SLN检出及有效活检的手段。

第八章

甲状腺囊性病变穿刺硬化治疗

概述

甲状腺结节是临床常见病，在一般人群中，可触及的甲状腺结节为3%～10%，不能被触及但超声可显示的结节可高达20%～60%。绝大多数甲状腺结节是良性的，其中，相当部分是囊性或囊性成分为主结节，又常被称为甲状腺囊肿。甲状腺囊肿绝大多数是由甲状腺腺瘤或结节性甲状腺肿发生内出血、胶质变性、坏死退变而形成的，即甲状腺囊肿多为假性囊肿，少数为真性囊肿。根据囊肿的内容物性质，可分为坏死性囊肿、胶质囊肿、浆液性囊肿、出血性囊肿和混合性囊肿。胶质囊肿主要来源于结节性甲状腺肿，多因扩张的滤泡相互融合而成，其胶质成分多是未碘化的甲状腺球蛋白，较黏稠，囊壁系扁平滤泡上皮细胞；浆液性甲状腺囊肿可来源于实性结节性甲状腺肿和甲状腺腺瘤退行性变，囊液稀薄，可能是结节膨胀性生长过程中，压迫静脉血管引起循环障碍，进而因组织缺血发生萎缩变性，间质内瘀血水肿，液体积聚而成囊肿；组织发生缺血性坏死可发生囊性变，周围组织坏死后，血管失去组织支持破裂，则会形成出血性囊肿。浆液性、出血性和坏死性囊肿，上皮细胞较少，囊壁多为纤维结缔组织。

甲状腺小囊肿无需治疗，较大囊肿可引起压迫症状则需要积极治疗，如吞咽困难、呼吸困难、声音沙哑等。甲状腺囊肿既往主要采用外科手术切除，传统外科手术治疗创伤大，恢复慢，费用高，术后复发者再次手术困难，局部瘢痕影响美观，容易损伤周围神经引起各种后遗症，如喉返神经麻痹致使声音嘶哑、失声、吞咽困难等。受肝、肾囊肿穿刺无水酒精硬化治疗技术的启发，1992年Yasuda报道了超声引导下无水酒精硬化治疗单纯抽吸后复发的甲状腺囊肿，治愈率近70%。之后，国内外大量临床实践证明，甲状腺囊肿穿刺硬化治疗治愈率可达72%～95%，具有疗效好、方法简单、创伤小、痛苦小、恢复快、不留瘢痕、并发症少、费用低，以及无需住院等优点。甲状腺囊肿穿刺硬化治疗技术的出现使甲状腺囊肿的手术率显著下降，现被国内外公认为甲状腺良性囊性结节的一线治疗方法。

治疗机制

甲状腺囊肿穿刺硬化治疗是通过穿刺抽吸出囊液并注入硬化剂，硬化囊壁实现的。无水酒精有较强的脱水作用，一方面，可使囊壁细胞坏死，失去分泌功能；另一方面，有促使纤维组织增生，囊壁粘连的作用，最终达到封闭囊腔、囊肿消失的目的。甲状腺囊肿有完整纤维组织包膜，无水酒精不易于透过结缔组织包膜，囊内注入无水酒精后，囊壁产生凝固硬化反应，对酒精的通透性进一步降低，对周围组织影响较小。因此，甲状腺囊肿无水酒精硬化治疗，疗效肯定且安全。目前，用于囊肿治疗的硬化剂种类繁多，主要有95%或99.5%酒精、冰醋酸、50%葡萄糖、平阳霉素、鱼肝油酸钠、高渗盐水、2%～3%碘酊等。近年来，还有囊肿专用硬化剂聚桂醇可供选择。在众多的硬化剂中，因无水酒精易于获得，价格低廉，硬化效果好，临床应用最多。

适应证

直径大于1cm且分隔较少，伴或不伴临床压迫症状的良性甲状腺囊性或囊性为主结节，患者能耐受、配合手术，有安全穿刺路径者，均适宜行硬化治疗。

禁忌证

1. 囊肿小于1cm。
2. 囊肿大于1cm，但分隔较多者。
3. 严重凝血功能障碍。
4. 严重心肺等重要脏器疾患，不能配合完成治疗者。
5. 穿刺路径不能避开大血管及重要组织结构者。
6. 对酒精过敏者，宜选用其他硬化剂。
7. 多房、体积较大、囊壁有实性结节，不能排除恶性者。

术前准备

1. 全面复习病史及化验检查资料，评估患者有无穿刺硬化治疗适应证。具备穿刺硬化治疗条件者，术前需详细了解囊肿的部位、大小、囊液性质及与周围结构的关系，确定最佳穿刺点及穿刺路径。通常选取距离病灶最近、能清晰显示病灶且进针路径能避开重要结构的部位为穿刺点。

囊液过于稠厚容易导致抽吸困难，影响硬化治疗效果。因此，术前应注意鉴别囊液性质。通常，声像图显示囊液内有稀疏颗粒样或云雾状强回声，悬浮状不移动，部分后方伴“彗星尾”征，则高度提示囊液为胶质成分。囊液内充满密集颗粒样等回声或高回声，随着体位改变呈快速坠落征象，提示积血或感染性囊液可能大。透声好的囊液常常是稀薄浆液性囊液。浆液性囊液可选择较细的穿刺针，胶质、出血或感染性囊液应尽量选择粗穿刺针，如18G、16G穿刺针。

2. 知情告知　术前注意询问患者有无酒精等药物过敏史，签署介入治疗知情同意书，向患者详细说明甲状腺囊肿穿刺硬化手术治疗过程及可能发生的并发症，术中及术后注意事项，以取得患者的配合。

3. 禁食3～4小时。

4. 完善术前化验检查　主要包括血常规、凝血功能，肝、肾功能，甲状腺素（FT_3、FT_4）、促甲状腺激素（TSH）、甲状腺球蛋白抗体（TGA）、甲状腺微粒体抗体（TPO）等。

5. 仪器及穿刺器具准备　常用药品主要包括安尔碘消毒液、2%利多卡因、0.9%生理盐水、无水酒精等硬化剂，及常用抢救药品。

需准备彩色多普勒超声诊断仪、无菌塑料探头保护套。甲状腺囊肿穿刺多选用高频线阵探头，探头频率为 7.5～10MHz，一般不需要配穿刺引导架，对体积较大且位置较深的囊肿也可使用 3.5～4MHz 低频凸阵探头，后者需配备穿刺引导架。

穿刺器具主要包括 16G、18G 或 20G PTC 穿刺针、软引流管（可自制：用输血器剪去两端，留中间约 10cm 带阀门的一段）、20ml 注射器、注射器三通接头。

操作方法

患者取仰卧位，肩部垫高，头部呈过伸位以充分暴露颈前区，头部略向对侧偏。穿刺前再次超声探查，确认穿刺点及穿刺路径无误并做好体表标记，常规消毒、铺巾，2%利多卡因局部浸润麻醉。超声实时引导下采用“徒手”穿刺的方法，将穿刺针迅速刺入囊肿中后 1/3，拔出针芯，见有囊液沿穿刺针管流出，将引流管连接于针尾，并依次连接三通、注射器。之后，开始抽吸囊液，肉眼观察并初步判断囊液性质，为了防止误诊，抽出囊液需留样送细胞学检查。抽净囊液后，注入适量无水酒精，留置 1～2 分钟后抽出，重复 2～3 次，完成硬化治疗，拔针。治疗过程中，务必固定好针具，避免穿刺针脱出囊腔。无水酒精用量可按抽出囊液量的 1/3～1/2 注入，也可按照椭球体公式（体积 =0.52× 长 × 宽 × 厚）计算囊肿的体积，并按比例注入无水酒精。若囊肿较大，可在囊内留 1～2ml 无水酒精。

硬化治疗完成后，注意压迫穿刺点局部 5～10 分钟。门诊患者至少留观 1 小时，超声复查无局部出血，患者生命体征平稳后方可离开。

“徒手”穿刺法：是用于甲状腺等浅表部位病灶的主要穿刺方法。相对于引导架穿刺，“徒手”穿刺不需要引导架，可保持穿刺针与探头分开，穿刺针可免受穿刺架束缚，探头可以随意移动，实时导引穿刺针变换位置，术者可随意灵活地调整穿刺针角度。

术中胶质囊液黏稠不易抽吸处理方法：若术前已经考虑到并使用了 16G 粗针穿刺，可采用生理盐水反复稀释冲洗后抽吸，待黏稠囊液抽净后再行硬化治疗，部分可以完成治疗。有学者报道，采用两次穿刺方法解决胶质囊液不易抽吸难题，即第一次穿刺先抽出少量证实是胶质成分后，向囊内注入 1～2ml 无水酒精，2 周后待胨状胶质液化稀释易于抽出时，再次穿刺并彻底抽吸干净，按照常规方法完成硬化治疗。此外，对于血性囊液或感染性囊液，亦建议先用生理盐水冲洗囊腔，之后再注入无水酒精硬化，以防蛋白质成分凝固沉淀，阻塞针鞘不易抽出，影响疗效（图 8-1～图 8-4）。

囊肿硬化治疗初期，注入的硬化剂作用于囊壁，囊壁炎症反应会有少量渗液产生，之后渗液逐渐被吸收直至彻底消失，囊内纤维组织再生，囊腔闭合，囊肿闭合治愈。依据囊肿大小不同，此过程需要时间有所不同，短者 1～2 个月，长者达半年以上；完全囊性结节，几乎全部在 3 个月内消失，3 个月后仍有较多残余者，可行二次硬化治疗。一般在治疗后 6 个月评价硬化治疗疗效，疗效评价可参考以下标准：

（1）治愈：治愈后囊肿的囊壁组织发生纤维化、钙化，超声显示为直径小于 0.5cm 的等回声或高回声实性小结节残痕，囊液完全消失，且 1 年内未复发。

（2）有效：囊肿体积缩小超过 1/2。

（3）无效：囊肿体积缩小不足 1/2。

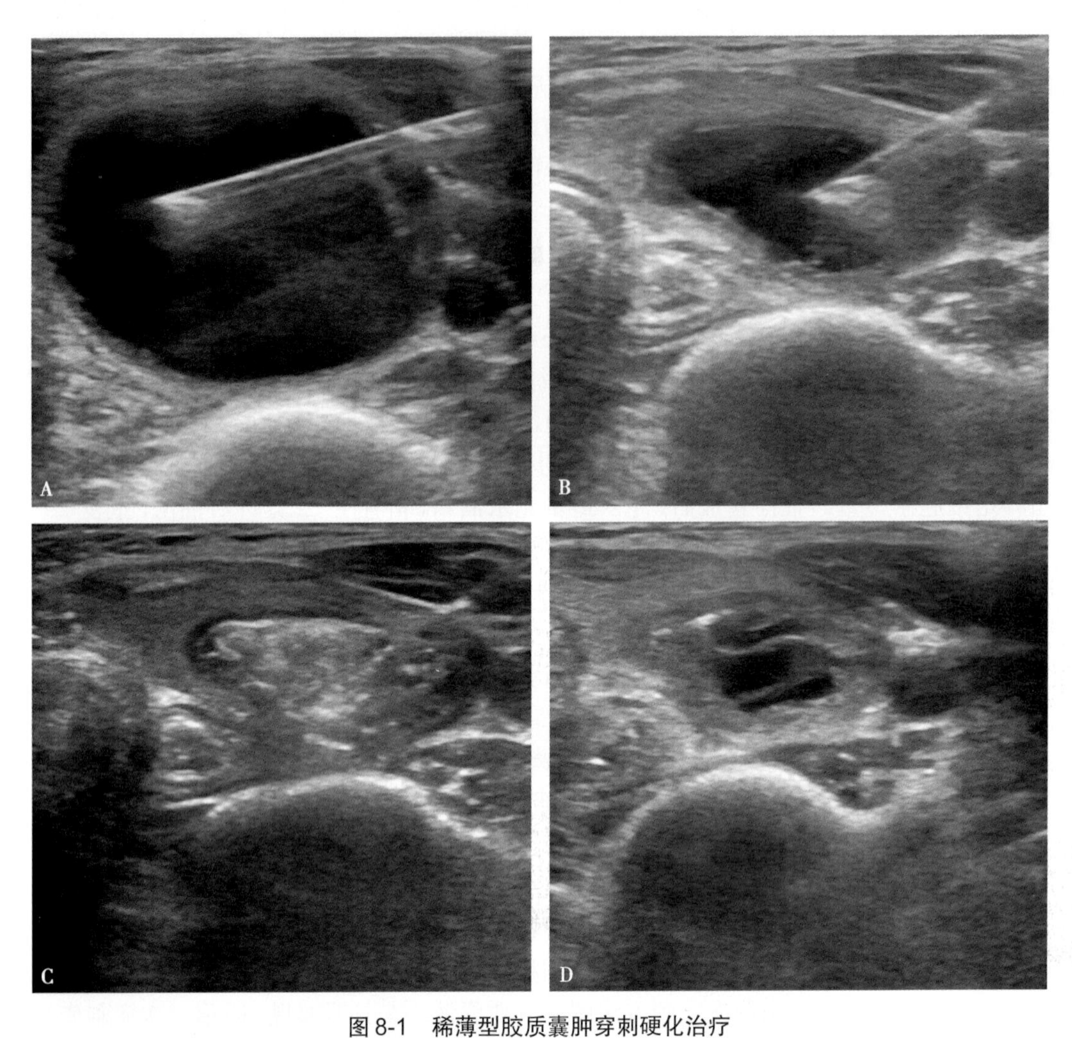

图 8-1 稀薄型胶质囊肿穿刺硬化治疗

注：A. 经颈外侧进针穿刺少分隔胶质囊肿；B. 抽吸囊液，抽吸稍费力；C. 生理盐水冲洗囊腔后注入无水酒精硬化治疗中；D. 治疗后显示大囊腔完全消失，仅残留周边小囊腔

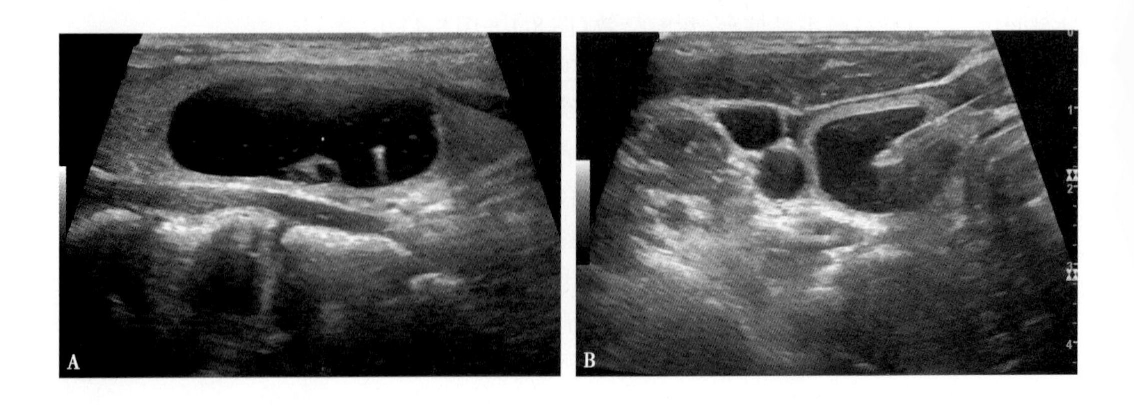

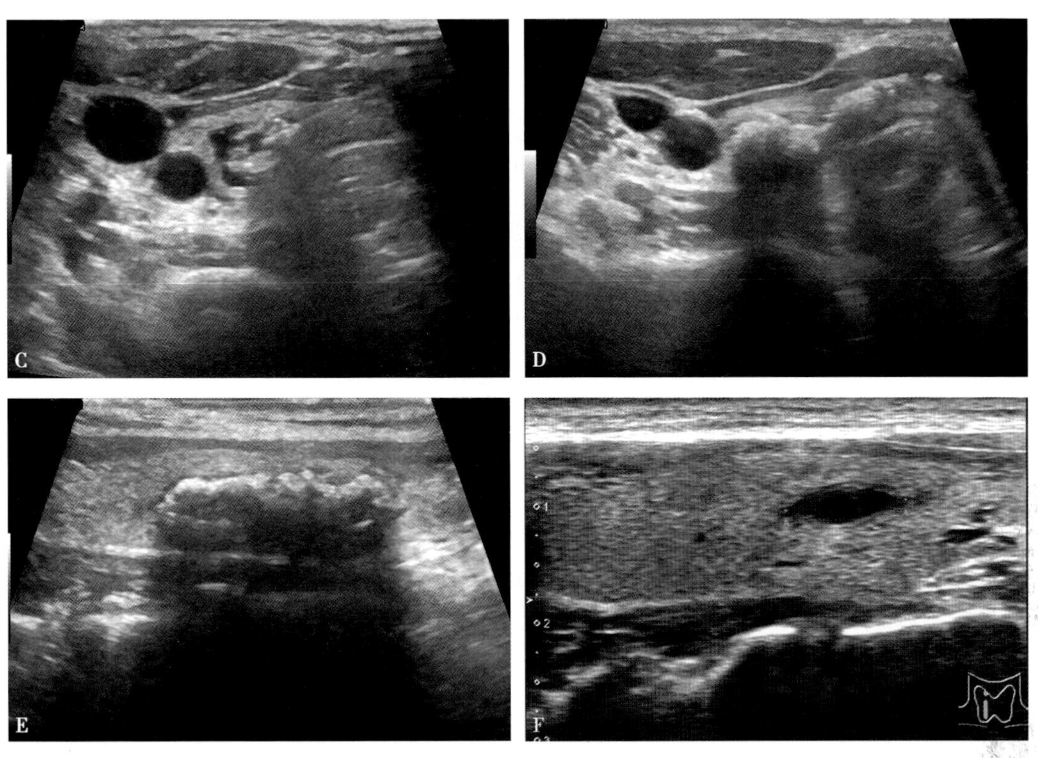

图 8-2 稠厚型胶质囊肿的穿刺硬化治疗

注：A. 甲状腺右叶胶质囊肿，囊液内见细点状强回声漂浮；B. 经峡部路径穿刺；C. 抽吸完成后仍有少许低回声胶质囊液残留，注入无水酒精后囊腔内形成高回声絮状反应物；D. 无水酒精硬化治疗后横切面图像，囊腔内有较多强回声残留物无法抽出；E. 无水酒精硬化治疗后纵切面图像显示残留物；F. 治疗 3 个月后残留物大部分吸收，囊腔明显缩小

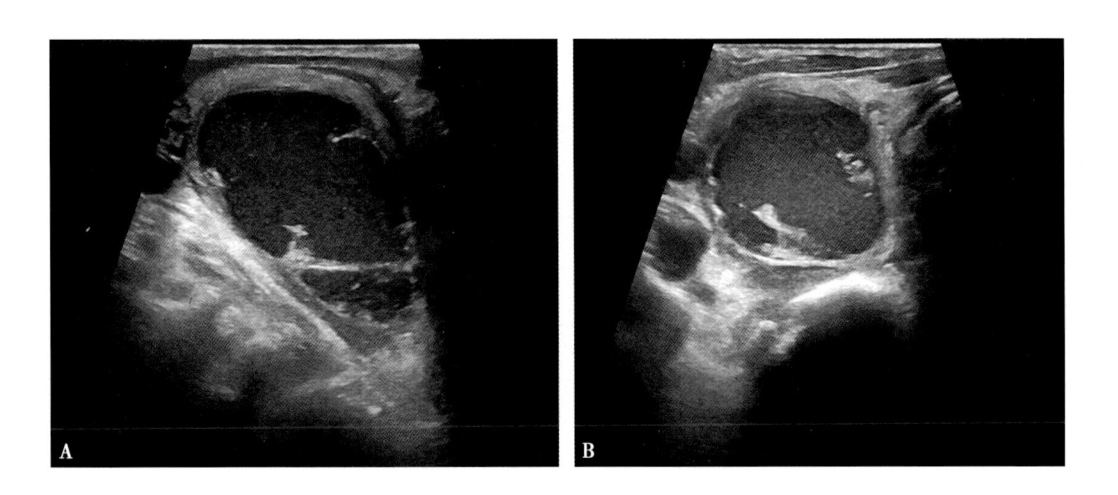

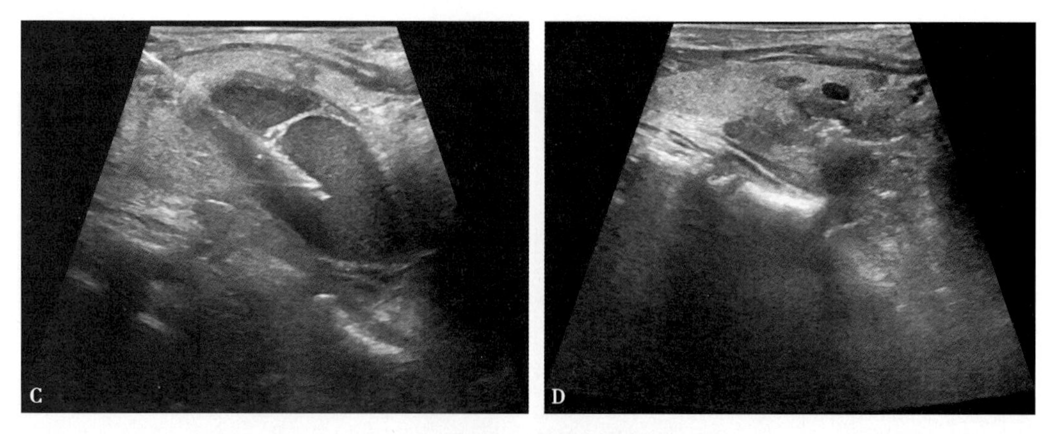

图 8-3 少分隔出血性囊肿穿刺硬化治疗

注：A. 少分隔出血性囊肿纵切面所见；B. 横切面显示囊肿与颈动脉、颈内静脉、气管等的位置关系；C. 避开重要结构，沿囊肿长轴穿刺，先进入深部囊腔，拟行深、浅囊腔分别硬化治疗；D. 囊肿硬化治疗后所见

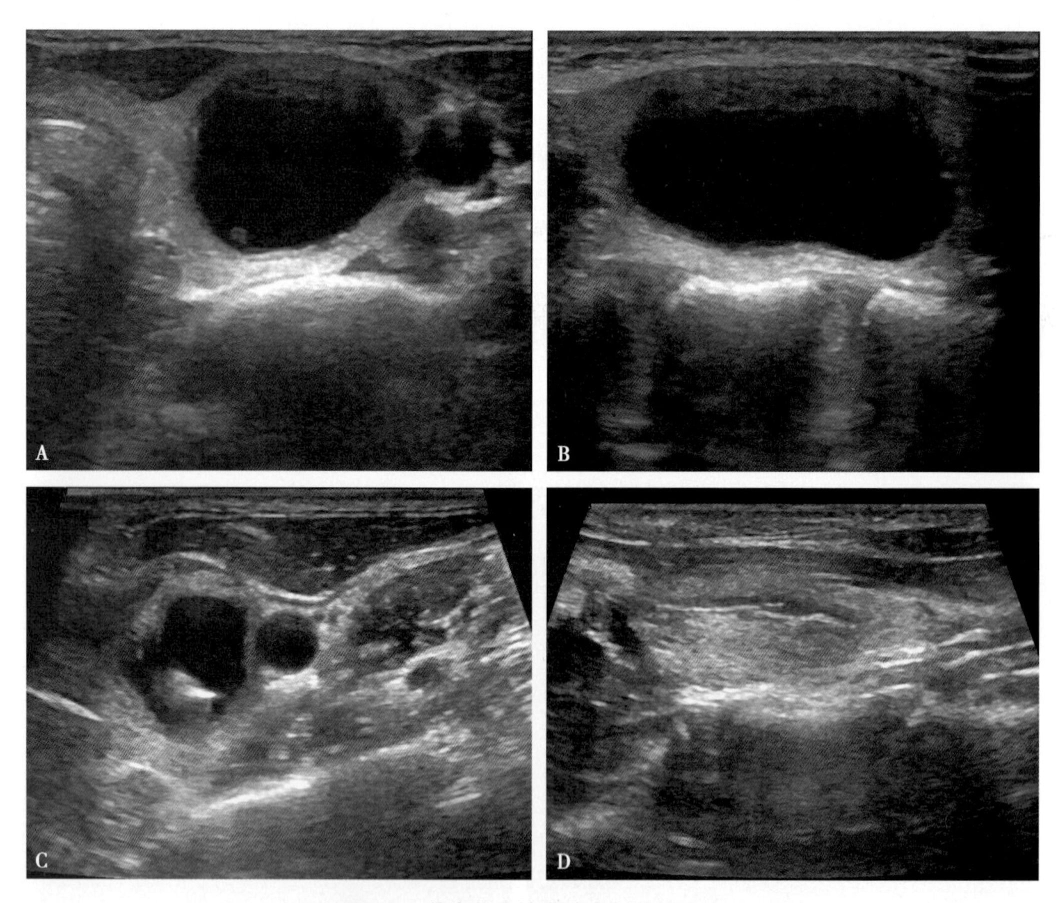

图 8-4 单房浆液性囊肿穿刺硬化治疗

注：A. 横切面显示单房囊肿的位置关系；B. 囊肿纵切面显示；C. 选择经峡部穿刺，顺利抽出淡黄色、稀薄囊液；D. 无水酒精硬化治疗后囊腔完全消失

并发症

1. 疼痛　无水酒精有一定刺激性，几乎所有患者在治疗中及治疗后会不同程度局部疼痛，多为轻微疼痛，绝大多数治疗后1～3天可自然缓解，无需特别处理，术后疼痛难忍者可适当使用镇痛剂。术中疼痛剧烈者应排除硬化剂注入囊腔外，可暂时停止注入硬化剂，注入少量利多卡因麻醉囊壁，数分钟后抽出，待疼痛得到缓解后完成硬化治疗；此外，应适当减慢注入速度。

2. 发热　少数患者术后24小时左右出现＜38℃低热，多与术后无菌性炎症物质吸收有关。无需特殊处理，72小时后体温多可恢复正常。

3. 局部感染　术后患者高热不退，伴局部皮肤明显发红、疼痛、肿胀时，应排除感染。感染者需做相应的穿刺引流处理。严格无菌操作有助于减少局部感染发生。

4. 出血、血肿　对于穿刺部位少量渗血患者，局部压迫10分钟以上即可止血。对于穿刺后引起的大出血患者，应让患者保持平卧休息，并予以快速局部压迫包扎止血，应用止血药，严密观察生命体征、颈部肿胀程度、有无呼吸困难，超声动态监测出血量。经过切实可靠的压迫止血处理，穿刺针引起的损伤出血多能停止，少数不能控制的出血应及时请外科处理。

5. 周围组织损伤　酒精外溢可引起周围组织结构凝固性坏死，确保酒精注射到囊腔内而非囊腔外，避免过量注射酒精，拔针后局部压迫5～10分钟，可起到一定预防作用。

6. 酒精吸收反应　部分患者注射后出现酒精吸收反应，表现为面色潮红、头晕、恶心、胸闷、心慌等不适，一般不需特殊处理，卧床休息后可自然缓解。

注意事项

1. 术前需全面了解患者病史，有无严重合并症。对于服用抗凝药者，根据情况酌情停药。穿刺术前应向患者做好解释沟通工作，让患者了解穿刺治疗过程中需要注意的问题，如术中避免吞咽及咳嗽，取得患者最大限度的配合，以减少并发症发生。

2. 甲状腺囊肿穿刺成功的关键是选择好穿刺点及穿刺路径，术前应仔细观察囊肿与周围重要组织结构的关系。通常选取距离病灶近、能清晰显示病灶及进针路径，并能避开重要结构的部位为穿刺点。进针时尽可能穿过少许甲状腺组织，但应注意避开血流丰富区。

3. 甲状腺毗邻颈部大血管及神经组织，应确保穿刺准确无误。尽管甲状腺采用的多是徒手穿刺手法，但是若设计好理想的穿刺点及进针路径，仍可做到穿刺操作全程在超声实时监导下进行，应尽量避免盲操作，以减少副损伤发生。

4. 甲状腺与相邻结构之间有疏松结缔组织间隙，穿刺针通过这些间隙时容易产生滑动，使穿刺针方向偏移。穿刺时应注意固定好囊肿，穿刺针缓慢穿过组织间隙，当穿刺针抵住甲状腺被膜时，宜用快速有力的穿刺手法刺入囊肿内。

5. 甲状腺囊肿表浅且囊腔体积较小时，穿刺针不易固定，抽吸时容易脱出囊腔，一旦滑脱则不可能再进行穿刺，会导致此次治疗失败。因此，冲洗时手法要轻，务必固定好穿刺针，整个治疗过程应小心调整探头声束方向，以清晰显示囊肿与穿刺针位置关系，避免针尖滑出及硬化剂外漏损伤周围正常组织，确保穿刺针在囊腔内才能注入硬化剂。

6. 甲状腺囊肿穿刺硬化治疗时建议最好配备三通，注射器通过三通与软引流管、穿刺针连接，可以避免反复卸装注射器时引起穿刺针移位、脱出囊腔。一旦穿刺针滑脱，囊液抽出后囊壁塌陷，造成再穿刺困难，导致治疗失败。此外，穿刺针脱出囊腔容易造成残余囊液及硬化剂外渗，可能造成周围正常组织凝固性坏死、神经损伤等并发症发生。

7. 甲状腺囊肿穿刺硬化治疗疗效与囊液能否抽吸彻底关系密切。甲状腺胶质囊肿的囊液黏稠不易抽吸。术前应注意识别此类囊肿，选择较粗穿刺针抽吸是关键。而血性囊液抽吸虽然相对容易，但也最好用粗针。硬化治疗前均需要用生理盐水反复冲洗囊腔，待冲洗液变稀薄清亮后再硬化，效果好，治愈率高，不易复发。

胶质囊肿典型声像图表现为囊液中漂浮絮状、粗点状强回声，随体位改变无明显坠落征象，强回声后方常伴“彗星尾征”；而血性囊液的细胞团颗粒多呈点状等回声，分布密集均匀，随体位改变有明显坠落征象。

8. 各部位囊肿穿刺硬化治疗均主张尽量抽净囊液后注射硬化剂，但对于呼吸困难或不能长时间保持颈部治疗体位患者，可不必追求抽净囊液。当囊内还剩少量囊液时，可用无水酒精反复冲洗，一方面，可有效预防穿刺针脱出或穿透囊壁；另一方面，便于声像图监视穿刺针尖的位置，更为安全，而不影响治疗效果。

9. 有学者研究了体积偏小的甲状腺囊性结节无水酒精硬化治疗，分别采用两种方法治疗，一组采取抽吸囊液后注入硬化剂，另一组不抽吸囊液直接注入硬化剂，发现两组疗效无显著性差异。甲状腺囊肿穿刺硬化治疗过程中，患者易有反射性吞咽动作以及呼吸等影响，容易引起针尖移动刺伤囊壁引起出血或穿刺针脱出囊腔。因此，甲状腺囊肿无水酒精硬化治疗过程应尽可能快速完成，加之甲状腺囊肿体积较小，不必硬化时间过长，单次硬化 1 分钟左右即可；较小囊肿特别是不易抽吸的胶质囊肿甚至可以不抽吸或不抽净囊液，予以单次注入少量硬化剂保留。

10. 对有分隔的囊肿且囊腔不相通者，应逐个对囊腔进行穿刺抽吸硬化治疗。

11. 为了预防硬化剂注入后疼痛，可在注射酒精前注入少量利多卡因，留置 1～2 分钟后吸出，再继续注入硬化剂治疗。

12. 对于囊液黏稠的胶质囊肿，可先用生理盐水冲洗，抽净囊液后再硬化；另有学者建议胶质囊肿采用两次治疗方案，即第一次穿刺抽出少量囊液后向囊内注入 1～2ml 无水酒精，待 2 周后胨状胶质液化稀释易于抽出时，再次穿刺彻底抽净囊液，按照常规方法完成硬化治疗，可达到满意疗效；此外，对于出血性囊液，亦建议先用生理盐水冲洗囊腔，待冲洗液清亮后再注入无水酒精硬化，防止蛋白质沉淀物阻塞针鞘不易抽出，影响远期疗效。

13. 无水酒精用量不足、囊壁硬化不全是导致复发的主要原因。若囊液抽吸彻底且无水酒精用量充足，治疗结束后不建议在囊腔内保留，以免过多硬化剂残留引起术后发热及疼痛反应。对囊壁较厚或突入囊腔内的乳头状增生结节，建议保留 2～3ml 无水酒精，目的是使其在囊壁内均匀弥散，将残留的实性部分彻底硬化，以提高治疗效果。

14. 甲状腺腺瘤或甲状腺肿结节血供丰富，甲状腺囊肿大部分来自这两类结节内出和（或）囊性变，病程长者可因反复出血形成体积巨大的囊肿。相对于小囊肿，大囊肿囊壁面积大且血供异常丰富，穿刺硬化治疗过程中易于发生囊壁损伤出血。遇到囊内出血量较多时，应立即停止负压抽吸，快速向囊腔内注入少量无水酒精可以达到迅速止血目的。但是，凝固后的血凝块无法被抽出，会影响此次囊肿硬化治疗疗效。若止血过程中注入硬化剂较多时，不建议对残余囊腔继续硬化治疗，可在 1 个月左右复查。此时血凝块部分溶解吸收，可考虑对残余囊肿再次硬化治疗。有热消融条件者，还可对出血囊壁组织即刻进行热消融治疗，快速止血的同时达到彻底治疗目的（图 8-5、图 8-6）。

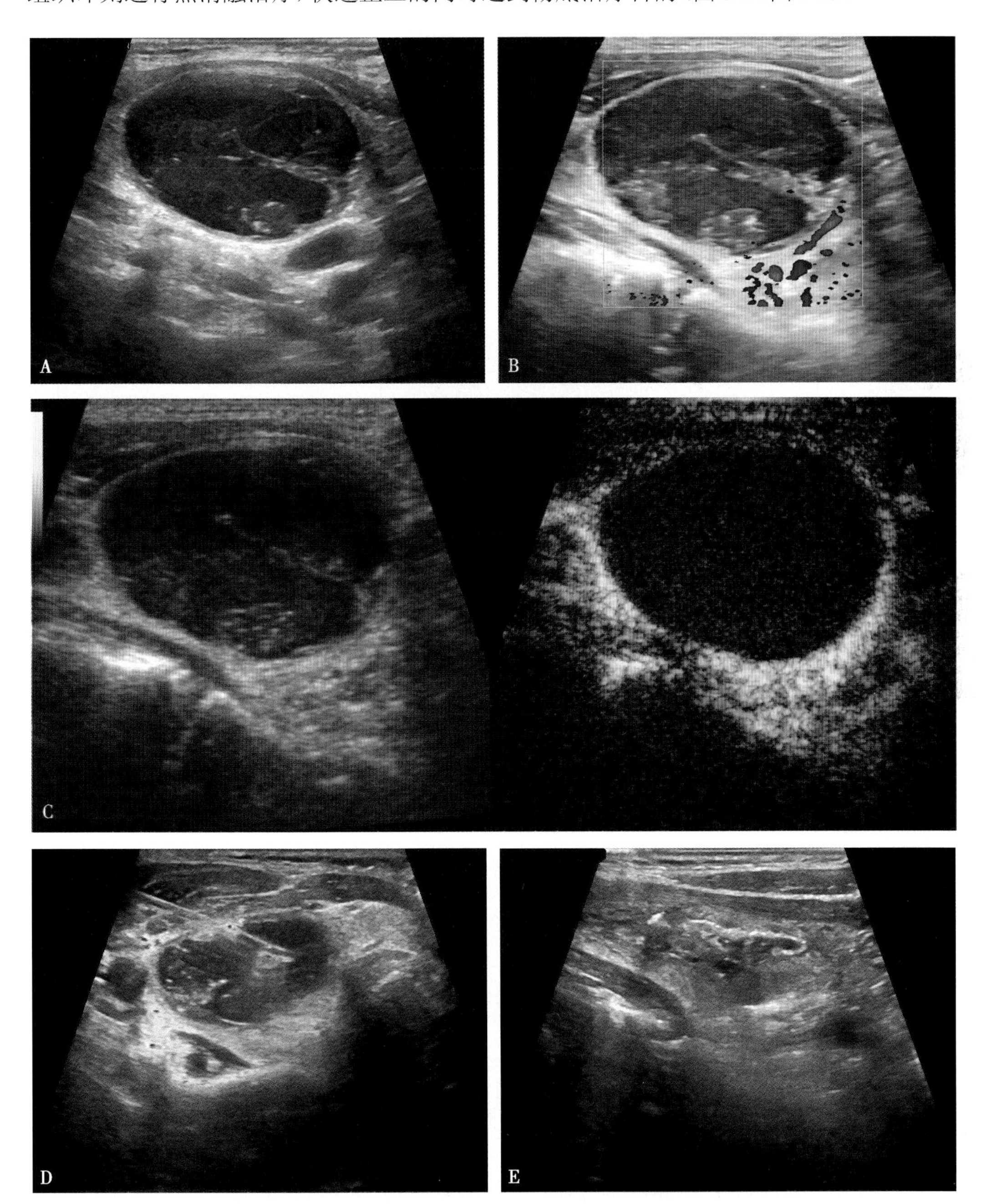

图 8-5 囊性为主型囊肿（实性组织乏血供）的穿刺硬化治疗

注：A. 甲状腺内囊实性结节（囊性为主）；B. 结节内的实性组织内 CDFI 未见明显血流，囊壁探及环绕血流；C. 超声造影检查，实性组织内无造影剂进入，完全无增强，为增生的纤维组织；D. 超声引导下行结节穿刺、抽吸，无水酒精硬化治疗，囊液为陈旧血液；E. 治疗后显示囊腔消失，囊壁塌陷

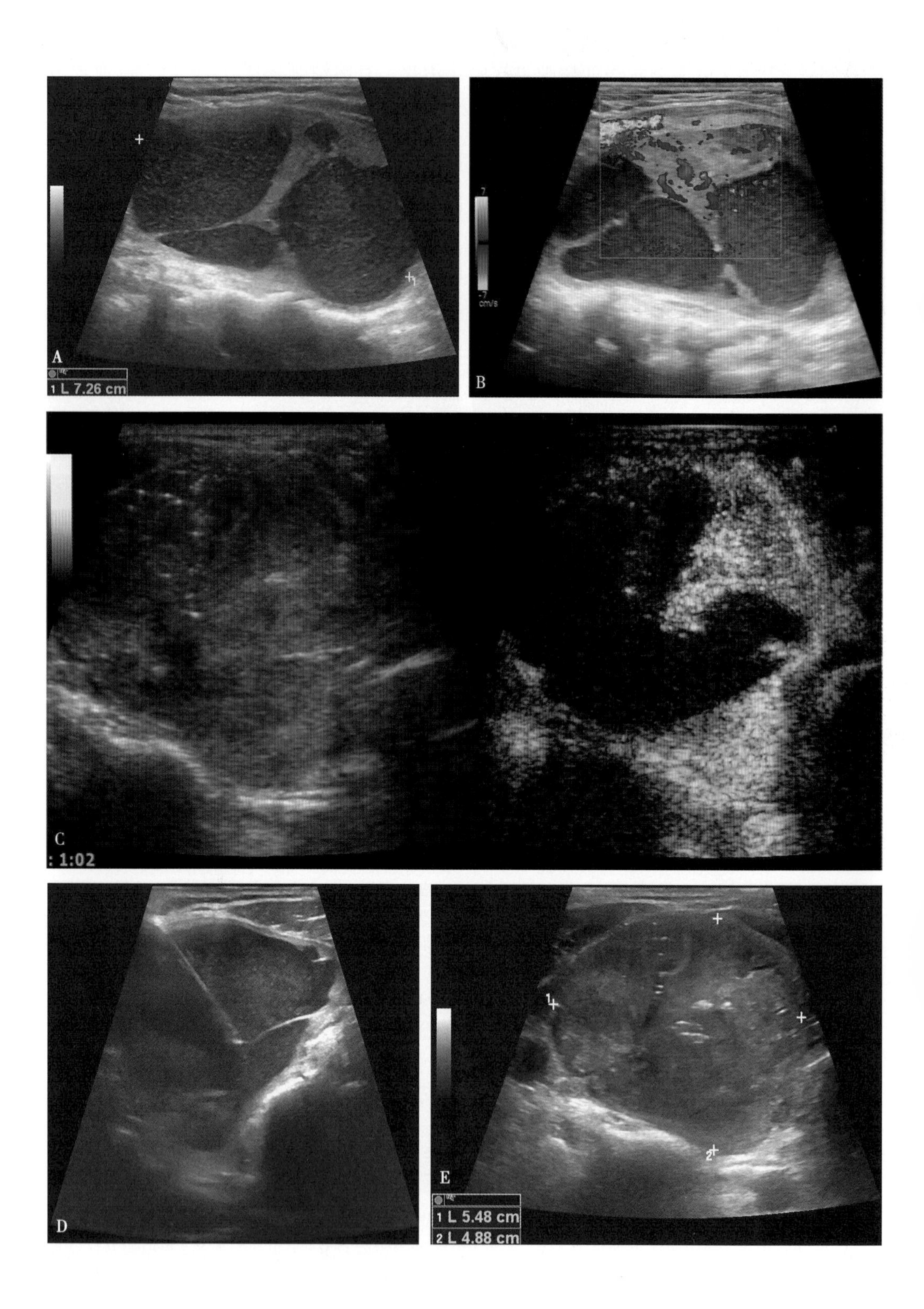
A
1 L 7.26 cm
B
7
-7
cm/s
C
: 1:02
D
E
1 L 5.48 cm
2 L 4.88 cm

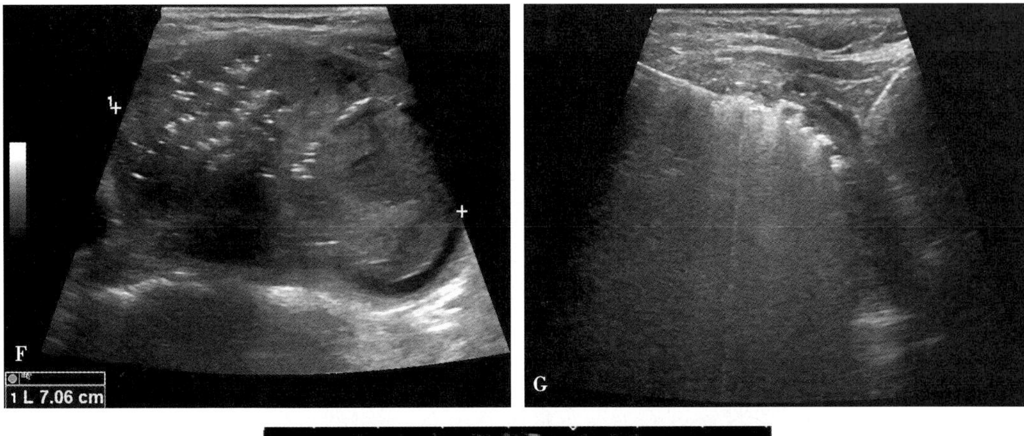

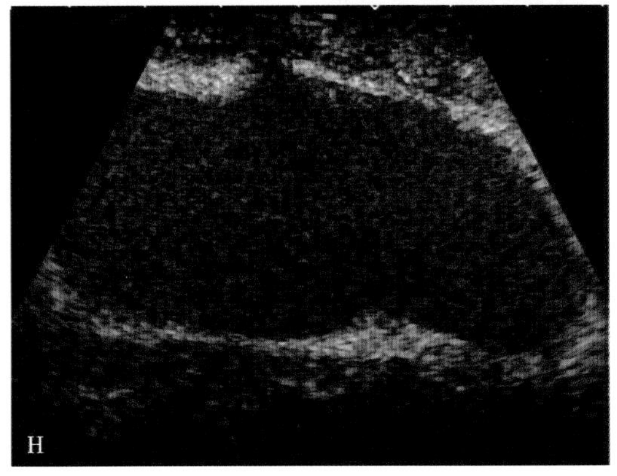

图 8-6　囊性为主型囊肿（实性组织富血供）的穿刺硬化治疗，术中合并大出血的应急处理

注：A. 甲状腺右叶 7.2cm×5.1cm 囊实性结节，囊性成分为主，可疑囊内积血；B. 结节内少量实性组织 CDFI 显示血供丰富；C. 超声造影显示实性组织呈高增强；D. 超声引导下避开实性组织穿刺至囊腔内，抽吸出血性囊液；E. 抽吸过程中突发囊内活跃出血，塌陷后的结节又迅速增大；F. 囊内注入无水酒精 10ml 后出血停止，迅速形成凝血块；G. 活动性出血停止后，立即改行超声引导下微波消融实性组织；H. 微波消融后，超声造影显示组织完全灭活无增强

15. 甲状腺穿刺时较其他器官更容易发生出血，穿刺治疗术后压迫止血应切实到位，建议穿刺术后在普通包扎敷料表面外加纱布卷并固定好，可指导患者自己加压。

16. 目前，甲状腺囊肿无水酒精硬化剂注入方法尚不统一，可根据情况酌情选择。对于体积偏大的囊肿常采用多次硬化，即单次注入 1/3～1/2 囊液量，留置 1～2 分钟后抽出，共硬化 2～3 次，通过多次置换可达到硬化需要的高浓度，保证硬化治疗效果；也有提倡采用单次硬化，抽净囊液后注入少量无水酒精留置数分钟后完全抽出，单次硬化可能更适合于体积偏小的囊肿；还有人认为甲状腺小囊肿无需抽吸囊液，穿刺成功后直接向囊腔注入 1～2ml 无水酒精留置即可，同样可达到满意疗效。

17. 甲状腺癌结节可发生出血及液化坏死，也有学者报道甲状腺腺瘤或结节性甲状腺肿结节发生恶变。因此，进行穿刺硬化治疗前，应仔细鉴别。若囊肿较大，囊壁较厚不规则、乳头样结节，实质成分内微钙化灶，结节生长迅速或厚壁实性肿块与周围组织分界不清，伴有颈部淋巴结肿大者，囊内容物为血性，反复穿刺抽吸后囊液又迅速积聚，则应当警惕有恶性病变可能，应穿刺取囊壁实性区域细胞或组织进行病理学检查。

临床价值

甲状腺囊肿多为良性，小囊肿无需处理，体积较大囊肿可产生临床压迫症状，引起患者呼吸不畅甚至呼吸困难等症状，并有1%～2%的恶变率。因此，及时治疗十分必要。甲状腺囊肿传统治疗方法是手术切除，手术治疗创伤大，术中容易发生囊肿破裂，囊壁切除不彻底可导致术后复发，并可能出现甲状腺功能减退及喉返神经损伤等并发症。此外，还存在手术瘢痕影响美观、结节复发再次手术困难等问题。临床实践证明，超声引导无水酒精硬化治疗对于无分隔或少分隔的甲状腺纯囊性结节效果尤其好，一次硬化多可达到治愈，具有操作简便、创伤小、疗效好、并发症少、恢复快、费用少、可重复治疗等优点。对重要脏器功能障碍不能耐受手术患者同样适用，此外，易于被患者所接受。对于不愿手术者，可避免长期观察过程中继发囊肿内出血、恶变等并发症，已成为一种可替代手术的有效治疗方法被广泛应用于临床。

结节性甲状腺肿和腺瘤结节是甲状腺常见病，血供丰富，容易合并液化、出血，导致不同程度囊性变。因此，囊实性结节在甲状腺结节中占有较大比例，其中的纯囊性结节、囊性为主结节均是无水酒精硬化治疗的很好适应证。纯囊性结节无水酒精硬化治疗的有效率及治愈率最高，囊实性结节无水酒精硬化治疗疗效则相差较大，认识相关影响因素将有助于选择适宜病例，进一步提高疗效。

Kim等对217例囊性结节及囊性为主结节无水酒精硬化治疗疗效及影响因素进行了研究，比较分析了囊性组及囊性为主组结节的初始体积、实性成分比例、血供、囊液性质、酒精留置时间、治疗次数与疗效的关系。结果显示，治疗后结节体积平均下降率达85.2%±16.1%[(15.7ml±18.1ml)降至(3.0ml±7.9ml)]，成功率达90.3%，囊性组较囊性为主组疗效更好。两组结节疗效独立预测因素包括初始体积、实性成分比例及其血供情况，初始体积偏大或血供丰富的囊性为主组疗效下降。然而，囊性组结节不受上述任何因素影响。囊性结节及囊性为主结节无水酒精硬化治疗疗效肯定，特别是囊性结节效果尤其好。

进行甲状腺囊肿无水酒精硬化治疗时，无水酒精的用量是一个值得讨论的问题。文献报道的治疗使用量多者可达100ml，少则1～2ml，单次使用量建议不超过10ml，但也有报道单次用量达30ml者。依据肝肾囊肿无水酒精硬化治疗的临床经验，足量多次置换方法注入是保证无水酒精硬化治疗疗效的关键。甲状腺囊肿无水酒精硬化治疗时，较大囊腔建议采用足量多次硬化，以保证高浓度酒精与囊壁表面充分接触，防止酒精被稀释、血凝块附在囊壁表面影响无水酒精硬化效果。而当囊肿较小时，可以考虑抽吸后单次少量注入。囊性为主结节建议硬化治疗完成后留置少量无水酒精于囊腔内，使其逐步向结节实体部分弥散，达到逐渐凝固性坏死目的。实性组织较多时，可在结节实体组织内注入少量无水酒精，按照实性腺瘤处理，将有助于提高疗效。

据文献报道，治疗无效者多为实性成分超过15cm^{3}的囊实性结节，特别是血供丰富的实性结节，对实性比例过多的囊实性结节热消融治疗或手术治疗可能更适宜。因此，囊实性结节在介入治疗前，应注意实性组织的血供情况。实性组织体积较大且血供丰富者，穿刺出血风险增加，选择病例时应予以充分考虑并做好预防出血的应急预案。

可见，甲状腺囊实性结节大小、实性成分比例及血供情况、酒精注入方法等会影响无水酒精硬化治疗疗效。选择病例不同，可能导致各研究报道的有效率及治愈率相差较大。然而，没有争议的是，纯囊性结节或囊性为主结节无水酒精硬化治疗疗效好，硬化治疗的治愈率接近100%，使这一技术得以在临床普及推广。经皮穿刺无水酒精硬化治疗大大减少了甲状腺囊性结节的手术率，也确立了其作为甲状腺囊肿首选方法或一线治疗方法的地位，现已经被写入美国、欧洲等甲状腺疾病诊治指南。

第九章

甲状腺腺瘤无水酒精化学消融治疗

概述

超声引导经皮无水酒精消融治疗（percutaneous ethanol ablation，PEA）是化学消融治疗的一种。20 世纪 80 年代初期，日本学者首先将该技术用于治疗肝癌，之后，国内外临床广泛应用。经皮肝癌无水酒精消融治疗具有创伤小、简便易行、费用低廉及疗效肯定等优点。迄今，尽管肝癌治疗手段不断增加，但 PEA 仍是非手术治疗肝癌常用方法之一。近年来，PEA 技术进一步被拓展应用至肝脏之外的多脏器肿瘤治疗中，如甲状腺、肾上腺、甲状旁腺等，均取得了较好的疗效。甲状腺腺瘤是甲状腺主要良性肿瘤，小腺瘤可以采取临床观察，较大腺瘤常引起压迫等症状，需要进行积极干预。既往以外科手术切除为主，手术治疗创伤大，对于年龄大、心肺功能不能耐受者无法进行，亟待其他替代性治疗手段。基于这样的临床需求，超声引导下 PEA 治疗甲状腺腺瘤技术应运而生。PEA 治疗甲状腺腺瘤始于 1990 年，Livraghi 等首次报道 PEA 用于治疗自主性高功能性甲状腺腺瘤患者。之后陆续有关于 PEA 治疗甲状腺实性或实性为主良性肿瘤的研究论文发表，多显示疗效肯定，治疗后瘤体明显缩小，部分合并甲亢的腺瘤 PEA 治疗后甲状腺功能恢复正常，达到功能消融目的。PEA 具有并发症少、费用低、避免住院、痛苦小及恢复快等优点，可使部分患者免于手术或放射性碘治疗，成为甲状腺腺瘤可选择的微创治疗方法。

治疗机制

PEA 是经皮穿刺将无水酒精或其他化学药物注入瘤体内的局部治疗方法。无水酒精注入到肿瘤内，可引起肿瘤细胞及其血管内皮细胞迅速脱水，蛋白质凝固变性，血管内血栓形成；继而引起肿瘤组织坏死，瘤结节纤维化、钙化，凝固性坏死组织可自然溶解吸收；最终导致瘤体缩小直至消失，达到非手术原位灭活肿瘤目的。瘤结节富血供的病理特点可使无水酒精在肿瘤结节内部扩散，肿瘤包膜可将无水酒精限制在肿瘤内部，使其不易向周围正常组织扩散，对正常组织影响较小。在肿瘤化学消融方面，临床开发了多种化学药物，无水酒精因其容易获取、廉价、疗效好及并发症少，使用最为普遍。

适应证

1. 主要适用于各种原因不能手术或不愿手术患者的甲状腺良性肿瘤，如腺瘤、囊腺瘤等。

2. 对于单发实性腺瘤，建议最大径不超过 3cm，囊腺瘤根据囊性部分所占比例可适当放宽PEA治疗指征。

3. 除了良性腺瘤外，对于甲状腺恶性肿瘤患者，如果存在对静脉化疗及放疗不能耐受，且病灶位置特殊手术切除困难或术后复发等情况，也可酌情行肿瘤病灶无水酒精消融治疗。

禁忌证

1. 具有严重心肺功能不全，不能配合完成治疗者。

2. 严重凝血功能障碍者。

3. 治疗前穿刺活检和（或）影像学检查有恶性倾向者。

4. 直径大于3cm的实性肿瘤，酒精弥散难以完全覆盖瘤体，导致复发率高，不建议进行PEA治疗。

5. 甲状腺腺瘤直径小于0.5cm者可观察，暂不予PEA治疗。

6. 肿瘤位置深、穿刺不易达到，穿刺路径难以避免损伤邻近重要结构者。

术前准备

1. 器材准备　彩色多普勒超声仪，7～11MHz高频线阵探头，穿刺引导架，20～23G一次性PTC穿刺针或20G多孔专用酒精注射针，最好使用带有侧孔型穿刺针。若选择普通PTC穿刺针需多点注射并旋转针尖方向使无水酒精均匀弥散在结节内，可配18G经皮引导针。

2. 术前评估　首先排除恶性病变，确认有PEA治疗适应证。之后，进一步详细观察瘤体位置、数目、大小、边界、内部回声、血流情况，依据椭球体体积公式（V=0.52×长×宽×高）计算出瘤结节体积，估测酒精用量。

3. 术前化验检查　检查血常规、凝血功能、肝肾功能、甲状腺生化指标、ECG等。甲状腺生化指标主要包括游离三碘甲状腺原氨酸（FT_3）、血清游离甲状腺素（FT_4）、促甲状腺素（TSH）、甲状腺球蛋白抗体（TGAb）、甲状腺过氧化物酶抗体（TGOAb）等。TSH水平低的患者还应行甲状腺核素扫描。

上述甲状腺生化指标中，尤应重视TSH指标。TSH被认为是预测甲状腺结节良恶性的独立指标。甲状腺恶性结节TSH水平可正常或增高，随血清TSH水平增高，结节恶性程度进一步提高，较高的TSH水平往往与晚期甲状腺癌相关；而绝大多数情况下，TSH水平低预示着甲状腺结节为良性，对于低TSH患者，为了排除功能自主性甲状腺结节可能性，应进一步做核素扫描。低TSH的高功能甲状腺结节几乎都是良性，对这类结节一般不需要进行细胞学检查。但是，具有低TSH的无功能结节或冷结节仍有可能为恶性，需要进一步进行细胞学检查。

4. 药物治疗　对于合并甲亢的患者，可配合内科药物治疗，将基础代谢率及甲状腺功能控制在安全范围；对于因其他疾病服用抗凝药物治疗者，术前酌情停用。

5. 知情告知　术前签署介入治疗知情同意书，向患者详细说明治疗过程及可能发生的并发症、术中及术后注意事项，以取得患者的配合。

6. 术前禁食3～4小时。

操作方法

患者平卧，颈部垫薄枕呈过伸位，头偏向健侧；常规消毒铺巾，2%利多卡因局麻，超声引导下将 PTC 穿刺针刺入腺瘤结节中后部，拔出针芯；抽吸无回血后开始注射无水酒精，以防止将药物注入血管内。无水酒精注入组织后局部呈强回声，注入过程中显示强回声区域逐渐增大，直至弥散覆盖整个瘤体。注射过程中应注意不断调整针尖方向，推注速度应保持缓慢匀速，使药物尽量弥散均匀。注射完成后插入针芯，在肿瘤边缘停数秒后再完全退针。无水酒精消融治疗的目的是切断瘤体供血。因此，瘤体的血运处是重点注射区，尽量采用多孔针并多点注射（图 9-1、图 9-2）。

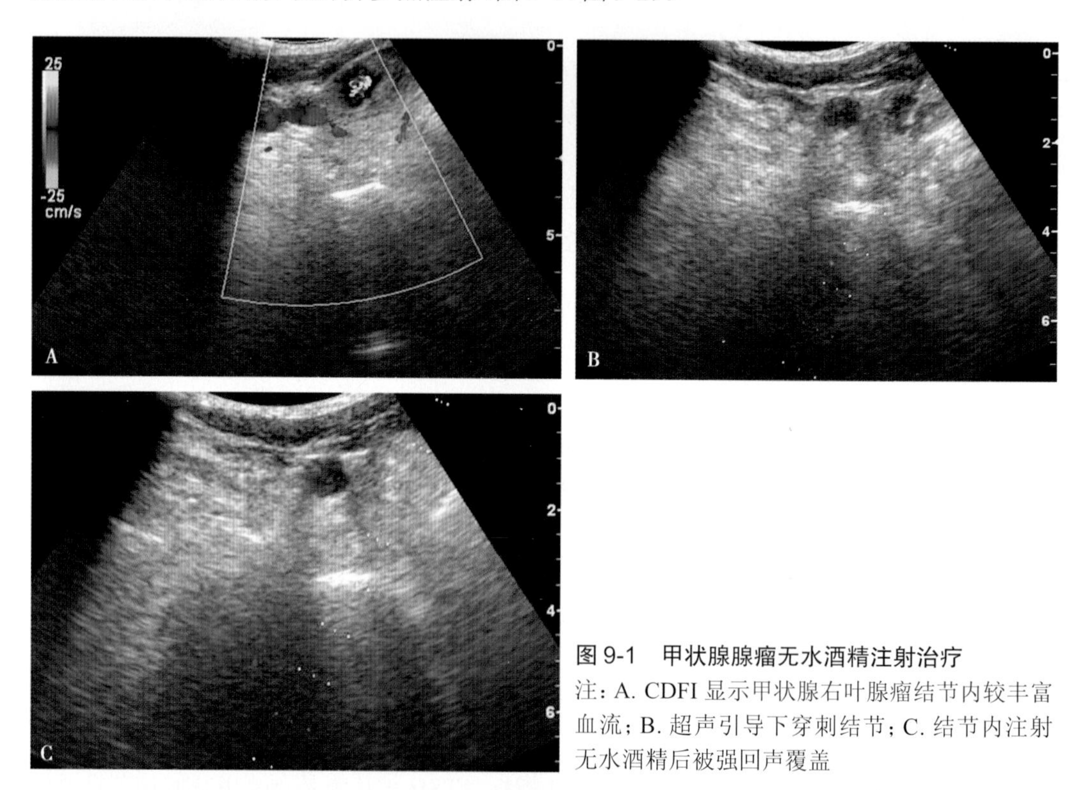

图 9-1　甲状腺腺瘤无水酒精注射治疗

注：A. CDFI 显示甲状腺右叶腺瘤结节内较丰富血流；B. 超声引导下穿刺结节；C. 结节内注射无水酒精后被强回声覆盖

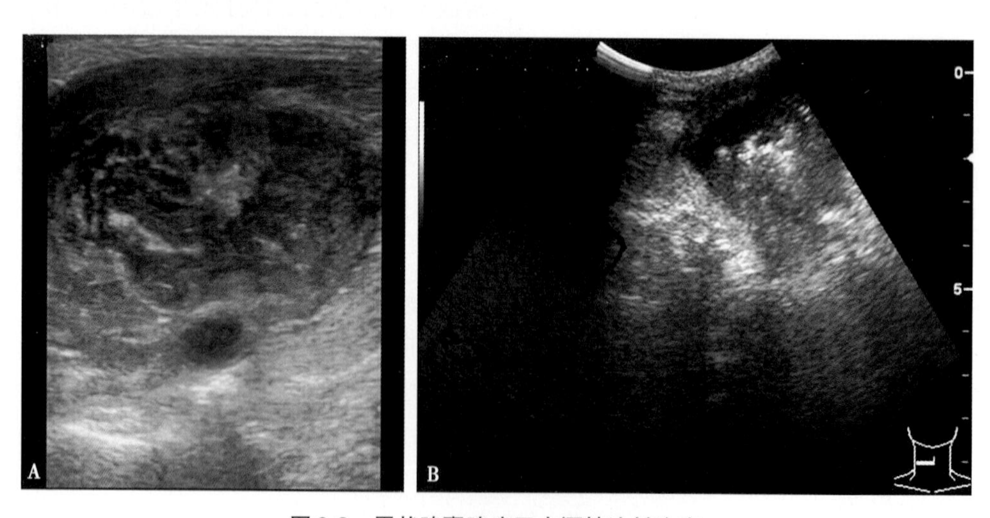

图 9-2　甲状腺囊腺瘤无水酒精注射治疗

注：A. 甲状腺右叶囊腺瘤声像图；B. 结节实性组织内注射无水酒精，局部被强回声覆盖

关于无水酒精注入量和治疗疗程，不同研究者之间相差较大，尚无统一标准。对于实性腺瘤结节，通常1～2周注射一次，总量分2～7次注射完，单次注射量原则上不超过10ml，总量不超过结节体积的1～1.2倍。实际应用时需依据结节体积大小调节无水酒精用量，以下估算方法可供参考：结节＜ $15cm^3$ 者，无水酒精注射总量1～2.8ml/cm^3 组织；结节≥ $15cm^3$ 者，无水酒精注射总量 0.5^3～1ml/cm^3 组织。注射时尽量避免无水酒精渗漏至结节外。超声监视下显示酒精弥散强回声区覆盖整个结节并感觉推注有一定压力时停止注射。超声显示血运消失后予以观察，结节多可逐渐吸收缩小。治疗后3～6个月复查，如灭活不全者可重复治疗，一般经数次治疗多可达到满意效果。国内学者对65例85个甲状腺腺瘤结节进行了无水酒精注射适宜剂量方面的研究，以无水酒精弥散强回声范围达到或超过肿瘤1.0～1.5cm为最大注射剂量，显示无水酒精注射量与弥散范围最大径之间呈正相关（$r=0.775$，$P < 0.05$）；得出腺瘤结节大小与无水酒精注射量关系回归方程如下：$Y=3.038X+0.871$，Y为酒精注射量（ml），X为结节最大径（cm）。使用该剂量治疗，结节最大径小于3.5cm者达到一次治疗有效（结节缩小至1～2cm），最大径大于3.5cm，一次治疗效果不满意者，再经一次重复治疗均达到了满意疗效。

对于以实性成分为主的腺瘤，可先抽吸囊液，之后视为实性腺瘤处理。对于以囊性成分为主的囊腺瘤，可视为普通囊肿行硬化治疗。即先抽吸囊液，之后按照囊液的1/3～1/4注入无水酒精，留置1～2分钟后完全抽出，重复2～3次。拔针前可在囊腔内保留1ml～2ml无水酒精，通过外渗继续发挥作用，有助于残余实性组织彻底硬化坏死。

术后处理

治疗结束后，穿刺点局部压迫数分钟，门诊患者观察1小时无异常情况可离开，并嘱咐患者有明显疼痛或声音嘶哑时随诊。一旦发现术后瘤体内或甲状腺组织内出血，应迅速进行压迫止血，严密观察的同时做好抢救准备，防止窒息等意外发生。

疗效评价

1. 甲状腺腺瘤PEA治疗疗效判断主要依据超声影像学、实验室检查、放射性核素扫描及结节穿刺组织病理学检查。

（1）超声影像学检查主要观察以下内容：瘤结节大小、内部回声、血流情况、周围组织变化情况。甲状腺腺瘤PEA治疗后坏死瘤组织吸收消失较缓慢，多需要2～3个月或更长时间。超声表现为结节内部回声增强，血流信号消失，动态观察逐渐缩小，最终吸收消失或呈小钙化灶。有条件者还可进行超声造影检查以了解结节内血流灌注情况，准确判断瘤组织治疗后的灭活范围。

（2）实验室检查：主要包括甲状腺功能及自身抗体检测。

（3）放射性核素扫描：主要用于功能自主性腺瘤治疗前后，用于评价腺瘤结节及甲状腺组织吸碘功能。

（4）结节穿刺活检组织病理学检查：穿刺活检是有创检查，仅在必要时进行。PEA完全灭活者的组织活检标本显示为完全性坏死、被纤维组织取代。

2. 评价标准

（1）治愈：肿瘤体积较治疗前缩小90%以上，病灶完全吸收消失或仅残留强回声痕迹，且稳定3个月以上。

（2）有效：肿瘤体积较治疗前缩小50%～90%，且稳定3个月以上。

（3）无效：肿瘤体积较治疗前缩小50%以下。

对于自主性高功能性腺瘤结节PEA疗效评价，除了考虑结节体积缩小率外，还应包括甲状腺激素指标及核素扫描结果。治疗失败者，结节外组织碘吸收持续被抑制，伴随T_3、T_4增高及TSH不能测及；部分治愈者，T_3、T_4正常，TSH不能测及，结节不吸碘，结节外组织碘吸收持续被抑制；治愈者，T_3、T_4正常，TSH正常，结节外组织恢复正常碘吸收。

3. 随访时间与间隔　甲状腺腺瘤结节PEA治疗后，3个月之内建议每月随访一次。之后，每3～6个月随访1次，直至1～2年。甲状腺腺瘤结节PEA治疗后，坏死组织吸收需要一段时间，不同成分及大小结节的缩小规律又有所不同。对于小于3cm结节，治愈或显效多在治疗后6个月左右；对于大于3cm结节，治愈或显效多需1年左右，个别需要更长时间。实性腺瘤结节PEA治疗后3个月结节体积平均缩小约50%，1年以上平均缩小可达70%左右。囊性结节PEA治疗见效快，治疗后3个月时结节缩小程度与12个月时相近。因此，可依据结节性质及结节大小适当调整随访时间。

并发症

1. 局部烧灼感、胀痛　甲状腺腺瘤PEA治疗过程中，一般都有局部疼痛，多为能忍受的轻微疼痛；少数疼痛较重，可向颌下放射，甚至需要终止治疗。轻微疼痛数分钟后可消失，局部灼热感或中度疼痛3～6小时后可缓解，个别疼痛感较重者可持续7～10天。

2. 发热　多为治疗后坏死组织吸收引起的吸收热，一般3～7天内可自然缓解。

3. 出血、局部血肿　少量出血可加压处理，大量出血有导致呼吸困难、窒息的危险，应积极处理。

4. 神经损伤　据文献报道，甲状腺结节PEA治疗神经损伤并发症可达1%～4%，多为一过性声音嘶哑，进水呛咳，与结节内酒精外溢损伤喉返或喉上神经有关；多可在2周至3个月内自愈，通常不需特殊治疗，也有学者建议可给予谷维素、地塞米松辅助治疗。除此之外，有引起面神经损伤导致个别患者发生永久性面瘫的报道。

5. 甲状腺功能亢进或减退　有少数文献报道个别患者接受PEA治疗后发生了一过性甲亢，多表现甲状腺结节PEA治疗后3～7天T_3、T_4轻微升高，可能与组织破坏激素外溢有关；2周后多逐步下降至正常，期间可产生心悸不适，对症处理后可消失。多数文献报道甲状腺腺瘤PEA治疗后甲状腺功能及自身抗体无明显变化，认为该治疗不影响甲状腺功能，不会诱发自身免疫性甲状腺疾病，但PEA治疗后仍应注意监测甲状腺功能指标变化。

6. 周围组织坏死　PEA治疗中注射的无水酒精有可能沿针道发生少量外渗，引起周围组织凝固性坏死；外渗量少时仅出现局部轻微疼痛不适，不需特殊处理；但当外渗量较大时，可引起严重并发症，曾有报道引起喉部及相邻皮肤组织坏死者。

7. Graves病　罕见，迄今文献报道3例非毒性甲状腺结节经PEA治疗后发生Graves病，其中1例发展为Graves眼征。出现该并发症的机制尚不清楚，可能是PEA治疗时损伤了甲状腺组织，促甲状腺素受体蛋白等抗原物质大量释放；这些物质激活了针对甲状腺本身及眼眶内软组织的自身免疫炎性反应，进而引起Graves病和Graves眼征。

8. 其他　可引起胸闷、心慌、面色苍白、一过性面部潮红，为无水酒精吸收入血引起，治疗后应予以平卧位休息，经对症处理多可自然缓解。

注意事项

1. 术前向患者解释手术过程，取得患者的良好配合以便顺利完成手术。

2. 对于有严重出血倾向者、位置深而穿刺不易达到的部位、穿刺路径难以避免损伤邻近重要结构或合并严重疾病不能合作者，建议放弃PEA治疗。

3. 典型甲状腺腺瘤与甲状腺癌在声像图上多不难鉴别，部分腺瘤与结节性甲状腺肿单发结节声像图表现相似，因此鉴别十分困难。40岁以上患者中，5%～10%的结节性甲状腺肿结节有发生恶变倾向，10%～15%的腺瘤可发生恶变。甲状腺腺癌及发生恶变的腺瘤宜尽早进行手术切除，而结节性甲状腺肿由于结节无包膜，酒精注射后不能局限在结节内，易于损伤周围正常甲状腺组织，不建议进行PEA治疗。因此，在PEA治疗前对甲状腺结节进行穿刺活检获得病理学诊断是非常重要的。

4. 进行PEA治疗时最好采用侧孔型穿刺针或采用PTC针穿刺多点注射，以达到结节内无水酒精均匀弥散目的。治疗过程中尽量减少穿刺进针次数，进针时注意避开大血管及重要神经走行区，靠近下叶的结节最好经前外侧进针，以免损伤喉返神经。

5. 避免将药物注射至瘤体包膜外，尤其对于靠近甲状腺上下极的腺瘤或较小的深部腺瘤，以免药物外渗引起血管、神经损伤。

6. 适当的注射量为酒精弥散强回声覆盖整个结节并且有一定推注压力。酒精注入应保持缓慢匀速；治疗过程中应注意固定好针具，防止针头滑出；出针前可沿针筒注入少量2%利多卡因，以免酒精溢出造成疼痛或正常组织发生凝固性坏死；拔针后应按压局部10分钟以上，防止酒精外溢。

7. 对于囊腺瘤，不必追求完全抽净囊液，可在囊内剩少许囊液情况下注入无水酒精反复置换冲洗。一方面，有利于声像图监视针尖位置；另一方面，可有效避免针尖刺破囊壁或脱出，而其疗效与抽净囊液后注入无水酒精相近。囊腔内留置酒精量不宜过多，尤其是位于甲状腺背面的肿瘤，以避免酒精外溢损伤喉返神经。

8. 对于较大的腺瘤，酒精难以均匀弥散，不易彻底硬化，不建议PEA治疗。

9. 无水酒精的注射量及注射方法主要根据瘤体体积而定，较小的瘤体可一次性足量注射，对较大的瘤体可采用多点注射、多次注射，阻断其血运是关键。

10. 穿刺过程中密切观察患者生命体征及一般情况，出现面色苍白、心慌、冷汗者，应立即停止注射并对症处理。

11. 甲状腺组织及腺瘤结节往往血供丰富，较其他脏器穿刺更应重视预防出血的问题。术前服阿司匹林、华法林等抗血小板药物及抗凝药者需停药，行凝血功能检查。仔细检查穿刺路径确保能避开重要结构，显示不清者严谨盲目穿刺。术中穿刺针还要注意避开血供丰富的囊壁及分隔组织，以免引起瘤体内大出血。

临床价值

甲状腺腺瘤是甲状腺常见的良性肿瘤。既往，小腺瘤通常保守观察，较大腺瘤则主要采取手术治疗。但对于年龄大、全身情况较差不能耐受手术者或不愿意接受手术者，临床缺乏有效的替代治疗手段。超声引导下 PEA 治疗可以在术前估测结节体积及无水酒精注入量。酒精注射到组织内声像图表现为强回声，从穿刺到注射治疗完成的全过程在超声实时监视下进行，可有效避免酒精外渗损伤周围组织。小腺瘤结节经一次注射多可达到完全灭活，较大结节可通过多次多点注射最终达到瘤体大部分直至全部灭活。术后，超声可进行定期随访与疗效评价，根据瘤结节体积缩小率及血供减少情况随时调整治疗方案，以期达到最佳疗效。总之，PEA 技术为不能耐受手术或不愿手术的甲状腺腺瘤患者提供了又一可选择的微创治疗手段。

然而，不同研究者报道的甲状腺腺瘤 PEA 治疗疗效差异较大。以国外学者 D.W.kim 汇总的部分文献数据为例：若以结节体积缩小 50% 以上为治疗成功标准，成功率为 35%～100%；毒性甲状腺结节若以游离甲状腺素和促甲状腺素恢复正常为治愈标准，成功率为 58.4%～77.9%。有关预测腺瘤疗效方面的研究显示，初始体积、囊性成分比例、无水酒精注射剂量及治疗疗程、结节内血供及随访时间等均有可能影响甲状腺腺瘤 PEA 治疗疗效，选择 PEA 治疗时，应全面了解 PEA 治疗特点及其影响因素。

肿瘤无水酒精消融范围受限于其弥散力，因此，肿瘤大小影响 PEA 疗效。以肝癌结节 PEA 治疗为例，通常 3cm 以下者疗效好，3cm 以上者容易发生消融不全。甲状腺腺瘤结节与之相似，小腺瘤结节经 1～2 次 PEA 治疗可达到治愈，而大结节需要治疗的次数明显增加，据报道，有 PEA 治疗多达 11～12 次者。PEA 治疗后腺瘤坏死组织吸收需要一段时间，亦与腺瘤结节大小有关，小结节治疗后显效和消失时间明显早于大结节。实性腺瘤 PEA 治疗后 3 个月结节体积平均缩小约 50%，1 年以上体积平均缩小可达 70%。可见，甲状腺腺瘤结节的初始体积影响 PEA 疗效及吸收时间，可作为 PEA 治疗病例选择、方案制订、疗效评价及预后预测方面的重要参考。

无水酒精的注射量及注射方法是 PEA 治疗中的关键环节，也是影响 PEA 疗效的另一个重要因素；剂量过小不能彻底灭活肿瘤组织，易导致治疗后复发，剂量过大增加副作用，易损伤周围正常组织。目前，甲状腺腺瘤 PEA 治疗中，关于无水酒精适宜的注射量和注射次数，不同研究者之间相差较大。总体上讲，小结节可单次治疗，大结节通常需要多次多疗程治疗；而邻近甲状腺下极、邻近包膜的结节或患者疼痛耐受程度低等情况均需要适当减量，采取少量多次注射治疗方案。国外研究者对一组孤立性甲状腺良性冷结节进行了单次注射与多次注射对比研究，评估两种注射方案的疗效及并发症；将患者随机分为两组，分别采用无水酒精单次注射（PEA-1 组）与每周 3 次注射（PEA-3 组）两个方案。PEA-1 组：治疗前结节体积 9.9ml±5.7ml，治疗后 1 个月下降至 7.0ml±4.7ml，6 个月后下降至 5.6 ml±5.9ml；酒精剂量是治疗前结节体积的 24.7%±7.5%，结节体积总下降率 46%；PEA-3 组：治疗前结节体积 9.4ml±4.2ml，最后一次注射后 1 个月下降至 5.9ml±3.5ml，6 个月后下降至 4.6ml±2.6ml；无水酒精累积用量是治疗前结节体积的 47.9%±21.3%。结节体积总下降率 51%，两组结节体积下降率无显著差异。PEA-3 组有 3 例因疼痛难忍拒绝继续注射。在 6 个月的随访中，PEA-1 组的 73%（22/30）和 PEA-3 组的 63%（19/30）患者症状改善明显，但两组之间无显著差异。该研究认为，大部分副作用是剂量依赖性的，对于体积偏小的结节可以减少用药次数，予以足够的观察时间，较大体积结节也应注意同样问题。无水酒精单次注射量不宜过多，充分观察后根据结节内彩色血流消失情况决定下一步治疗，可避免过量无水酒精注射引起的并发症。目前，甲状腺腺瘤 PEA 治疗无水酒精用法缺少大样本对照研究，多依据个人经验，有些学者提倡足量而有些学者倾向保守。总之，应平衡好疗效与并发症的关系，在确保安全的前提下力争最佳的消融范围及疗效。

腺瘤容易并发囊性变。有学者通过研究认为，甲状腺腺瘤内囊性成分所占比例影响 PEA 疗效，通常囊性比例大者 PEA 治疗效果更好。国内学者观察了 231 例甲状腺良性冷结节 PEA 治疗疗效，包括纯囊性、囊实性、实性腺瘤结节；囊腺瘤或腺瘤按结节体积的 20%～50%注射无水酒精，每周 1 次，共注射 2～7 次；囊肿按抽液量 1/3 注入无水酒精行单次硬化，留置 2 分钟后全部抽出。结果显示，纯囊性结节 PEA 治疗反应最佳，其次分别是囊腺瘤及实性腺瘤。治疗 3 个月后，囊性、囊实性、实性结节分别缩小了 79.5%±19.9%、63.8%±23.8%和 53.6%±28.2%（$P < 0.05$），有效率分别为 90.6%、80.4%和 76.5%，治愈率分别达 43.8%、12.8%和 9.8%。随访 2 年，囊肿、囊腺瘤和实质性腺瘤的有效率分别上升至 100%、92.6%和 88.2%，治愈率分别上升至 75%、45.9%和 35.3%。此外，纯囊性腺瘤结节的治疗次数显著低于囊实性和实性腺瘤。直径小于 3.0cm 的腺瘤结节穿刺后显效或消失时间多在 6 个月左右，直径大于 3.0cm 者缩小或消失时间多在 1 年左右，长者达 2 年。分析原因，囊肿囊液被抽尽后体积即刻减少，注入无水酒精破坏囊壁组织使之失去分泌功能、纤维组织增生，最终导致囊腔闭合消失。故囊肿治疗次数少且疗效佳，而实性肿瘤组织需经历凝固性坏死后缓慢吸收过程，需要治疗次数多，缩小时间长。

除上述影响因素外，新近 D.W.kim 等提出结节内血供丰富程度亦会影响 PEA 疗效，在 PEA 治疗术前应重视结节内血供情况评估。研究表明，在甲状腺良性实性或实性为主结节 PEA 治疗中，少血供结节疗效好，治疗失败者多为富血供结节。可以依据彩色多普勒超声显示的结节内血供情况预测这类结节的 PEA 疗效。可能与无水酒精易于通过血液循环稀释损耗，导致局部浓度不足、组织灭活不全有关。

甲状腺自主性高功能腺瘤的主要治疗方法是手术治疗及 I^{131} 放射治疗，手术治疗被认为是首选治疗方法。手术能快速去除病灶，术后结节以外甲状腺组织可以很快恢复正常功能，极少引起甲低或甲亢复发，是一种安全有效的治疗手段。对全身情况差、不能耐受麻醉及手术的患者可以采用 I^{131} 治疗，其具有方便、安全的优点。但由于这类患者的甲状腺摄碘能力比 Graves 病患者差，需要较大剂量才有效果，往往需多次给药。另外，I^{131} 治疗并不能使甲状腺体积显著缩小，故只适用于严重器质性病变不能耐受手术者。关于 PEA 方法是否能成为甲状腺自主性高功能腺瘤另一可选择的替代治疗手段，事实上，PEA 在甲状腺结节的首例应用即是甲状腺自主性高功能腺瘤。PEA 方法用于治疗甲状腺高功能腺瘤的国内报道较少，国外研究较多。而且很多临床研究选择了 3cm 以上较大结节，多数研究结果表明 PEA 在高功能腺瘤和非功能性腺瘤疗效相近。一组 117 例甲状腺腺瘤 PEA 治疗研究结果显示，77 例患者为功能自主性单发或多发结节，40 例为非功能自主性单发结节；每周超声引导下注射 95%酒精 1 次，26 例老年患者同时予以药物治疗；所有患者耐受 PEA 治疗好，平均随访 2 年半，最长随访达 5 年。对激素水平和核素扫描结果进行统计学分析，全部非功能自主性腺瘤患者及 77.9%功能自主性腺瘤患者达到治愈，9.1%部分有效，13%失败。研究结果显示，单发或多发功能自主腺瘤结节患者疗效相近（87% & 88.2%），治疗后所有患者结节体积明显缩小；体积大于 40ml 的功能自主性腺瘤结节较小于 40ml 者在治疗反应方面没有明显差异；随访期间甲亢复发，给甲硫咪唑和(或)普萘洛尔药物治疗者对PEA疗效无影响。

Tarantino进行了一组高功能甲状腺腺瘤结节PEA治疗远期疗效观察。125名患者的127个高功能甲状腺腺瘤结节纳入研究。结节体积1.2～90ml(平均10.3ml),每个患者接受了1～11个疗程的治疗(平均3.9个疗程),每次注射无水酒精1～14ml(每名患者共注射3～108ml,平均注射14ml)。采用彩色多普勒超声、核素扫描及甲状腺功能评估(FT_3、FT_4、TSH),随访了9～144个月(平均60个月),总治愈率达92.7%。其中,结节小于等于10ml者治愈率94.0%,大于10ml但小于等于30ml者治愈率91.4%,大于30ml但小于等于60ml者治愈率89.5%,大于60ml者治愈率100%。2例出现一过性喉部神经麻痹,脓肿和血肿各1例,并发症发生率为3.2%。腺瘤结节体积缩小率达50%～90%,随访过程中有4例分别在第12、18、48个月进行了彩色多普勒血流显像及核素扫描,显示出现了新的高功能腺瘤组织。然而,所有患者甲状腺功能保持正常。可见,PEA治疗高功能腺瘤安全有效,对大于30ml的较大结节仍然有效。

Del Prete S对34例体积大于40ml的功能自主性腺瘤结节患者进行了PEA疗效观察。共随访3年,结节体积40～180ml(平均63.6ml±34.5ml),所有患者合并有甲亢症状,结节核素扫描有碘吸收。于PEA首次治疗后3、6、12、18、24及36个月检查FT_3、FT_4及TSH,治疗前后进行核素扫描。每名患者接受1～11次治疗,每个周期注射3～14ml无水酒精,总注射量20～125ml。治疗后的3个月内,30名患者核素扫描结节外吸收碘恢复,TSH水平正常;所有患者结节体积平均减少62.9%,4例无效,其中3例体积大于60ml。功能自主性结节对PEA反应也有依赖于初始结节体积的趋势,在随访期间未发现复发。

在功能自主性腺瘤结节方面,PEA方法除了可以单独采用外,还可与其他治疗方法联合使用,进一步提高疗效。Zingrillo等曾进行了PEA联合放射性碘治疗功能自主性腺瘤结节的研究。22例大于4cm的功能自主性腺瘤被随机分为2组,一组单纯接受放射性碘治疗,一组在放射性碘治疗前先进行2～4个周期PEA治疗。12个月后,所有患者甲亢症状得到控制,PEA联合放射性碘治疗组结节体积缩小和症状改善更明显,并且放射性碘用量明显减少。该研究表明,4cm以上的功能自主性腺瘤结节与放射性碘联合治疗优于单一放射性碘治疗。若预先进行PEA治疗,待结节体积缩小后接受放射性碘治疗,可进一步降低放射性碘的用量。对放射性碘治疗反应差的患者联合使用PEA治疗可以避免手术治疗。该研究还表明,治疗后核素扫描显示50%自主性腺瘤结节组织抑制结节外组织摄碘,尽管这些患者血清促甲状腺激素浓度正常;在仅接受放射性碘治疗患者中也观察到了这一点,提示此类患者治疗后应进行长期随访,警惕治疗后期甲亢复发。

在甲状腺结节治疗方面,PEA的适应证范围被不断被拓展,如辅助治疗热消融后的残余结节、甲状腺癌术后复发结节等。近年来,微波、射频、激光热消融治疗技术治疗甲状腺良性结节正成为新的临床研究热点。甲状腺结节热消融后容易发生周围消融不全。D.W.kim报道PEA用于治疗射频消融后结节外周消融不全的残余组织,当外周残余结节体积小于5cm^3且血供不丰富时疗效好;当残余结节体积达7cm^3且血供异常丰富时疗效不满意;认为通过PEA治疗可以使部分患者避免再次射频消融治疗。

PEA在甲状腺实性结节治疗中还应注意以下问题:

1. 冷结节可能隐藏意外癌结节。虽然,PEA治疗之前需要做细针细胞学活检排除甲状腺恶性病变；Monzani 等报道，在 PEA 治疗失败后接受手术治疗的结节中，平均每 12 个结节中存在 1 个乳头状癌。

2. 甲状腺癌结节也可以发生坏死、出血、液化而形成囊肿，包括周边有包膜的结节，应对抽出的囊液或组织及时进行细胞学诊断，并对所有的病例进行定期随访；若发现病灶增大或有恶变倾向时，应重复评价以排除恶性结节的可能，必要时应采取手术治疗。

3. PEA 治疗通常是安全的，术后并发症多是轻微疼痛、低热反应等；但也有发生严重副作用的报道，如持续同侧面部感觉障碍、流泪增多、结节旁纤维变性、喉头坏死等。因此，治疗时应注意超声实时监测避免无水酒精外渗，避免过大用量损伤周围正常组织。

4. 关于 PEA 治疗的适应证，国内学者强调选择有包膜的腺瘤结节，避免酒精渗到包膜外损伤正常组织，使无水酒精能够局限在包膜内发挥作用。对于无包膜或包膜不完整的另一大类甲状腺良性结节性甲状腺肿结节，不提倡用无水酒精硬化治疗。国外文献没有强调这一点，很多研究没有区分腺瘤结节和结节性甲状腺肿结节，病例选择的提法是良性实性或实性为主结节。事实上，结节的包膜并不能完全限制酒精外溢，应注意治疗过程中实时监测，并根据结节部位适当调整用量。无包膜结节通过少量多次注射同样能够避免无水酒精外渗损伤的问题。

5. 甲状腺腺瘤直径一般在 1～5cm，少数可达 10cm 以上。对于大于 4cm 的实性瘤结节，疗效会有所下降，是否选择 PEA，还需综合实际情况去考虑。但对于体积过大者，酒精难以均匀弥散，大量注射酒精外渗副损伤风险增加，建议不作为 PEA 治疗的适应证。

6. 治疗前应全面评价结节特点，选择适宜 PEA 治疗的病例，并制订针对性的治疗方案，有助于进一步提高疗效，减少并发症，充分发挥 PEA 的优势。

综上所述，PEA 是一种安全实用的非手术治疗方法，适用于绝大多数腺瘤结节。3cm 以内小腺瘤单次治疗成功率高，较大腺瘤结节经多次治疗仍可取得满意疗效，达到延缓瘤体生长、避免手术目的。新近有学者将 PEA 技术拓展用于甲状腺良性结节热消融后的残余结节、手术后复发癌结节的治疗，均显示疗效肯定。PEA 在甲状腺疾病治疗方面应用的价值还远不止于此，既往发现甲状腺腺瘤后，较大者采取手术切除，较小者通常期待观察任其生长。若小腺瘤一经发现即及早进行 PEA 治疗，甲状腺腺瘤手术率势必会进一步下降。近年来，微波、射频、激光热消融治疗技术治疗甲状腺良性结节正成为新的临床研究热点，显示出良好的应用前景。但众所周知，热消融技术需要较高的前期投入，治疗费用高，对操作者技术要求高；而 PEA 治疗适应证广，并具有热消融不具备的诸多优点，如操作简单、并发症少、费用低等。因此，PEA 在甲状腺疾病治疗方面仍有广泛的临床需求，提醒我们对 PEA 技术应予以更多关注。

第十章

甲状腺良性结节热消融治疗

概述

在现代医学领域，热消融治疗是继手术、放疗、化疗和生物治疗后的第五种肿瘤治疗方法。局部热消融肿瘤治疗的主要方法包括射频、微波、激光和高强度聚焦超声消融等。1994 年，Seki 等人报道在超声引导下经皮穿刺将微波电极植入瘤体内凝固治疗肝癌获得成功。目前热消融治疗是肝肿瘤的有效治疗方法之一，并逐步向肾脏肿瘤、腹膜后肿瘤、前列腺肿瘤、乳腺肿瘤、甲状腺及甲状旁腺肿瘤、淋巴结转移等领域拓展。根据温度 - 时间 - 生物学效应的相关性，不同温度对肿瘤细胞产生的生物学效应与消融持续时间有关。当组织温度为 40℃时，无论持续多长时间，肿瘤细胞均处于稳态；当组织温度为 42℃～45℃时，无论持续多长时间肿瘤细胞仍处于稳态，但对化疗敏感，此时的温度称为热疗温度；当组织温度达到 46℃时杀死肿瘤细胞需要 60 分钟；当温度达到 50℃～52℃时，只需要 4～6 分钟就可以杀死肿瘤细胞；而当温度超过 60℃时，细胞内蛋白质变性，双脂质膜融化，肿瘤细胞瞬间即出现凝固性坏死，此时的温度称为热消融温度（表 10-1）。

表 10-1　温度 - 时间 - 组织效应关系

温度（℃）	持续时间（min）	组织效应
40	无限长时间	肿瘤细胞处于稳态
42～45（热疗温度）	无限长时间	肿瘤细胞对放化疗敏感性增加
46	60	肿瘤细胞不可逆性死亡
50～52	4～6	肿瘤细胞不可逆性死亡
60～100（消融温度）	瞬间	肿瘤细胞不可逆性死亡
＞105	瞬间	气化和碳化

超声检查是甲状腺、甲状旁腺疾病的首选检查方法，可很好地应用于甲状腺及甲状旁腺疾病的诊断。超声引导下甲状腺结节消融治疗，不仅可以监测病灶部位的消融情况，而且可以减少对正常甲状腺、甲状旁腺、喉返神经的损伤，具有疗效确切、并发症少等优点。目前在甲状腺肿瘤热消融技术主要有以下几种：

1. 射频消融治疗　射频消融治疗（radiofrequency ablation，RFA）是基于组织中的离子、极性分子在射频交变电场的作用下发生旋转振荡、摩擦生热（内生热效应），当组织的温度超过 60℃时，肿瘤细胞瞬间出现不可逆性死亡，并在电极周围出现凝固性坏死区。

目前适用于治疗甲状腺肿瘤的射频电极针具有以下特点：①形状为单根电极，可直接用于穿刺；但其本身包含两根电极，电极的前端构成完整的电流回路，无需在体表粘贴回路电极，安全性较高；②电极纤细，在颈部浅表又狭小的空间穿刺操作十分灵活；③射频电极较锋利且裸露端有不同的规格，可根据病灶大小及部位进行选择；④阻抗感应式自动控制电路，当阻抗达到一定程度时，主机会自动停止工作，确保消融安全。

2. 微波消融治疗　微波消融治疗（microwave ablation，MWA）是指极性分子或离子在微波场的作用下旋转、来回运动、摩擦产生热量。当组织的温度超过 60℃时，肿瘤细胞瞬间出现不可逆性死亡，在电极周围出现凝固性坏死。当前 MWA 主要采用 915MHz 和 2450MHz 两种频率。前者由于频率较低，具有较强的穿透性，理论上可达到较大的消融范围；而后者频率较高，热效率也相对较好。目前普遍的观点认为微波消融热效率比射频消融更高、消融时间更短，更适合于一些较大的甲状腺结节的消融，而射频消融相对比较安全、可控。

3. 激光消融治疗　激光消融治疗（laser ablation，LA）是一种热消融，将可发射激光的光纤通过有孔探针插入到靶区，激光束发出的能量将组织加热，使组织凝固坏死以达到杀灭肿瘤的目的。单根光纤在低能光源（3W 左右）条件下，持续较长时间（300～1000 秒）使光能逐渐转化为热能并在光纤的前端形成 1cm 左右的消融范围。常用光源包括 Nd-YAG 激光器（1064nm 和 1320nm）、氩离子激光器（488nm 和 514nm）和半导体二极管激光器（805nm）。光纤要用特殊覆盖物处理才能在影像上显影。激光消融具有创伤小、安全、消融范围可控等优点，适用于特殊部位的甲状腺微小结节的消融治疗。通常 2～2.5W 的光源约 500 秒消融的直径达 1cm。LA 治疗的成功与否主要依赖于激光光纤的正确放置以及对靶组织的温度变化的准确监控等。LA 消融与微波、射频消融有所不同，其能量是前向发放，在光纤的前端形成一定范围的消融灶，因此激光消融时要注意光纤与病灶的距离。

微波、射频、激光三种消融方法均是利用热效应使组织发生凝固性坏死。微波热效率最高，产热时间快、凝固范围大；射频热效率比微波稍温和且安全，但两者热量都是向后传导，前向消融范围有限；单根激光虽然凝固范围较小，但光纤纤细，同时热能是前向传播，更适合于位置靠近包膜或血管的一些小结节的消融（表 10-2）。

4. 高强度聚焦超声治疗　高强度聚焦超声（high intensity focused ultrasound，HIFU）被认为是一项肿瘤无创治疗技术的突破性进展。其原理是通过一定形式的超声聚焦换能器将超声能量聚焦于体内病变组织，通过超声波产生的热效应、空化效应及机械作用等生物学效应对病变组织进行损伤，达到无创治疗肿瘤的目的。该技术在国内外已广泛开展，涉及肝癌、胰腺癌、骨肿瘤、子宫肌瘤等领域，并取得显著的临床效果。近年来也有用 HIFU 技术治疗甲状腺结节的报道，甲状腺结节经 HIFU 治疗后短期随访效果明显，治疗后 6 个月体积缩小率为 48.7%；等回声结节治疗后 1 个月体积缩小率要高于低回声结节，血供丰富的甲状腺结节治疗后 3 个月体积缩小率要低于少血供的结节；在入选的 20 例患者中仅有 2 例出现轻微的一过性皮下水肿和皮肤发红并发症。

表 10-2 三种热消融方法的比较

	微波消融	射频消融	激光消融
治疗机制	热凝固	热凝固	热凝固
产热机制	电磁能 - 热能	高频电流 - 热能	光能 - 热能
热能方向	后向	后向	前向
升温速度	快	慢	中
凝固范围	较大	中	较小
表面损伤	小	小	小
安全性	+	++	+++
作用强度	+++	+++	+
副作用	疼痛、烫伤、损伤大	疼痛、损伤大、昂贵	费时、昂贵
电极	电极较粗、钝	电极较细、锋利	21G 穿刺针

甲状腺良性结节发病率呈逐年上升趋势，外科手术仍是甲状腺良性结节的首选治疗方法。借助影像技术引导的热消融（射频、微波、激光）治疗具有损伤小、恢复快、重复性好、美观等特点，可作为部分甲状腺良性结节非外科手术治疗的替代方法之一。借助超声实时引导对于符合适应证的甲状腺良性结节热消融治疗，部分患者能达到与手术切除相同的治疗效果。规范化的治疗方案和技术操作，有助于提高热消融治疗的安全性及有效性。

第一节 甲状腺良性结节微波、射频消融治疗

适应证

需同时满足第 1～2 项及第 3 项之一：

1. 超声提示良性，经 2 次 FNA 或粗针穿刺病理证实为良性结节。
2. 经评估，患者自身条件不能耐受外科手术治疗或患者主观意愿拒绝外科手术治疗。
3. 其他

（1）结节明显增长（1 年内体积增大 50% 以上或至少有 2 条径线增加超过 20%）。

（2）患者存在与结节明显相关的自觉症状（如异物感、颈部不适或疼痛等）。

（3）结节明显外凸影响美观并要求治疗。

（4）患者思想顾虑过重，影响正常生活而拒绝临床观察。

（5）自主功能性结节引起甲亢症状。

禁忌证

1. 巨大胸骨后甲状腺肿或大部分甲状腺结节位于胸骨后方（相对禁忌，分次消融可考虑）。

2. 无安全穿刺路径。
3. 甲状腺内存在粗大钙化灶。
4. 病灶对侧声带功能不正常。
5. 严重凝血机制障碍。
6. 严重心肺疾病。

术前准备

1. 对患者进行相应体格检查，询问病史。对于有心脑血管疾病及糖尿病者，术前予以相应治疗，调整身体状态。

2. 术前检查血常规、血型、尿常规、大便常规、凝血功能、传染病、甲状腺功能全套、PTH、生化全套、肿瘤标记物（降钙素原）、胸片、心电图、肺功能、喉镜、颈部增强 CT 或 MR、超声造影等。

3. 充分告知患者或其法定代理人患者疾病情况、治疗目的、治疗风险、当前治疗现状和替代治疗方法，并签署知情同意书。

4. 患者术前、术后均禁食 6 小时以上，行局麻镇痛，必要时静脉麻醉，以便患者更好配合。

5. 建立静脉通路，方便静脉给药。

6. 对于服用抗凝药物的患者，应当在消融前 7～10 天停用阿司匹林或氯吡格雷，消融前 3～5 天停用华法林，消融前 4～6 小时停用肝素；患者可以在激光消融后 2～6 小时再次开始使用肝素抗凝，消融后的当晚即可服用华法林，消融后的第二天可服用阿司匹林或氯吡格雷；应当综合衡量消融治疗的获益与停用抗凝药物可能导致的不良后果；如果需要，可考虑将华法林换成半衰期较短的肝素。

7. 症状评分　症状包括颈部疼痛、发声异常、言语障碍、异物感、不适、咳嗽等。

8. 美观评分　术前、术后进行视诊及触诊甲状腺，对结节美观程度进行分级：①Ⅰ：无可触及肿块；②Ⅱ：可触及但不可见；③Ⅲ：仅在吞咽时可见；④Ⅳ：轻易可见。

操作方法

1. 术前对病灶行多角度、多切面超声检查，需评估甲状腺大小形态、结节数量（单发 / 多发）、部位（位于甲状腺的上 / 中 / 下极；腹侧 / 背侧；与甲状腺边缘 / 食管 / 喉返神经 / 气管 / 颈动脉间的距离）、边界（清晰 / 模糊）、边缘（光整 / 不光整）、三维直径（上下径、前后径、左右径）、结节组成（实性、实性为主、囊性为主、囊性）、内部回声（高回声、等回声、低回声、极低回声、无回声）、钙化（无钙化 / 砂砾样点状钙化 / 粗钙化 / 粗细钙化）、声影（有 / 无）、结节内部血流情况（无血供 / 边缘型血供 / 周围型血供 / 混合型）、周边有无异常淋巴结（有 / 无）等；评估结节与其周边颈部重要结构（气管、血管、神经）的毗邻关系。使用公式：$V=\pi abc/6$ 计算结节体积（a、b、c 分别为：超声测量结节的上下径、前后径、左右径）。常规进行超声造影检查，记录动态影像。根据病灶大小、病灶位置制订治疗方案。

2. 取仰卧位、颈部后屈后伸，常规消毒、铺巾，在超声引导下用 2% 的利多卡因或其稀释液在甲状腺前包膜与颈前肌群间隙进行局部浸润麻醉。

3. 隔离带的选用可根据病灶的具体邻近位置予以实施，具体如下：用生理盐水或

10%葡萄糖30～40ml(或加入0.5mg肾上腺素混合液)在甲状腺外包膜与颈动脉间隙、甲状腺后包膜与食管间隙、甲状腺与甲状旁腺间隙及甲状腺后包膜与喉返神经穿行区域、淋巴结与周围组织间隙分离，形成安全的液体隔离区域，保护颈动脉、食管、甲状旁腺及喉返神经等相邻脏器及组织免受损伤。

4. 选取安全、合适的路径，在影像(推荐超声)引导下避开颈部血管、气管、神经等重要结构，把消融电极植入甲状腺结节内。

5. 消融大体积病灶时，推荐使用“移动消融技术”，消融顺序由远及近、由深及浅，将病灶分为多个小的消融单元，通过移动热源，逐层对各个单元进行热消融处理，确保病灶在三维上实现整体热消融。对于小体积病灶可使用“固定消融技术”，将热源固定于病灶中持续热消融。

6. 消融功率输出一般由小至大逐步调节，具体功率输出范围及启停时间需根据具体热消融选择形式、病灶大小、病灶周围毗邻、设备厂家推荐值等情况进行控制。

7. 待气化消散，再次行增强影像学(推荐超声造影)检查评估热消融区灌注情况，确保消融完全(图10-1)。

8. 消融结束后拔出消融针，局部包扎、冰敷、卧床休息。注意观察生命体征及腹部情况等，必要时超声检查颈部水肿、血肿等情况。治疗后应至少住院观察1～2天，需再次治疗者，可在前次治疗后1周左右进行。

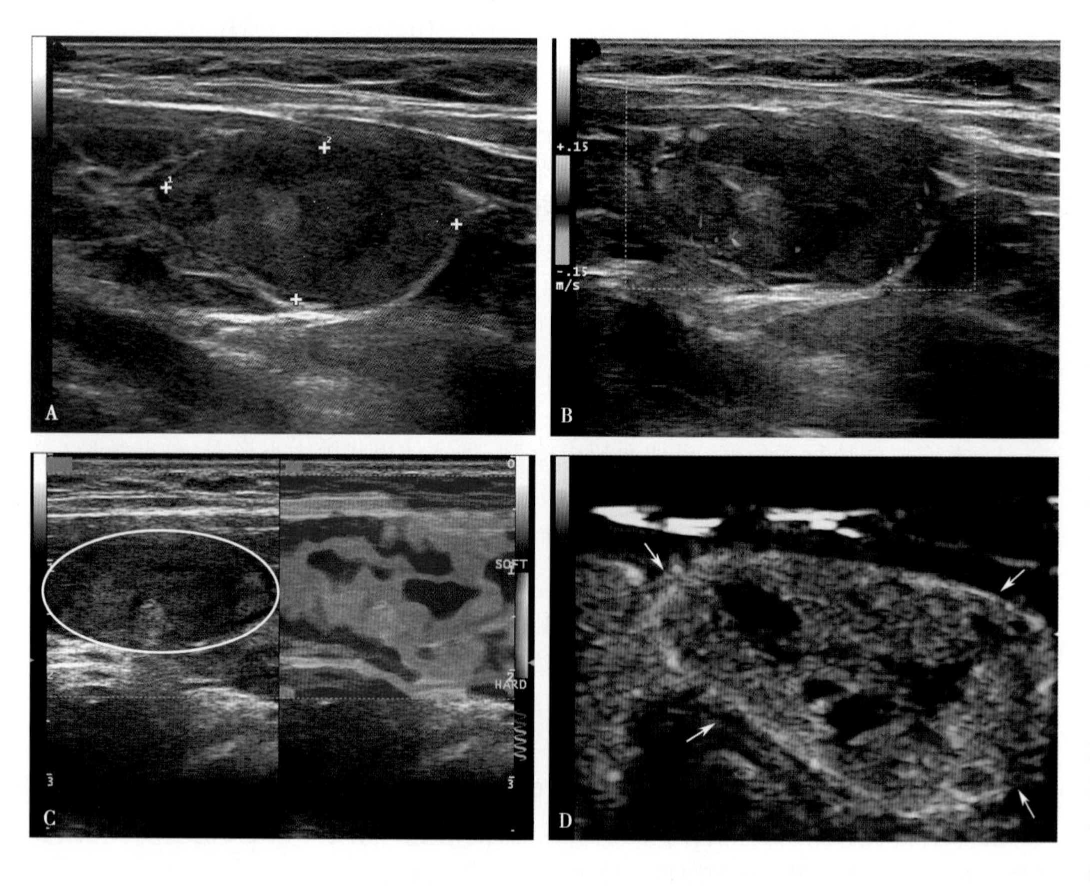

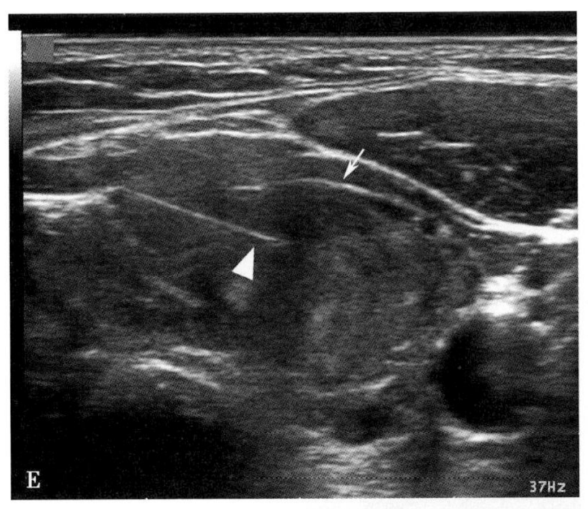

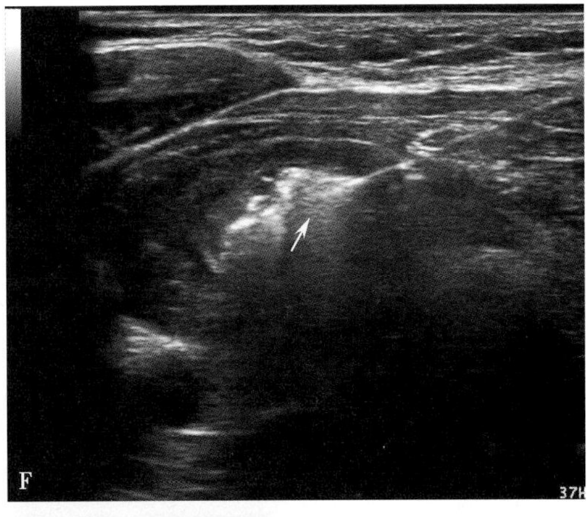

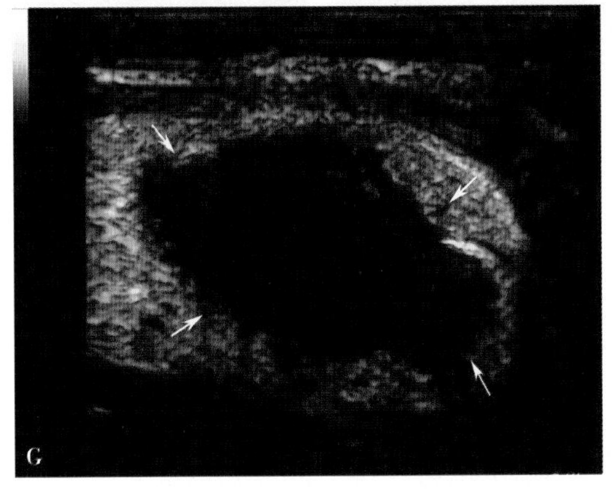

图 10-1 甲状腺结节微波消融治疗

注：A. 二维超声检查示甲状腺实质内可见一椭圆形低回声结节，边界清；B. 彩色多普勒评估血流情况：CDFI 提示结节内可见点状血流信号；C. 弹性超声显示结节内呈红绿分布，弹性评分 3 分；D. 超声造影提示结节呈环形高增强表现，结节内可见无灌注的坏死区域（箭头）；E. 术前 FNA：穿刺针（三角）进入结节内部（箭头）；F. MWA 多点多平面移动消融，结节内可见强回声气化影（箭头）；G. 术后即刻造影评估消融情况：CEUS 显示结节内无造影剂灌注，呈整体无增强表现（箭头）

疗效评价

1．在消融前、消融后、必要时消融中分别进行超声造影检查作为消融疗效的主要评价指标。热消融术后即刻行超声造影检查观察消融灶范围，当发现残余病灶组织，应及时补充消融（图 10-2）。

2．热消融治疗后第 1 个月、3 个月、6 个月、12 个月及以后每年 1 次随访观察治疗病灶坏死情况，计算病灶体积及缩小率。术后初次随访需行超声造影检查评估病灶血供及坏死情况。消融病灶缩小率 =[（治疗前体积－随访时体积）/ 治疗前体积]×100%。

3．记录相关并发症及其治疗、恢复情况。随访时需检测甲状腺功能指标及相应肿瘤标志物，包括 FT_3、FT_4、TSH、TG 及 PTH 等。

4．术后可通过穿刺病理检查判断疗效的准确性。

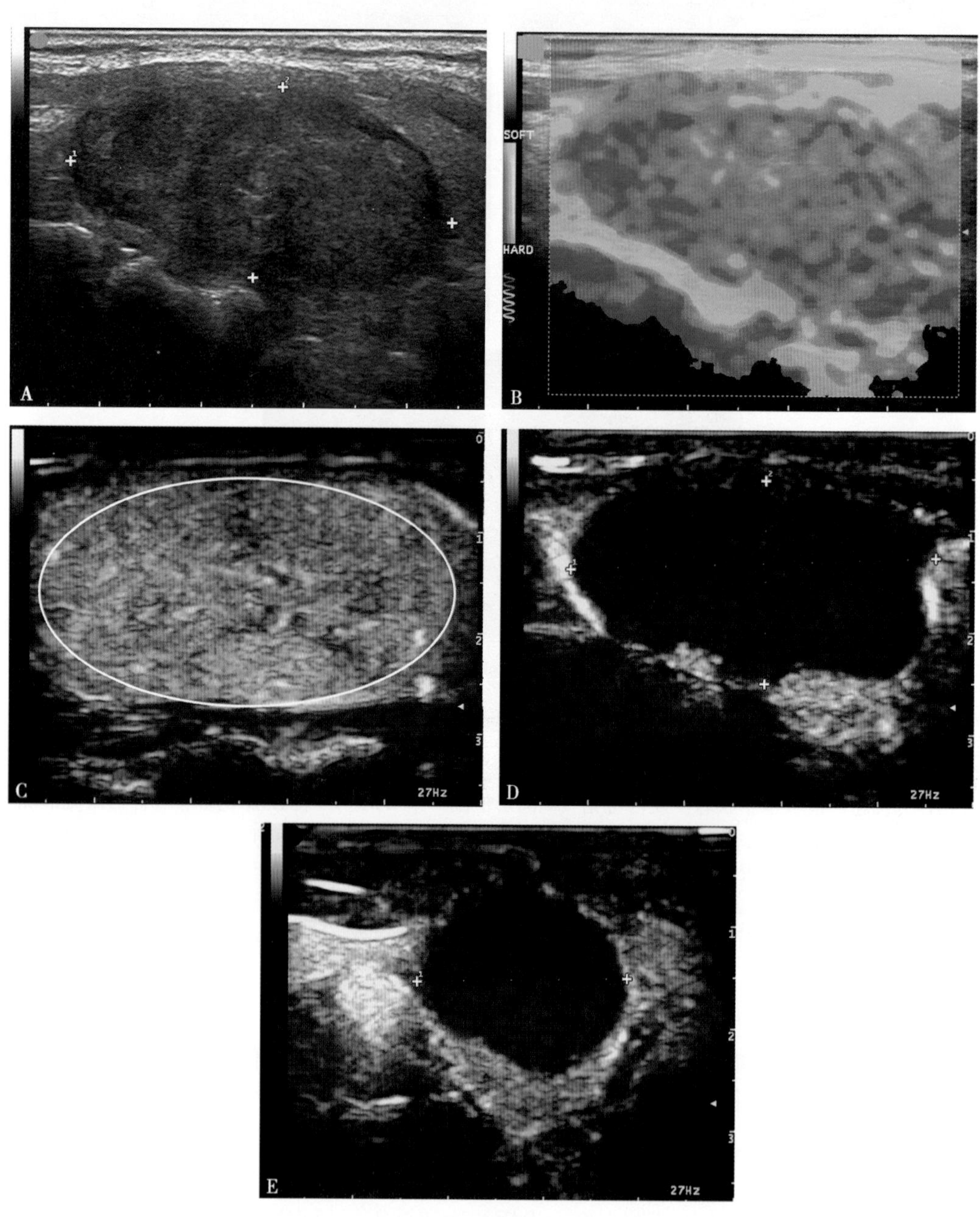

图 10-2 消融疗效评价

注：A. 二维超声显示甲状腺实质内可见一边界清的低回声结节；B. 超声弹性成像显示结节表现为以红色为主，红绿相间的弹性图，弹性评分 4 分；C. 术前 CEUS 示长轴切面结节动脉期呈整体高增强（白色圆圈）；D. 术后 CEUS 示长轴切面结节呈整体无增强；E. 术后 CEUS 示短轴切面结节呈整体无增强

并发症

微波或射频消融治疗常见的并发症为治疗时和治疗后的短暂疼痛、发热、周围组织水肿等。多数患者在治疗后1～2周症状自行消失，需要干预处理的严重并发症较少。常见严重并发症有出血形成血肿压迫气道，损伤周围神经引起相应症状等。术前应充分告知患者及其家属可能出现的各种并发症及应对措施，并签署知情同意书。

1. 疼痛　为各种消融治疗后常见并发症，数天后可缓解，若疼痛剧烈可给予相应止痛药物治疗。

2. 发热　常由肿瘤坏死产生的吸收热所致，一般体温＜38.5℃，无需特殊治疗。

3. 暂时性声音嘶哑　可予以口服甲钴胺片。

4. 出血　对于术前有出血倾向者，术前、术后应给予对症治疗；术中注意避开大血管，若肿瘤内或周边有大血管穿入者，可先选取大功率（70～80W）将其凝固。

5. 感染　术后体温持续不降或达39℃以上者应考虑感染，术中注意无菌操作，术后给予抗生素可预防及减少感染的发生。

6. 皮肤损伤　消融时针杆热量可造成针旁皮肤烫伤，近年来随着水冷式微波消融仪的广泛应用，大大减少了此并发症的发生。

7. 气管穿孔　病灶邻近气管，对于这些特殊部位的病灶，消融范围应适当减少。

8. 声音嘶哑　很少发生，大多数在3个月内自行恢复。

9. 消融不完全　因肿瘤较大或其他因素等，部分患者可能存在消融不完全，需多次或分次消融。

10. 肿瘤复发　由于肿瘤的特殊性，消融后仍存在肿瘤复发增大的可能，术后需定期复查随访。

注意事项

1. 对于体积较大的良性甲状腺结节，应采用多点、多方位、由远及近、由深及浅的顺序“移动式消融”，达到减瘤的目的，消融范围无需超过结节周边正常组织，部分结节由于位置关系可有残留。

2. 对于较大肿瘤或多发肿瘤，单次微波治疗效果欠佳，采取分次治疗有助于提高疗效，如第一次治疗后1个月后行二次消融治疗。

3. 对于病灶位置特殊，如靠近峡部、甲状腺前后包膜、大血管、气管等重要结构者，消融治疗应慎重，需告知可能出现的并发症，如血肿、声音嘶哑、饮水呛咳、术中呛咳等情况。

4. 对体积较大肿瘤的热消融治疗，注意进行周边滋养血管的消融，可减少热量损失和出血并发症。

5. 微波消融电极较粗，应注意预防出血，尽量减少穿刺进针次数。

6. 由于微波电极前端较钝，穿刺时较难突破颈筋膜或甲状腺前包膜，穿刺过程中容易导致病灶移位，可采用“带热进针法”。

7. 测温针具可监测治疗有效温度，判断疗效及监测重要组织器官温度。

8. 对于甲状腺结节内部合并囊液较多者，可先行抽吸，再消融。

9. 微波消融过程中，不能根据气化范围判断消融凝固范围。需借助超声造影进行评价，准确判断肿瘤治疗后灭活程度及疗效，对灭活不全者，应及时进行针对性补充消融治疗。

临床价值

热消融治疗甲状腺良性结节优势主要有以下几点：

1. 超声引导下热消融可以达到精确的原位灭活肿瘤的效果；可以在一定程度上减少不必要的外科切除手术；可以最大限度保留正常甲状腺实质。

2. 一定程度的美容效果。因为热消融治疗时仅在皮肤上留下 1～2mm 的穿刺点，因此避免因开放手术而引起颈部暴露部位皮肤的瘢痕问题。

3. 为甲状腺良性结节切除后复发患者提供再治疗的手段。甲状腺良性结节常多发且手术后易复发，由于手术造成的组织粘连、瘢痕、解剖结构明显紊乱等使外科手术难以反复实施，增加手术难度。热消融治疗在超声引导下可精确定位，有效克服上述不足。

第二节　甲状腺良性结节激光消融

近年来，超声引导下热消融治疗的应用范围已经越来越广泛，并且取得了令人瞩目的效果。临床上治疗肿瘤较多的方法为射频消融、微波消融、激光消融，三者均具有微创、安全、有效的特点。前两者在临床上应用于多种脏器、多个部位相关疾病的治疗，如肝癌、肾脏肿瘤、骨肿瘤等，都取得了一定的成果。然而，由于这两种方法的常用功率及消融范围较大且能量输出速度较快，对于一些小器官病灶或重要脏器周边病灶具有一定的禁忌，且缺乏随机对照试验。2010 年美欧 AACE/AME/ETA 联合颁布的甲状腺诊治指南并不推荐射频消融治疗甲状腺结节。而激光消融治疗甲状腺结节近年来获得了较多的关注。

激光英文名称 LASER，是取自“light amplification by stimulated emission of radiation”的各单词首字母组成的缩写词，意思是“受激辐射光放大”。激光是 20 世纪以来，继原子能、计算机、半导体之后，人类的又一重大发明。1917 年爱因斯坦提出了一套全新的技术理论“光与物质相互作用”。在组成物质的原子中，有不同数量的粒子（电子）分布在不同的能级上。在高能级上的粒子受到某种光子的激发，会从高能级跃迁到低能级上，这时将会辐射出相同性质的光。而且在某种状态下，能出现一个弱光激发出一个强光的现象，这就叫做“受激辐射的光放大”。1964 年按照我国著名科学家钱学森建议将“光受激发射”改称“激光”。1960 年，美国加州 Hughes 实验室的 Theodore Maiman 实现了第一束激光。1961 年，激光首次在外科手术中用于杀灭视网膜肿瘤。1991 年，第一次用激光治疗近视。2008 年，法国神经外科学家使用光导纤维激光和微创手术技术治疗脑瘤。

激光具有以下特点：

1. 定向发光　普通光源是向四面八方发光。要让发射的光朝一个方向传播，需要给光源装上一定的聚光装置，如汽车的车前灯和探照灯都是安装有聚光作用的反光镜，使辐射光汇集起来向一个方向射出。激光器发射的激光，光束的发散度极小，大约只有 0.001 弧度，接近平行。1962 年，人类第一次使用激光照射月球，地球离月球的距离约 38 万公里，但激光在月球表面的光斑不到两公里。若以聚光效果很好，看似平行的探照灯光柱射向月球，按照其光斑直径将覆盖整个月球。

2．亮度极高　在激光发明前，人工光源中高压脉冲氙灯的亮度最高，与太阳的亮度不相上下，而红宝石激光器的激光亮度，能超过氙灯的几百亿倍。因为激光的亮度极高，所以能够照亮远距离的物体。红宝石激光器发射的光束在月球上产生的照度约为 0.02 勒克斯（光照度的单位），颜色鲜红，激光光斑肉眼可见。若用功率最强的探照灯照射月球，产生的照度只有约一万亿分之一勒克斯，人眼根本无法察觉。激光亮度极高的主要原因是定向发光，大量光子集中在一个极小的空间范围内射出，能量密度自然极高。

3．颜色极纯　光的颜色由光的波长（或频率）决定。一定的波长对应一定的颜色。太阳辐射出的可见光段的波长分布范围在 0.76 微米至 0.4 微米之间，对应的颜色从红色到紫色共 7 种颜色。发射单种颜色光的光源称为单色光源，光辐射的波长分布区间越窄，单色性越好。激光器输出的光，波长分布范围非常窄，因此颜色极纯。以输出红光的氦氖激光器为例，其光的波长分布范围可以窄到 2×10^{-9} 纳米，是氪灯发射的红光波长分布范围的万分之二。由此可见，激光器的单色性远远超过任何一种单色光源。

4．能量密度极大　光子的能量是用 $E=hv$ 来计算的，其中 h 为普朗克常量，v 为频率。频率越高，能量越高。激光频率范围 3.846×10^{14}Hz～7.895×10^{14}Hz。

5．其他特性　首先，激光是单色的，或者说是单频的。有一些激光器可以同时产生不同频率的激光，但是这些激光是互相隔离的，使用时也是分开的。其次，激光是相干光。相干光的特征是其所有的光波都是同步的，整束光就好像一个“波列”。再次，激光是高度集中的，也就是说它要走很长的一段距离才会出现分散或者收敛的现象。

激光器可以根据工作物质物态的不同或激光运转方式不同分类。常用的激光器分类方式是按其工作物质而分，即为固体激光器、气体激光器、液体激光器和半导体激光器。激光消融仪以 EchoLaser X4 型激光消融系统为例，它是最常用的固体激光器，工作波长一般为 1064nm，这一波长为四能级系统，还有其他能级可以输出其他波长的激光。当组织局部温度为 40℃～45℃时，持续时间在 30 分钟内，组织的损伤是可恢复的；局部温度为 45℃～99℃时，组织产生凝固，如 60℃时组织几秒内即凝固（有时低温凋亡坏死并非凝固）；局部温度为 100℃时，大多数组织中的水分子开始气化，并可引起组织的机械破裂和热分解；当温度高于 150℃时，组织可发生炭化，可见邻近组织变黑且冒烟；当温度高于 300℃时，组织出现熔化、气化。人体组织（包括肿瘤等）对激光的吸收产生高温引起细胞死亡，另外瘤内微血管的凝固，使得细胞在激光消融 72 小时内产生缺血性坏死。

由于激光具有能量高度集中、不易发散的特点，首先被用于军事用途。近年来，也越来越受到医学界的重视，激光在医学上主要应用于生命科学研究、诊断及治疗三类。其中激光治疗又分为：激光手术治疗、弱激光生物刺激作用的非手术治疗和激光的光动力治疗。与超声引导下射频及微波消融相似，LA 也属于热消融，其原理是通过局部组织对激光辐射能量的吸收导致治疗后持续 72 小时的微血管凝固而致局部缺血坏死。然而，与射频和微波消融相比较，LA 具有更安全、高效和精准的特点。LA 治疗甲状腺病灶的常规输出功率仅相当于两者的十分之一，单位时间内能量作用的范围小。

经皮激光消融（percutaneous laser ablation，PLA）治疗甲状腺疾病的相关研究最早出现于 2000 年。研究人员对 18 例手术切除的甲状腺标本及 2 例患有甲状腺结节的志愿者进行激光消融实验，探讨使用激光治疗无法进行手术或是存在 I^{131} 治疗禁忌证患者的甲状腺癌复发灶的可行性。2002 年，PLA 被报道用于治疗甲状腺良性结节，Dossing 等人对16例甲状腺良性结节患者进行激光消融，取得令人满意的效果，单针单次消融在术后第6个月随访时结节体积减小率达到46%。目前，PLA在国外已经应用于包括甲状腺结节、转移性淋巴结、肝占位等疾病的治疗。2010年AACE/AME/ETA颁布的指南中推荐使用经皮激光消融治疗甲状腺结节。

适应证、禁忌证

参见本章第一节相关内容。

术前准备

参见本章第一节相关内容。

1. 治疗设备

（1）激光消融仪以EchoLaser X4型激光消融系统为例介绍：其由主机及光纤组成，激光波长为1064nm，属于半导体固体激光（Nd:YAG）。Nd:YAG激光束刚好在标准光导纤维传导的范围内，能被组织内带色素的物体和蛋白质所吸收；穿透水层，既可用于气-组织界面，也可用于水-组织界面；不同于二氧化碳激光仅可用于气-组织界面，前者传导热能比二氧化碳激光更深，能用来凝固更深和更大的血管。

1）常规功能参数：固态激光、4个独立的可激活激光输出口、光纤认证芯片、彩色触摸屏操作界面、调节臂、光纤测试系统、预设存档（10个以上）、能量输出脚踏控制开关、交互式输入口、治疗报告热敏打印、一次性光纤套件。

2）发射激光输出参数：激光波长为1064nm±10nm、输出模式为多模式、束宽度为0.3mm、光束发散度为240mrad、单根光纤最大输出功率在7W、能量输出稳定度为±20%、标称眼危害距离（NOHD）为4m。

3）定位激光参数：激光波长635nm、输出能量≤3mW、输出模式多模式、光束宽度0.3mm、光束发散度240mrad。

4）光纤参数：SMA905接口、长度1.5m、内径300μm。

（2）激光光纤与规格：包含光纤保护槽、接头、21G（0.8mm）穿刺针及布针引导器（图10-3）。光纤有2种规格：①长光纤：长度20cm，直径0.3cm，适用于腹腔等较深部位；②短光纤：长度11cm，直径0.3cm，适用于甲状腺、淋巴结等表浅部位。

（3）激光消融范围：激光消融的范围包括最中心的空腔、空腔周边的焦化区及外周的凝固区。随着消融时间延长，总能量释放越多，消融范围扩大，但到一定范围后治疗区域扩大不再明显。所以单针激光消融的范围约为1.0cm×1.5cm。关于凝固区外的过渡带，已有临床验证在72小时后，还会有部分的组织坏死。当病灶较大，所需消融范围大于1.0cm×1.5cm时，建议多针联合治疗，精确布针，针间距应≤1cm，以确保完全消融。或者采取先布置好穿刺针，单光纤多次消融的方法。四针联合治疗形成球形的治疗范围，直径约为4cm。

（4）激光消融能量控制：激光单针治疗的总能量=功率×时间，例如：5瓦×60秒=300焦耳（J）；单根光纤理论上治疗的总能量极限为6000J。

激光消融设置参数的建议：针对不同部位、不同深度、不同大小的病灶有不同的功率及能量，其中针对浅表的甲状腺建议功率为3～4W，能量约为1500J。

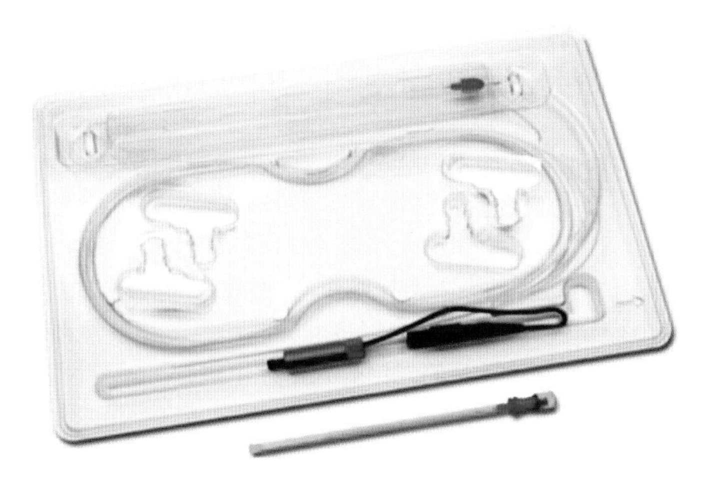

图 10-3 激光光纤保护槽、接头、21G 穿刺针及布针引导器

时间再加长，总能量再增大，治疗区域也无明显变化，因此不建议增加治疗时间。

(5)激光消融安全性：临床实用过程中，输出总能量设定以仪器相关能量指数及相关研究为参考标准予以调节。根据临床需要可以选择1～4根光纤协同消融。输出能量设置参考值如表10-3所示。

表 10-3 激光输出能量设置参考值

	4W	5W	6W
能量600J	面积：0.7cm² 体积：0.3cm³	面积：1.3cm² 体积：0.7cm³	面积：1.4cm² 体积：0.8cm³
能量1200J	面积：1.2cm² 体积：0.8cm³	面积：2.1cm² 体积：1.6cm³	面积：2.4cm² 体积：2.1cm³
能量1800J	面积：2cm² 体积：1.8cm³	面积：2.6cm² 体积：2.4cm³	面积：2.7cm² 体积：2.5cm³
能量2400J	面积：2.2cm² 体积：2cm³	面积：2.7cm² 体积：2.6cm³	面积：3cm² 体积：3cm³

注：根据离体猪肝激光消融实验获得的不同功率(4W、5W、6W)、不同能量(600J、1200J、1800J、2400J)情况下的消融面积及体积，由此得出的激光输出能量设置参考值

2. 知情同意书　激光消融术前同意书应当至少包括以下内容：

(1)消融后结节体积的变化在术后几个月至几年里是缓慢减小的。

(2)预期的治疗次数。

(3)消融后结节体积可能再次增大，并且可能需要再次消融。

(4)在消融过程中患者可能承受不同程度的疼痛。

(5)激光消融的并发症。

(6)患者需在术前告知其甲状腺手术病史、自身服用药物史，并且告知是否服用抗血小板药物、抗凝药、甲状腺激素等。

(7)激光消融术后依据患者的术后情况，可能需要进一步的观察和处理。

操作方法

PLA 是一项可在门诊进行的介入治疗操作，在经规范的局部麻醉及必要时适量注射镇静药物之后，整个操作快速，无需专门配备麻醉医师。但在条件许可的情况下，建议 PLA 在一个配有除颤仪等急救设备的专门介入治疗室进行。治疗团队人员组成除了超声医师外，还应包括麻醉医师、外科医师及内分泌科医师等。

消融开始前

1．体位　常规心电监护，患者取仰卧位并向后伸展颈部。颈部或肩下放置枕头以充分暴露颈前甲状腺解剖区，必要时略侧转头颈以便于超声检查或引导穿刺。

2．仪器调节　根据患者的身体条件调节超声诊断仪的频率、增益、时间增益曲线、焦点及深度范围以获得最佳超声成像质量的图像。然后，调节脉冲重复频率及壁滤波以显示组织内不同血流速度的血管。彩色增益的最佳值应是在检查过程中使目标图像的血管内血流信号完整充盈，且未“溢出”于血管轮廓之外。

之后，启动弹性成像系统，调节取样框，选取区域应包括结节及部分正常甲状腺组织和颈部肌肉(感兴趣区面积为病灶面积的 2 倍及以上)。造影成像使用造影匹配成像(contrast tuned imaging，CnTI)技术，机械指数控制在 0.10 以下，调节增益及焦点以获得最佳成像效果。

3．术前评估　术前常规二维超声测量甲状腺结节前后、左右、上下径，用彩色多普勒血流显像观察肿块内部、周边血流及分布情况，同时对结节进行弹性评分(图 10-4)。

4．确定进针路线　根据目标结节在甲状腺内的位置、大小、形态、周边的血管分布情况、与周边颈部重要结构(气管、颈动脉、食管、神经)的毗邻关系及间距、与甲状腺包膜之间的距离等，设计合适的进针路线及消融方式。一般采取经峡部进针，由内向外的方向进行消融，这样可以使穿刺针经过更多的甲状腺实质，避免移动，且远离气管、食管及喉返神经等重要结构。可根据结节的大小、形态选择单针单次或单针多次消融。确定进针方式及路线后，将探头放置于进针平面，分别测量目标结节距离甲状腺上下极、距甲状腺包膜、距颈动脉及气管的距离，做术前定位，以便与术后沿针道测量的消融范围及造影复查测得的范围进行比较(图 10-5)。

5．术前超声造影　5ml 生理盐水稀释震荡超声造影剂六氟化硫后，抽取 1.2～2.4ml 于肢体静脉内快速推注，随后快速注入 5～10ml 生理盐水冲洗。造影剂注入同时按下动态存储键及计时键，图像观察及采集时间至少 2 分钟，观察结节术前的灌注模式、灌注强度、灌注范围(图 10-6)。

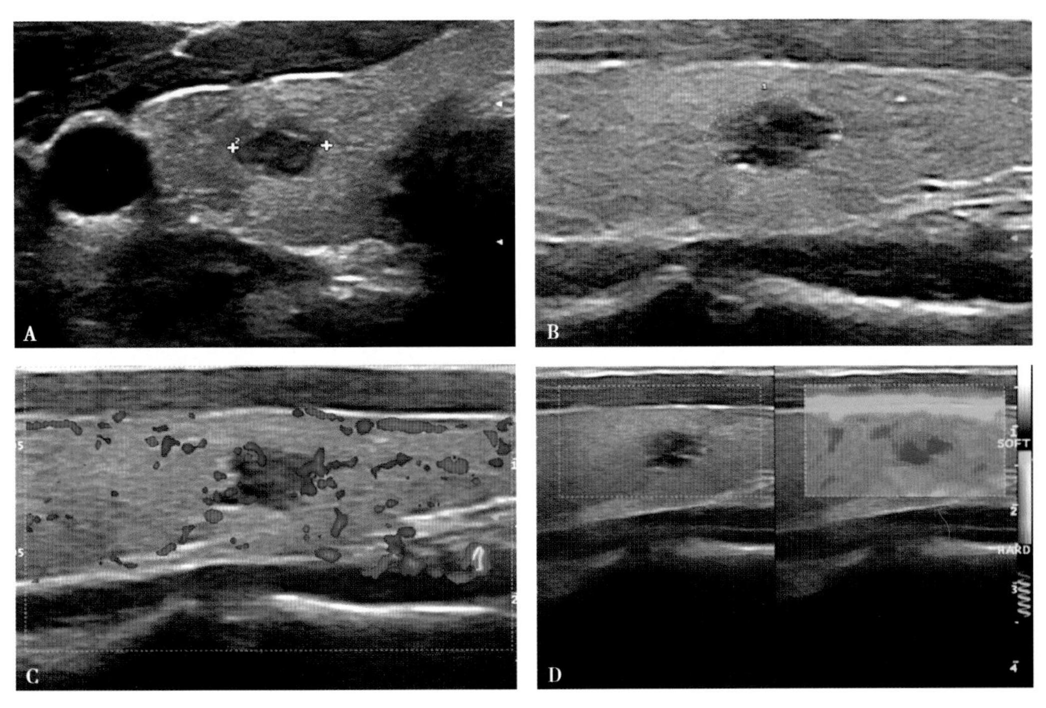

图 10-4 甲状腺结节术前评估

注：A、B. 术前常规二维超声测量甲状腺结节大小；C. 彩色多普勒血流显像观察肿块内部、周边血流及分布情况；D. 对结节进行弹性评分

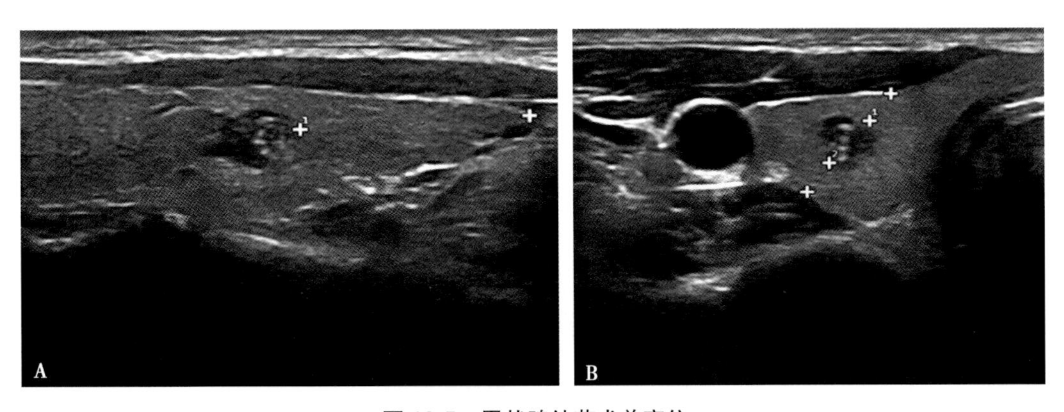

图 10-5 甲状腺结节术前定位

注：A、B. 明确进针方式及路线后，将探头放置于进针平面，分别测量目标结节距离甲状腺上下极、距甲状腺包膜、距颈动脉及气管的距离，做术前定位，以便与术后沿针道测量的消融范围及造影复查测得的范围进行比较

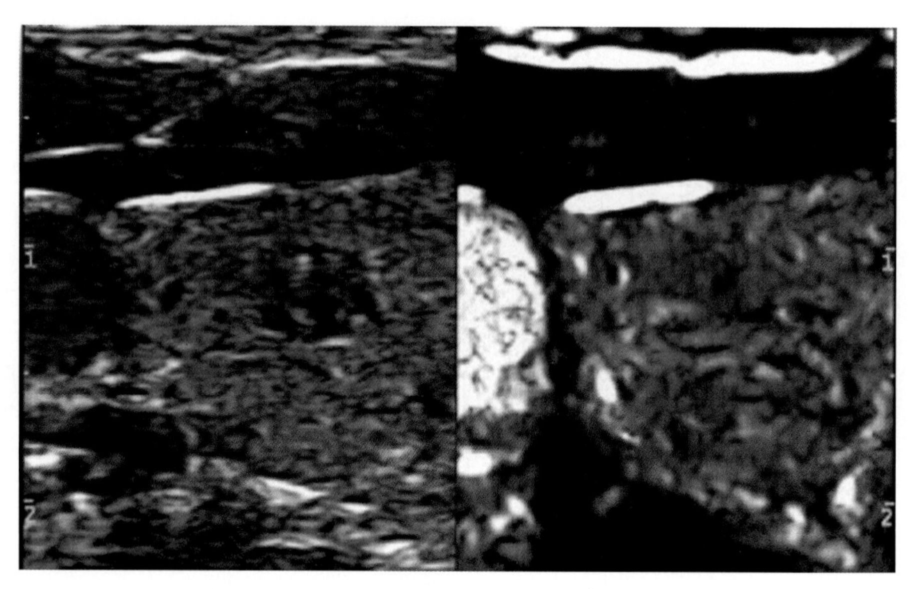

图 10-6　甲状腺结节术前超声造影

6. 消毒铺巾　常规消毒铺巾。对手术操作区域皮肤进行碘伏消毒，以术前拟定的进针点为中心，依次行三次消毒，范围依次为 15cm、10cm 及 5cm。消毒完毕后铺巾。

7. 局部麻醉　使用 2%利多卡因进行局部麻醉，麻醉部位主要包括治疗穿刺点、穿刺路径、颈前肌肉包膜等治疗过程中操作或能量播散部位（图 10-7）。必要情况下可追加麻醉药，总量控制在 10ml 以内。

8. 注射隔离带　依据结节位置，在甲状腺外侧包膜与颈总动脉之间、内侧包膜同气管之间、喉返神经所在的“危险三角”注射隔离液（2%利多卡因与生理盐水以 1∶8 的比例稀释）形成 0.5～1.0cm 范围的液体隔离带，以保护血管、气管、食管、喉返神经等重要器官。为防止液体快速流失，可适当加大注射剂量，但在注射过程中应观察患者情况，避免注射过量出现颈部压迫不适及声音嘶哑等（图 10-8）。

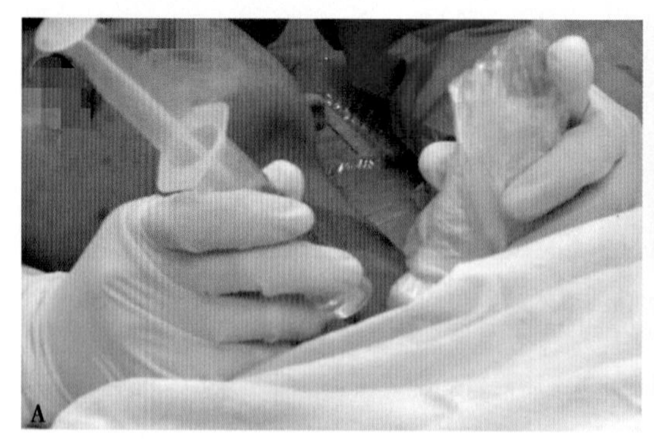

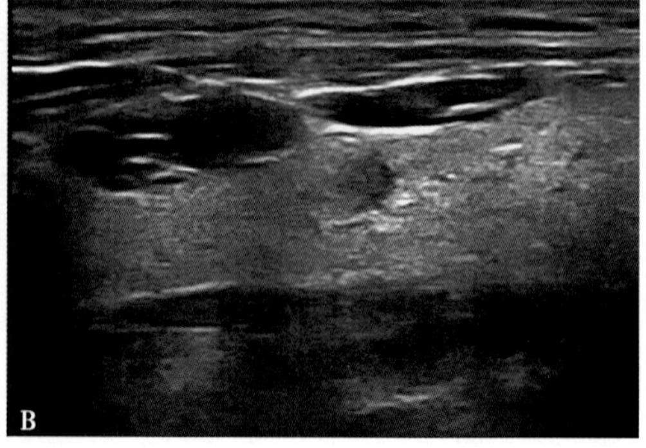

图 10-7　A、B. 2%利多卡因进行局部麻醉

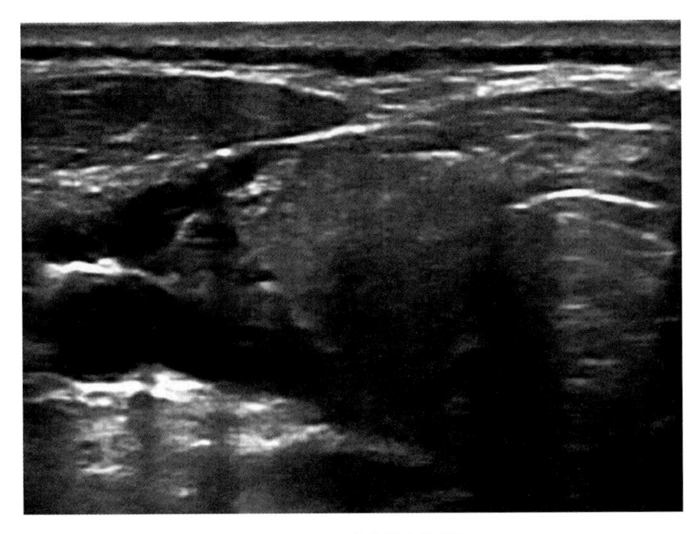

图 10-8 注射隔离带

注：在甲状腺外侧包膜与颈总动脉之间注射隔离液（2%利多卡因与生理盐水以 1：8 的比例稀释）形成 0.5～1.0cm 范围的液体隔离带，以保护血管

消融过程

1. 进光纤　超声引导下使用 21G 穿刺引导针至目标结节（图 10-9），当针尖到达结节表面时，拔出穿刺针的针芯，同时连接光纤并设置治疗相关参数；插入光纤并与套管针固定（图 10-10），后将套管针向后退出约 5mm（长针退 10mm），使光纤头端与结节表面接触；然后确认输出能量（图 10-11），准备完毕后再次确认光纤头端位置，启动脚踏控制器开始治疗。

2. 消融开始　超声实时监视治疗全过程，对体积较小结节实施灭瘤术时，当气化产生的强回声区域完全覆盖且明显超过病灶边缘时结束消融；对体积较大的结节实施减瘤术时，可按实际需求酌情结束消融；针对狭长结节，利用光纤逐步退出分段消融；针对体积较大结节，可采用光纤不同部位多点式消融或是采用多根光纤布控消融，通常为 1～4 根（图 10-12）。术中同时监测患者的生命体征及反应，有明显不适时应暂停消融。

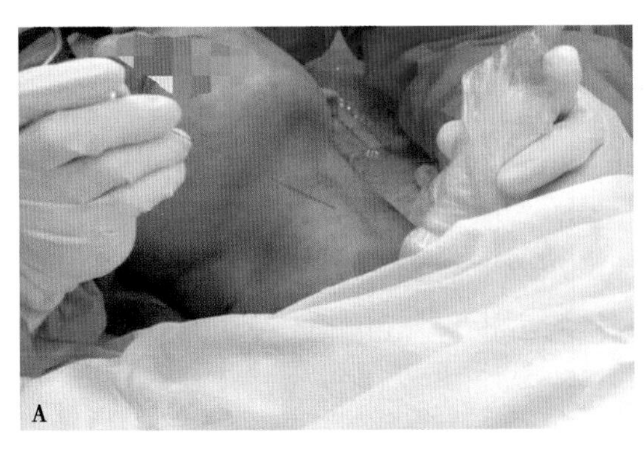

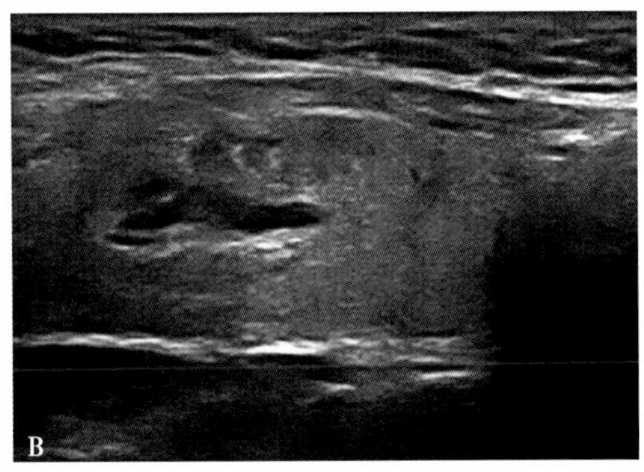

图 10-9 进穿刺针

注：A、B. 超声引导下使用 21G 穿刺引导针至目标结节，当针尖到达结节表面时，拔出针芯

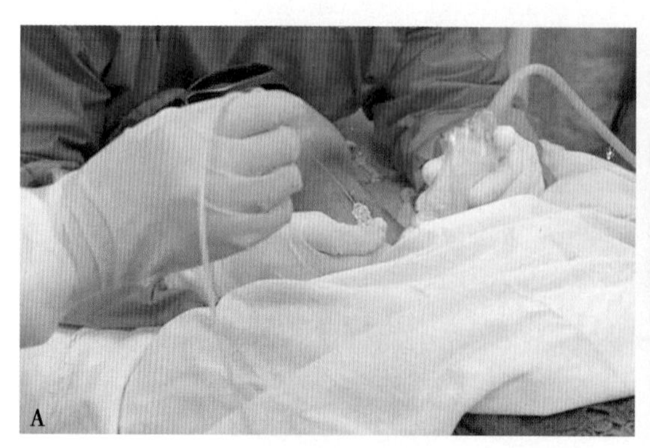

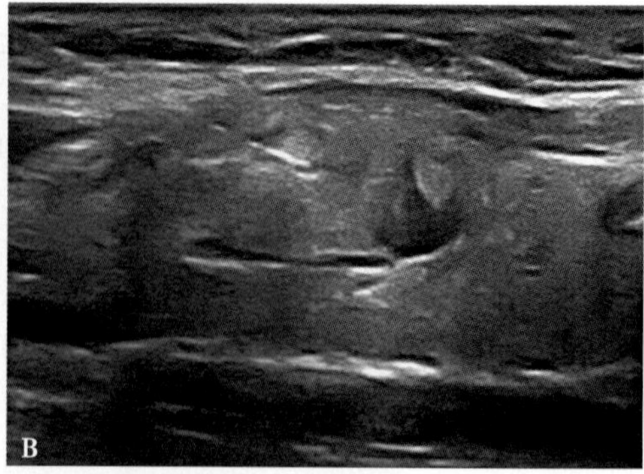

图 10-10　插入激光光纤

注：A、B. 拔出穿刺针的针芯后，连接激光光纤并设置治疗相关参数，插入光纤并与套管针固定

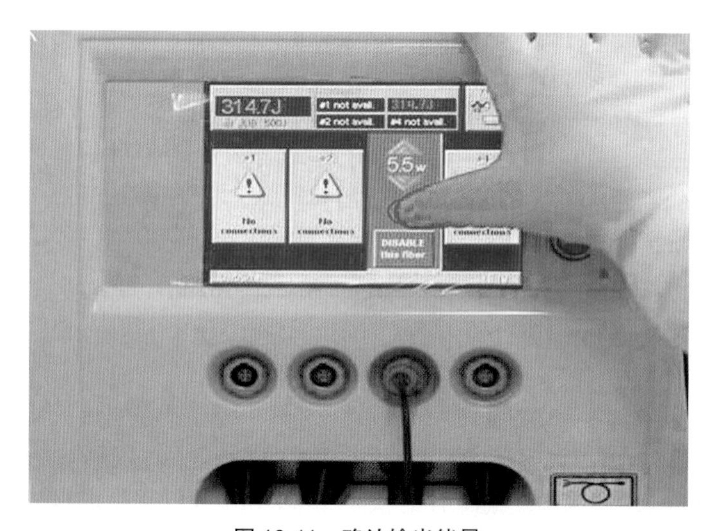

图 10-11　确认输出能量

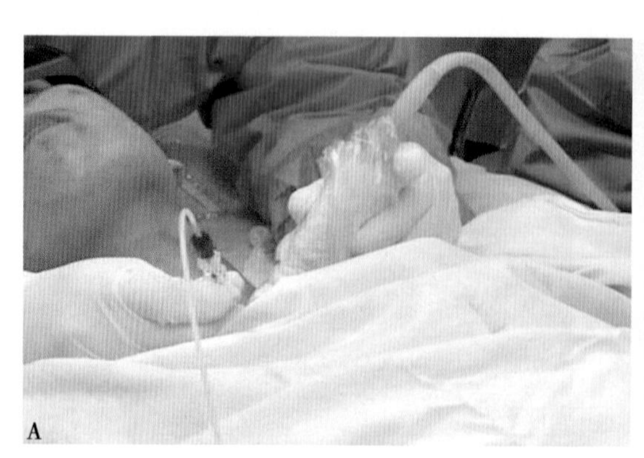

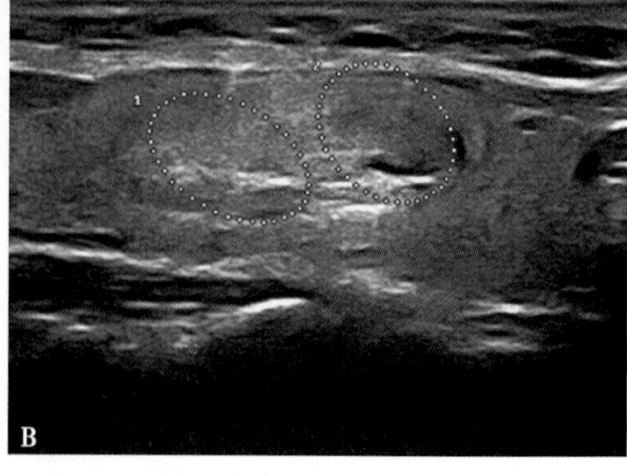

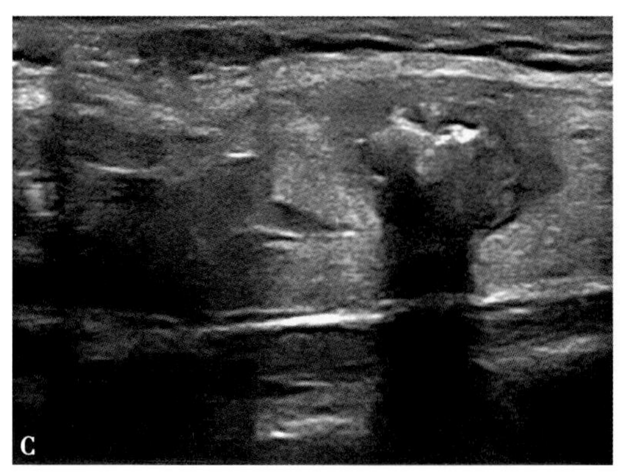

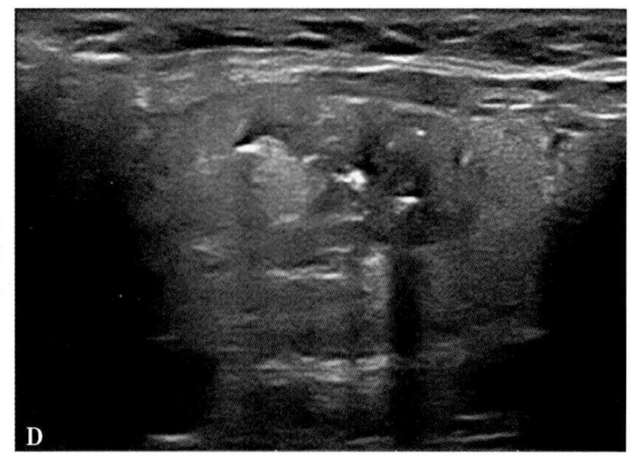

图 10-12 超声引导下激光消融治疗

注：A～D. 根据结节的大小、形态，将目标结节拟划分为两部分，测量计算体积后，设定激光功率及能量进行多点式消融（单针两次），实施减瘤术

消融结束后

1. 复查 激光消融治疗中会出现气化现象。气化不可用来精确判断治疗范围或者效果，但可用以判断光纤是否充分作用。术后待气体散去（20～60 分钟）可立即造影观察消融范围，如消融范围不够可再次消融。治疗后嘱患者留院观察，同时予以冰袋冰敷处理，约 60 分钟后进行复查。复查内容包括：常规超声（灰阶、彩色多普勒、弹性图像）、超声造影、测量消融灶体积、观察残灶内部及周边的血流及分布情况（图 10-13）。对于 30mm 以上较大肿块，可行分次消融，两次操作时间间隔 1 个月以上。

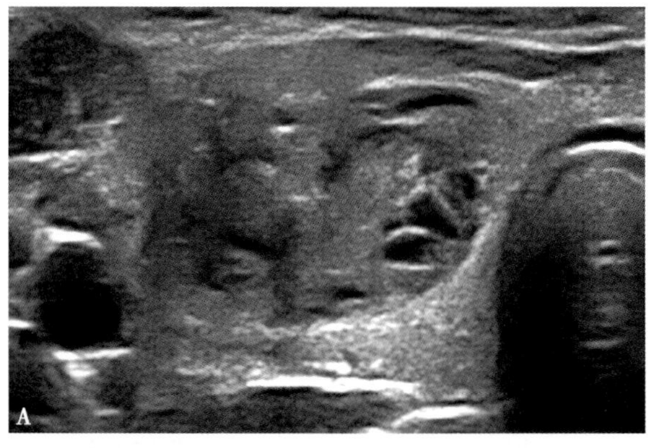

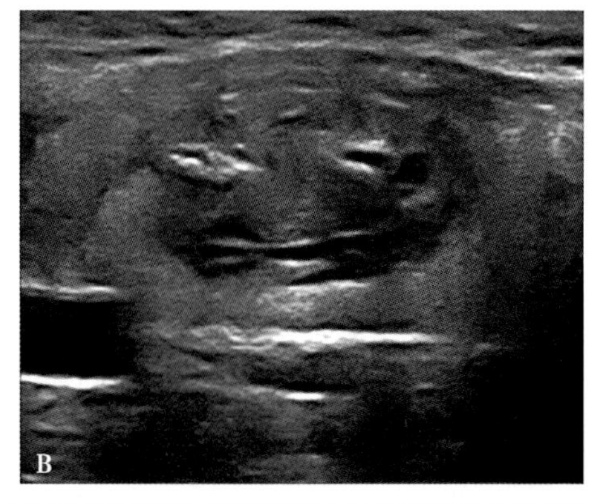

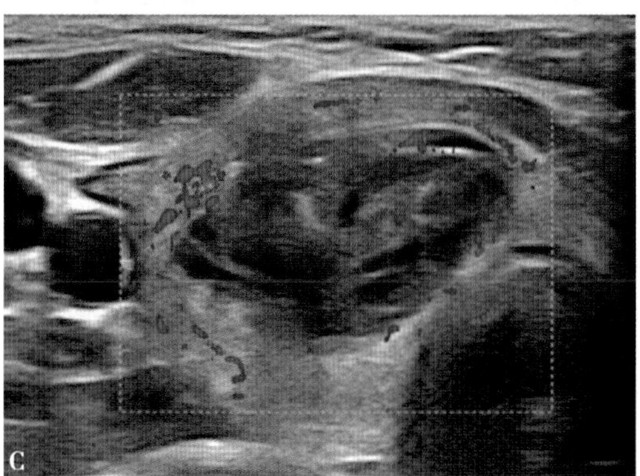

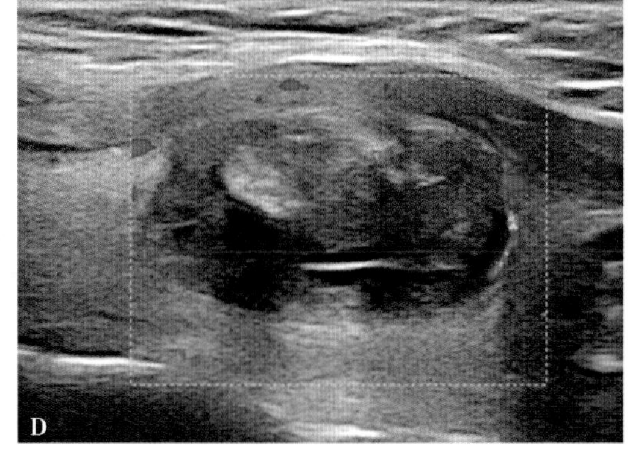

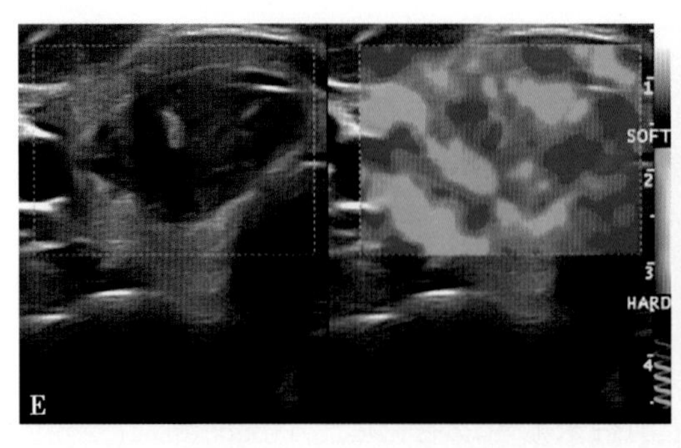

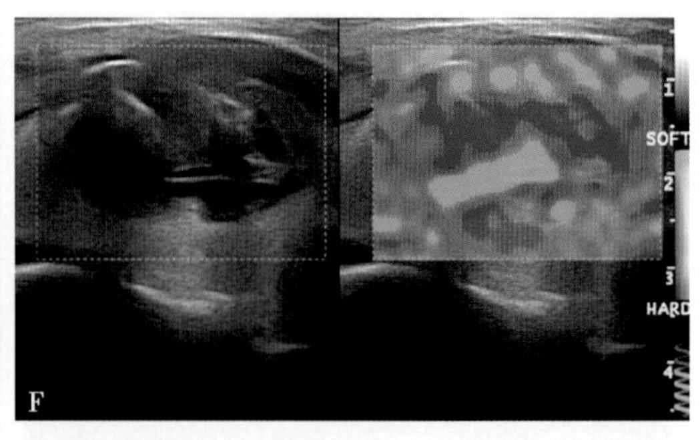

图 10-13 消融后即刻复查

注：A～F. 消融后约 60 分钟待气化散去，进行复查，测量消融灶体积，观察残灶内部及周边的血流及分布情况，同时进行弹性成像评估

2. 术后用药　术后当天及术后一周内可预防性服用抗生素，如穿刺部位有肿痛不适，可酌情适当服用非甾体类解热镇痛药。

疗效评价

激光消融术后分别于术后 3～7 天、术后 1 个月、3 个月、6 个月及以后每 6 个月进行随访。每个时间节点随访时需行常规超声检查、甲状腺功能评估及临床症状随访。此外术后 3～7 天需行超声造影评估、血常规及血沉化验。甲状腺功能检查主要监测 T_3、T_4、FT_3、FT_4、TSH、TPO-Ab、Tg-Ab、TR-Ab。常规灰阶及多普勒超声观察消融区回声强度、大小变化以及血流情况；超声造影检查以明确灌注缺损区的变化及消融区损伤的修复情况。

并发症

激光消融并发症的发生率和严重程度均较低，主要包括疼痛、颈部灼烧感、感染、低热、出血、声音嘶哑、神经反应及损伤、甲状腺及甲状旁腺功能异常，以及其他一些少见并发症。

1. 疼痛　疼痛是热消融过程中的主要并发症，但在大部分病例中，疼痛会随着消融的暂停立即快速减轻。针对消融过程中出现的颈部烧灼感及疼痛，可适当将激光光纤调整到更接近甲状腺实质中央的区域远离甲状腺包膜及气管、食管、动脉等重要结构，有利于改善这些不良反应。消融后的疼痛发生较少，只有少数患者会主诉长期或是顽固性的疼痛，轻度疼痛给予观察处理；疼痛较剧烈者，在明确无周围脏器损伤的情况下，可给予止痛剂或非甾体类药物治疗。

2. 感染　术后可预防性应用抗生素一周。若根据患者症状及体征、血常规及血沉等相关实验室指标明确发生局部感染，则继续给予抗感染药物直到感染得到有效控制。如局部发生脓肿可给予抽液，小脓肿一般无需引流。密切观察患者体征及脓肿周围皮肤有无感染征象，嘱患者自行监测体温，必要时可对脓肿区域进行处理，如给予生理盐水或过氧化氢溶液冲洗等。对于发热患者超过 38.5℃可给予解热镇痛药物（如对乙酰氨基酚等）处理，低热者给予观察及物理降温处理。

3. 出血、血肿　为防止出血，应在术前进行细致的超声检查，评估甲状腺周边的血管，特别是一些粗大的血管，可以避免甲状腺周边的血肿。术后常规压迫术区 30 分钟，一旦超声检查发现出血，可以通过按压颈部来控制血肿，通常都会在术后两周吸收。必要时可静脉给予凝血药物或口服止血类中成药，也可行超声引导下穿刺给予凝血药物局部应用。

4. 声音嘶哑　声音嘶哑是另一个主要并发症，发生原因是贴近“危险三角”的病灶进行消融过程中损伤了喉返神经。多为热损伤引起的短暂性、自愈性的声带麻痹，可以通过建立液体隔离带、对毗邻神经区域的不完全消融来减轻或避免这一不良反应。

5. 神经反应及损伤　消融过程中可能损伤的神经包括喉返神经、喉上神经、迷走神经、臂丛神经。由此引发的相关症状可能有饮水呛咳、声音改变、喉部黏膜感觉异常、言语障碍、声嘶、呼吸困难或窒息等。有严重呛咳者应进糊状半流食，避免流食呛入气道而引发肺炎；对于声嘶、声音改变及黏膜感觉异常者，给予理疗观察及联系专科治疗，通常可于术后半年恢复，也可能终身不能完全好转；对于言语障碍者，术后进行激素冲击治疗、理疗、发声训练等，可于 3～6 个月部分或完全恢复正常；术中、术后均可出现呼吸困难甚至窒息，应立即停止消融治疗，立刻向家属交代病情严重，签署知情同意书后配合麻醉科给予气管插管、呼吸机辅助呼吸等急救措施，并积极联系外科手术治疗。消融过程中也可出现心率、血压下降，或患者有胸闷、气短、虚汗等迷走神经反应，可能与消融中神经受刺激有关。一旦心电监护提示或患者主诉相关症状，应立即停止消融，待症状好转并评估患者情况决定是否继续治疗。心率低于 60 次 / 分时可给予阿托品（0.5～1mg）治疗。必要时可于术后给予营养神经药物。

6. 甲状腺及甲状旁腺功能异常　术后迟发型的短暂甲状腺功能亢进或甲状腺功能减退为少见并发症，一旦出现，应根据患者甲状腺功能水平按内分泌科常规治疗，必要时给予左甲状腺素或磺脲及咪唑类等药物治疗，并定期监测甲状腺功能调整药物剂量。当患者术后出现短暂的手足抽搐、血钙降低等情况，如考虑是甲状旁腺损伤，应即刻给予葡萄糖酸钙注射液或氯化钙注射液对症治疗，后观察体征并监测血钙、PTH 及降钙素水平明确是否甲状旁腺损伤。如有单个腺体损伤，其余腺体可代偿其功能，术后可逐渐恢复正常。正常手术操作一般不会同时损伤多个腺体。

7. 其他并发症

（1）皮肤灼伤：根据损伤情况局部给予烧伤药膏及抗生素药膏外用，嘱其注意伤口部位卫生，如损伤面积较大应用抗生素防止感染，并联系专科治疗。

（2）恶心及呕吐：对症处理，严重者可给予镇吐药物。

（3）术后随访期内结节内部突然破裂出血而导致颈部隆起和疼痛，应适当使用抗生素及止痛药。

（4）气管穿孔：极少见，但是最严重的并发症。有报道，由于一名经验欠缺的操作者在行激光消融操作时对光纤的错误定位而导致的气管穿孔，后行外科手术修补治疗。

（5）对周边正常甲状腺组织的影响：关于激光消融等热消融是否会影响消融病灶周边的正常甲状腺组织，有研究者关注了一批 PLA 治疗后又成功进行外科手术的患者，对手术切除的甲状腺进行病理切片观察发现，紧邻消融区域的组织并无显著病理组织学上的改变。

注意事项

1. 术前注意询问患者的药物过敏史(尤其是关于麻醉药物、造影剂)。

2. 术前凝血功能指标异常者应特别注意。

3. 治疗过程中无需全麻,仅需局部麻醉,麻醉效果好可以避免因疼痛、迷走神经张力升高而导致的心律失常。

4. 治疗过程中全程进行心电监护,对有冠心病的患者需准备除颤设备。

5. 决定合适的进针路径时需考虑两方面:进针时经过足够的甲状腺实质,以免因吞咽而改变光纤尖端位置,仔细观察进针路径上的血管预防严重出血。

6. 根据结节大小选择合适的能量及功率,可减少皮肤烫伤的发生,双侧甲状腺结节消融应更加慎重。

7. 患者术后静坐或卧床休息至少 2 小时,减少颈部运动,3 天内不做剧烈活动,忌食热烫辛辣食物。

8. 术后密切观察患者生命体征,注意声音改变、呼吸困难及出血倾向,适当使用解热镇痛药,可预防性使用口服抗生素。

9. 监测甲状腺功能变化、甲状腺相关抗体水平。

临床价值

超声引导的甲状腺良性结节介入治疗具有创伤小、无瘢痕、并发症少等特点,是一项技术创新。现阶段 PLA 治疗均使用 21G 穿刺针固定消融,穿刺过程中所受阻力较小,即使甲状腺结节质地较硬、体积较小,也能准确顺利穿刺到靶目标。而且激光的指向性好、能量集中,便于控制消融范围,消融过程中局部温度高,不受炭化区阻抗改变的影响,进一步体现 PLA 治疗的高效性。但是激光消融单针单次治疗范围较小,对于体积较大结节,可根据结节体积的大小选择 1～4 根数量不等的光纤同时治疗,每根光纤间隔 1.0～1.5cm 的间距布控进行消融。

包括激光消融在内的各种热消融技术目前主要被用于治疗无功能的"冷结节"。多项研究结果,包括 Pacella 等人的一项纳入 1531 例患者的大型多中心回顾性研究在内,均已经证实了 PLA 治疗无功能甲状腺实性结节的有效性及远期疗效的稳定性。大部分病灶在接受一次激光单针消融后,术后 12 个月结节体积减小率可达到 45%～70%,局部症状得到显著缓解,且疗效在之后的数年中保持稳定。

超声引导下激光消融虽然不是治疗良性甲状腺囊性结节的首选治疗方法,但相比那些单纯进行囊液抽吸的病例,进行囊液抽吸之后再行激光消融治疗可明显的缩小结节体积,改善临床症状。

偶有学者报道了激光消融联合 I^{131} 治疗罕见的需要尽快行外科手术控制局部压迫症状或是血清甲状腺功能的体积巨大的高功能毒性结节。

只要严格掌握治疗适应证,完善术前检查,排除禁忌证,规范操作,消融的并发症发生率极低,与手术切除相比,消融治疗更加安全、微创。但是,未来需要掌握更多的样本量、长期随访复发率及远期疗效,最终形成超声引导下甲状腺良性结节标准化、规范化的治疗指南。

第十一章

甲状腺微小乳头状癌热消融治疗

概述

随着高分辨率超声的普及应用，甲状腺癌检出率明显增加，已从1975年的4.85/10万上升到2010年的13.83/10万，预计到2019年，甲状腺癌将升至女性恶性肿瘤的第三位。在甲状腺恶性肿瘤中，90%以上为分化型甲状腺癌，其起源于甲状腺滤泡上皮细胞，包括乳头状癌和滤泡癌，大部分分化型甲状腺癌进展缓慢，似良性病程，10年生存率很高，因此，近40年来甲状腺癌检出率虽然翻了3倍，但因甲状腺癌导致的死亡率仍稳定在0.51/10万。日本Kuma医院进行的一项针对1235例极低危甲状腺微小乳头状癌（papillary thyroid microcarcinoma，PTMC）患者的前瞻性研究，平均随访75个月，40岁以下和60岁以上患者肿瘤生长率分别为5.9%和2.2%，新发可疑淋巴结检出率分别为5.3%和0.4%；5年及10年肿瘤增大率分别为4.9%和8.0%，淋巴结转移率分别为1.7%和3.8%。目前，手术治疗仍然是甲状腺癌的主要治疗方法，但手术可能导致永久性的喉返神经损伤、甲状腺功能减退、甲状腺旁腺功能低下、手术瘢痕等问题。鉴于PTMC发展缓慢的特点，2015 ATA指南建议对低危PTMC采取严密观察而非手术治疗，然而，临床观察可能导致患者过分焦虑和紧张，部分患者难以接受。近年来，超声引导下微波、射频热消融技术被国内外学者引入治疗PTMC，显示出了较好的近期治疗效果，远期疗效尚有待进行深入研究。

适应证

需同时满足以下条件：

1. 经FNA或病理证实的非病理学高危亚型的乳头状癌。
2. 单发病灶，直径≤1cm。
3. 病灶位于腺体内，边缘距包膜＞2mm，无被膜及周围组织侵犯。
4. 无淋巴结或远处转移。
5. 患者自身条件不能耐受外科手术或患者主观拒绝外科手术治疗。
6. 患者思想顾虑过重，影响正常生活且拒绝临床观察，要求微创介入治疗。

禁忌证

1. 颈侧区发现可疑转移性淋巴结，并经病理证实。

2. 病灶内存在粗大钙化灶。

3. 病灶对侧声带功能不正常。

4. 严重凝血机制障碍。

5. 严重心肺疾病。

术前准备

1. 对患者进行相应体格检查，询问病史。对于有心脑血管疾病及糖尿病者，术前予以相应治疗，调整身体状态。

2. 术前检查血常规、血型、尿常规、大便常规、凝血功能、传染病、甲状腺功能全套、PTH、生化全套、肿瘤标记物（降钙素原）、胸片、心电图、肺功能、喉镜、颈部增强 CT 或 MR、超声造影等。

3. 充分告知患者或其法定代理人患者疾病情况、治疗目的、治疗风险、当前治疗现状和替代治疗方法，并签署知情同意书。

4. 患者术前、术后均禁食 6 小时以上，行局部麻醉镇痛，必要时静脉麻醉，以便患者更好配合。

5. 建立静脉通路，方便静脉给药。

操作方法

1. 术前对病灶行多角度、多切面超声检查，明确病灶位置及与周围组织的解剖关系，常规进行超声造影检查，记录动态影像。根据病灶大小（测量三径并记录）、病灶位置制订治疗方案。

2. 取仰卧位、颈部后屈后伸，常规消毒、铺巾，在超声引导下用 2%的利多卡因或其稀释液在甲状腺前包膜与颈前肌群间隙进行局部浸润麻醉。

3. 可根据病灶的具体邻近位置予以隔离带保护。具体如下：生理盐水或 10%葡萄糖 30～40ml（或加入 0.5mg 肾上腺素混合液）在甲状腺外包膜与颈动脉间隙、甲状腺后包膜与食管间隙、甲状腺与甲状旁腺间隙及甲状腺后包膜与喉返神经穿行区域、淋巴结与周围组织间隙进行分离，形成安全隔离区域，以保护颈动脉、食管、甲状旁腺及喉返神经等相邻脏器及组织免受损伤（图 11-1）。

4. 选取安全、合适的路径，在超声引导下避开颈部血管、气管、神经等重要结构。

5. 由于病灶较小，往往采用定点固定式消融，根据消融后即刻二维声像图表现或超声造影表现，确定是否改变针道补充消融，以确保消融完全。消融范围建议至少超过病灶周边正常组织 5mm 为标准，微波和射频消融时热量往往向后传导，因此消融电极裸露端要稍微超过病灶底部，使消融范围完全覆盖整个病灶时为佳。而激光消融时能量是前向释放，应根据激光前向消融范围来确定光纤裸露端的位置（图 11-2）。虽然单根激光消融范围有限，但可以通过调整光纤位置进行多次多部位的消融，以确保消融完全。

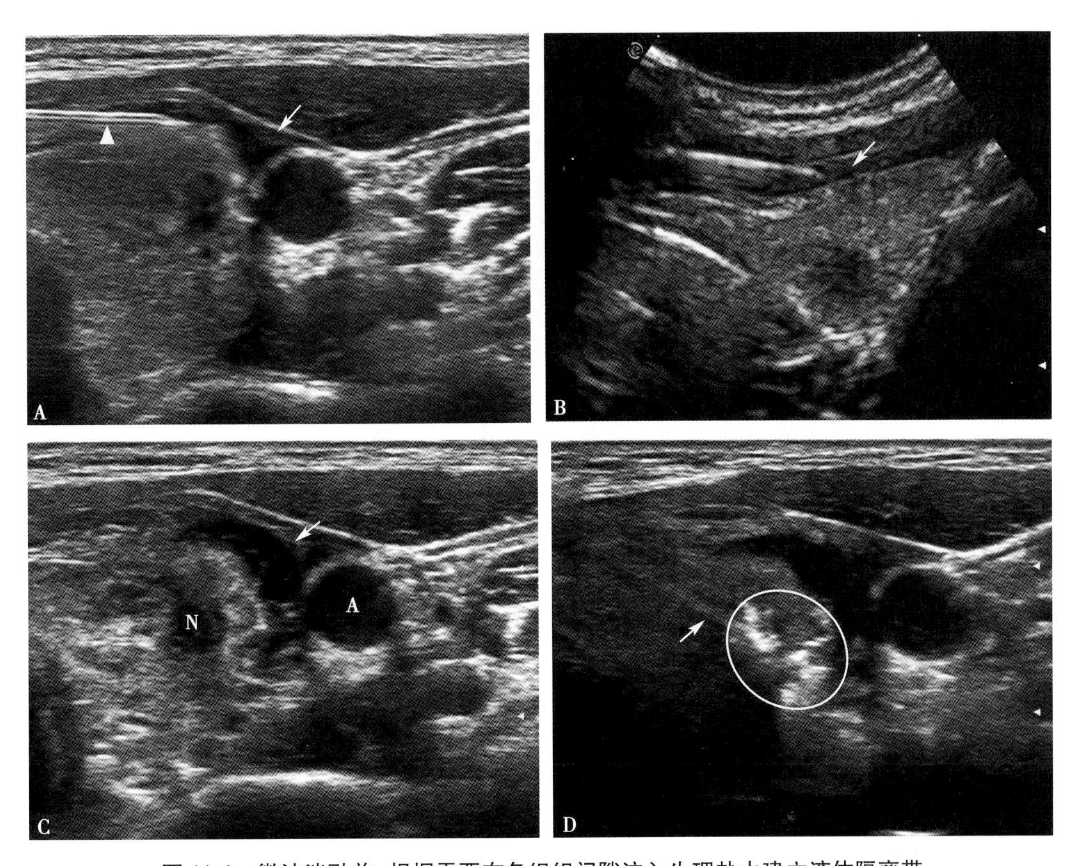

图 11-1　微波消融前，根据需要在各组织间隙注入生理盐水建立液体隔离带

注：A. 甲状腺实质与颈动脉之间：避免消融针损伤颈部血管等组织（箭头示隔离带，三角示注射针）；B. 甲状腺前被膜处液体隔离带（箭头）；C. 甲状腺结节（N）与颈动脉之间：液体隔离带（箭头）把甲状腺结节（N）与颈动脉（A）分离开；D. 超声引导下甲状腺 PTMC 微波消融：消融针（箭头）位于甲状腺结节内，消融时结节内可见强回声气化影（白色圆圈）

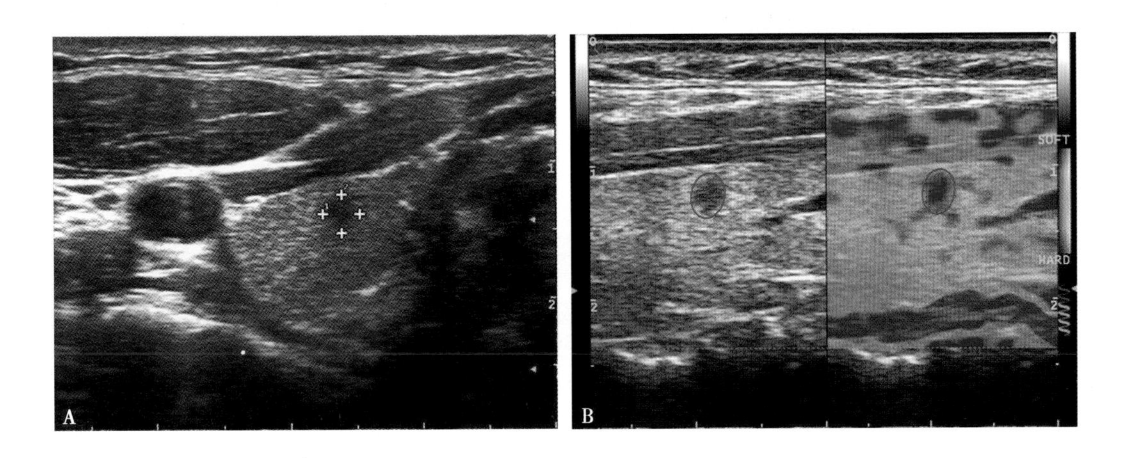

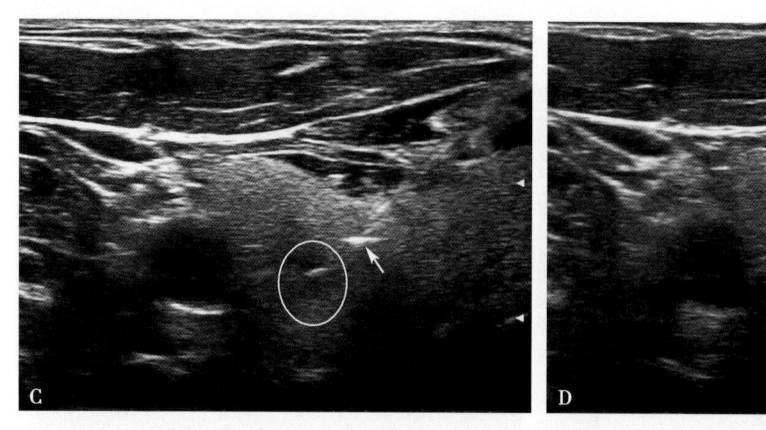

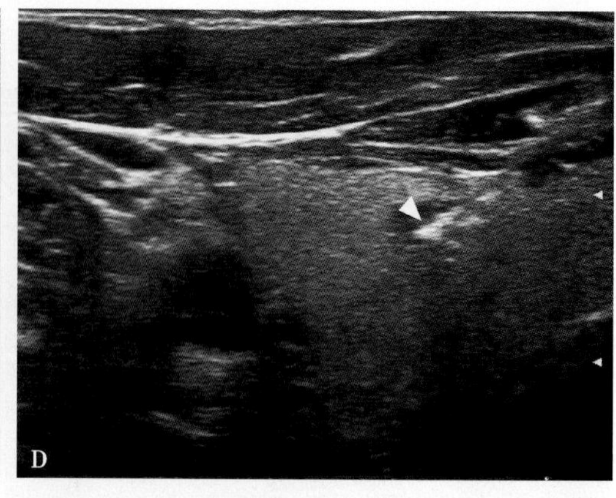

图 11-2　甲状腺 PTMC 激光消融术前、术中超声表现

注：A. 术前声像图：甲状腺实质内低回声结节，边界不清，呈直立状；B. 术前弹性成像：结节内大部分区域蓝色充填，弹性评分 4 分（红色圆圈）；C. 术中声像图：显示穿刺针尖（箭头）、光纤与病灶的位置（白色圆圈）；D. 激光消融声像图：激光消融开始，结节内可见强回声气化影（三角）

6. 热消融（射频、微波、激光）功率输出一般由小至大逐步调节，具体功率输出范围及启停时间需根据具体热消融方式、病灶大小、病灶周围毗邻、设备厂家推荐值等情况进行调整。

7. 消融结束后拔出消融针，局部包扎、冰敷、卧床休息，注意观察生命体征及腹部情况等，必要时超声检查颈部水肿、血肿等情况。治疗后至少住院观察 1～2 天，需再次治疗者，可在前次治疗后 1 周左右进行。

疗效评价

1. 在消融前、消融后、必要时消融中分别进行超声造影检查，以作为评价消融疗效的主要评价指标（图 11-3）。热消融术后即刻行超声造影检查，观察消融范围，当发现残余病灶组织，应及时补充消融。

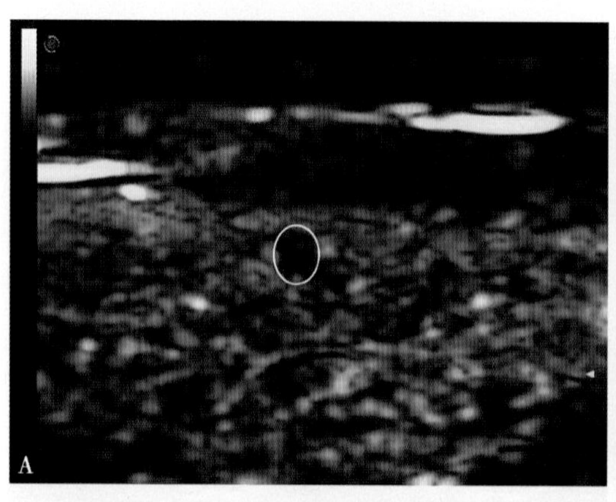

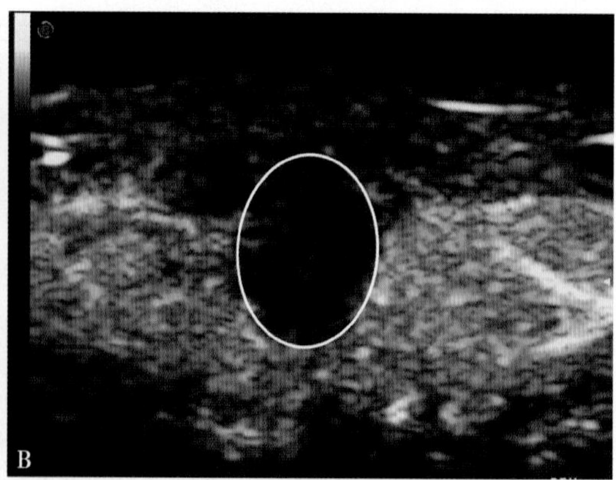

图 11-3　甲状腺 PTMC 消融前后超声造影评价

注：A. 消融前，显示结节内呈不均匀低灌注（白色圆圈）；B. 消融后，显示消融灶内未见造影剂灌注（白色圆圈）

2. 热消融治疗后 1 个月、3 个月、6 个月、12 个月及以后每年 1 次随访行影像学（推荐超声）检查观察甲状腺消融病灶坏死吸收情况（图 11-4），是否有残留、有无新发病灶、有无出现颈部淋巴结的转移，测量消融灶大小，计算体积及结节缩小率。术后初次随访需行超声造影检查评估病灶血供及坏死情况。治疗病灶缩小率 =[（治疗前体积－随访时体积）/ 治疗前体积]×100%。

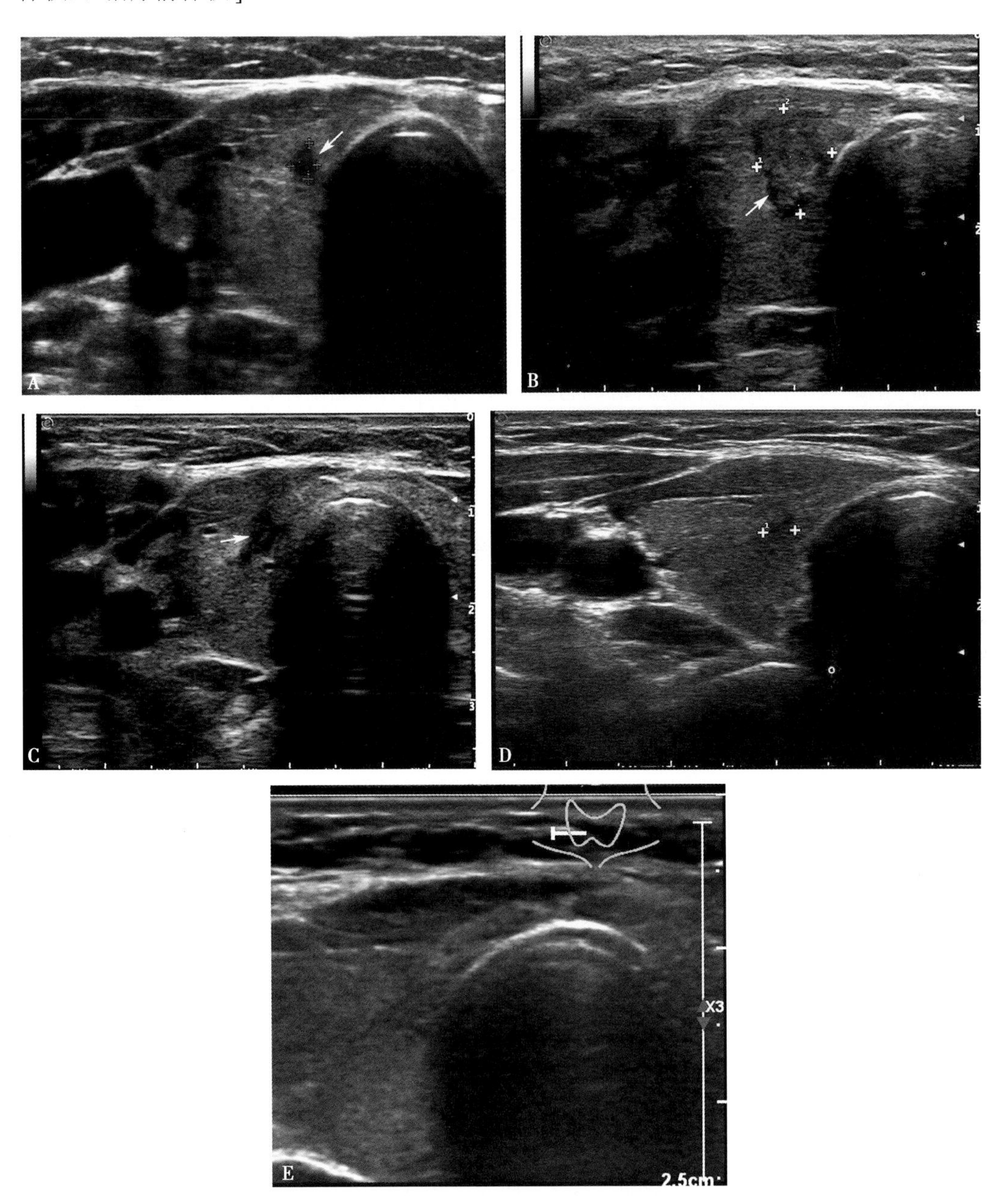

图 11-4　甲状腺 PTMC 微波消融术前、术后超声声像图表现

注：A. 术前：甲状腺实质内直立状、边界不清的低回声结节（箭头）；B. 术后 1 个月：消融灶呈混合回声，边界不清，周围见低回声水肿带（箭头）；C. 术后 3 个月：消融灶较前缩小，呈低回声，边界不清（箭头）；D. 术后 6 个月：消融灶较前明显缩小，呈低回声，边界不清；E. 术后 12 个月：消融灶完全吸收消失

3. 记录相关并发症及其治疗、恢复情况。随访时需检测甲状腺功能指标（包括 FT_3、FT_4、TSH、TG 及 PTH ）及相应肿瘤标志物等。

4. 术后可通过穿刺病理检查判断确切的疗效。

并发症

PTMC 热消融治疗常见的不良反应与甲状腺良性结节消融治疗的类似，主要表现为治疗时和治疗后短暂的疼痛、发热、周围组织水肿等。多数患者在治疗后 1～2 周症状自行消失，需要干预处理的严重并发症较少。严重并发症主要有血肿压迫气道、损伤周围神经引起相应症状等。术前应充分告知患者及其家属可能出现的并发症，并签署知情同意书。

1. 疼痛　为各种消融治疗后常见的并发症，数天后可缓解，若疼痛剧烈，可给予相应止痛药物治疗。

2. 发热　常由肿瘤坏死产生的吸收热所致，一般体温＜ 38.5℃，无需特殊治疗。

3. 暂时性声音嘶哑　可予以口服甲钴胺片。

4. 出血　对于术前有出血倾向者，术前、术后应予对症治疗；术中注意避开大血管，若肿瘤内或周边有大血管穿入者，可先选取大功率（70～80W）将其凝固。

5. 感染　术后体温持续不降或达 39℃以上应考虑感染，术中注意无菌操作，术后给予抗生素可预防及减少感染发生。

6. 皮肤损伤　消融时针杆热量可造成针旁皮肤烫伤，近年来随着水冷式微波消融仪的广泛应用，大大减少此并发症的发生。

7. 针道种植转移　很少发生，边消融边退针有助于避免。

8. 气管穿孔　病灶邻近气管，对于这些特殊部位的病灶，消融范围应适当减少。

9. 声音嘶哑　很少发生，大多数在三个月内自行恢复。

10. 消融不完全　因肿瘤较大或其他因素等，部分患者可能存在消融不完全，需多次或分次消融。

11. 肿瘤复发　由于肿瘤的特殊性，消融后仍存在肿瘤复发增大的可能，术后需定期复查随访。

注意事项

1. 病灶位置特殊，如靠近峡部、甲状腺前后包膜、大血管、气管等重要结构者，消融治疗应慎重，需告知可能出现的如血肿、声音嘶哑、饮水呛咳、术中呛咳等情况。

2. 微波消融电极较粗，应注意预防出血，尽量减少穿刺进针次数。

3. 测温针具可监测治疗有效温度，判断疗效及监测重要组织器官温度。

4. 热消融过程中，不能根据气化范围来判断消融凝固范围。需借助超声造影进行评价，准确判断肿瘤消融范围。对有残留者，应及时进行针对性补充治疗。

临床价值

由于低危 PTMC 具有很好的预后，关于其治疗策略一直存有争议。中国抗癌协会甲状腺癌专业委员会专家共识（2016）对具有高危因素的 PTMC 患者，建议外科手术治疗；

对于低危的 PTMC 患者，严格选择指征并充分结合患者意愿，可采取密切观察的处理。近些年来，关于超声引导下热消融技术在治疗 PTMC 及颈部转移淋巴结方面已有越来越多的报道，而且取得非常显著的临床效果。

热消融治疗 PTMC 优势主要有以下几点：①在超声引导下可达到精确的原位灭活 PTMC 的效果，也可以适用于部分甲状腺癌术后复发或颈部淋巴结转移等病灶。在一定程度上减少不必要的外科切除手术，可最大限度上保留正常甲状腺功能。②一定程度的美容效果，因为热消融治疗时仅在皮肤上留下 1～2mm 的穿刺点，可避免因开放手术而造成的颈部皮肤瘢痕，符合患者美容的心理需求。

第十二章

乳腺良性结节热消融治疗

概述

乳腺良性结节纤维腺瘤和腺病是年轻女性常见的疾病。乳腺良性结节处理方法主要有临床随访、药物治疗、传统外科手术、超声引导下乳腺肿物旋切术和超声引导下各种消融技术。临床处理的主要手段是外科手术治疗或随访。手术治疗损伤较大、易遗留瘢痕、影响美观，尤其是对于患有多发结节的患者；而随访过程中患者心理负担重，且部分结节有恶变倾向，难以为广大患者所接受；药物治疗消除结节作用有限；乳腺肿物旋切术能将结节切除，但损伤大且出血多，容易残留。近年来，微波、射频和激光消融为主的热消融技术应用于乳腺良性肿瘤治疗取得了较好疗效。乳腺结节消融治疗的目的是减轻患者的临床症状与体征，提高生活质量。另一方面灭活肿瘤，使结节缩小或消失，避免手术或随访带来的影响。

适应证

1. 乳腺触及包块、疼痛、担心恶变，影响日常生活者。
2. 经超声检查确定结节位于腺体内部。
3. 经超声引导下穿刺活检证实为乳腺良性结节。
4. 肿块与皮肤及胸筋膜的距离要求在 5mm 以上，≤ 5mm 需注射液体隔离带。
5. 肿瘤的最大径一般要求≤ 3cm，单发或多发结节。
6. 因美容、惧怕心理等原因拒绝手术或不能耐受手术切除者。

禁忌证

1. 有较严重的凝血功能障碍。
2. 全身其他任何部位存在急性或活动性的感染性疾病。
3. 严重高血压、糖尿病及心肺功能不全者。
4. 妊娠或哺乳期。
5. 超声不能显示的病变。
6. 肿块＞ 3cm。
7. 病理证实为恶性的结节为相对禁忌证。

术前准备

患者取仰卧位，充分暴露乳腺，常规超声检查，确定结节位置、数目、大小及回声特点，依据 BI-RADS 分类标准对结节进行分级。在 CDFI 模式下观察结节内部、结节周围血流分布情况，将结节内的血流分为 4 级；按照 Itoh 等报道的评分方法对结节进行硬度分级；超声造影了解结节增强情况。超声引导穿刺活检，明确病理学诊断。同时对可疑结节行 MRI 检查，了解乳腺结节特征及其周围组织的关系等。消融治疗前常规检查出血、凝血时间及凝血酶原时间、激素水平等。

服用抗凝药者需停药 1 周以上，术前 4 小时内禁食水，术前半小时曲马朵或哌替啶肌注。签署知情同意书。

操作方法

常规消毒铺巾，采用 2% 盐酸利多卡因局部麻醉，当结节距皮肤或胸肌筋膜的距离 < 5mm 时，在该结节前方皮下或乳腺后间隙内注射由低温 5% 生理盐水、地塞米松、利多卡因及肾上腺素按比例配制而成的隔离液。消融功率、时间设定应根据患者具体情况制订个体化消融治疗方案，包括进针部位、进针深度、消融次数、消融时间等。超声引导将消融针精确穿入结节内，启动消融，实时、连续观察结节消融的程度、范围及皮肤温度和颜色的变化。大结节采取移动消融，小结节采取单点消融（图 12-1～图 12-5）。

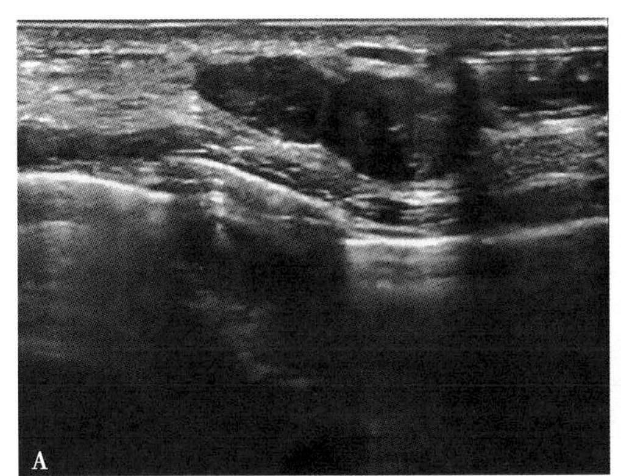

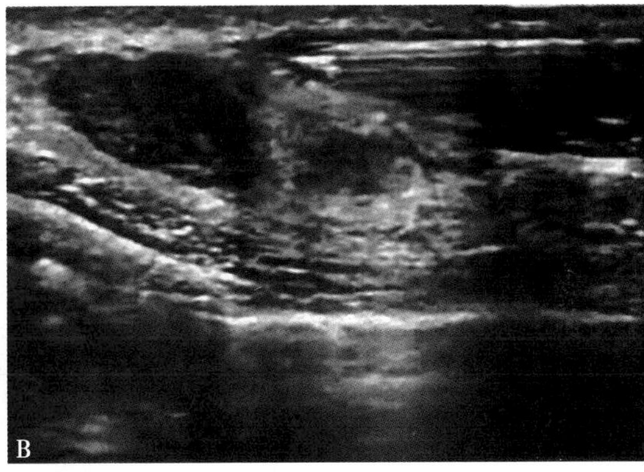

图 12-1　乳腺肿物热消融术前建液体隔离带

注：A、B. 在皮下组织与乳腺肿物之间注射液体形成隔离带，增加结节与皮肤的距离

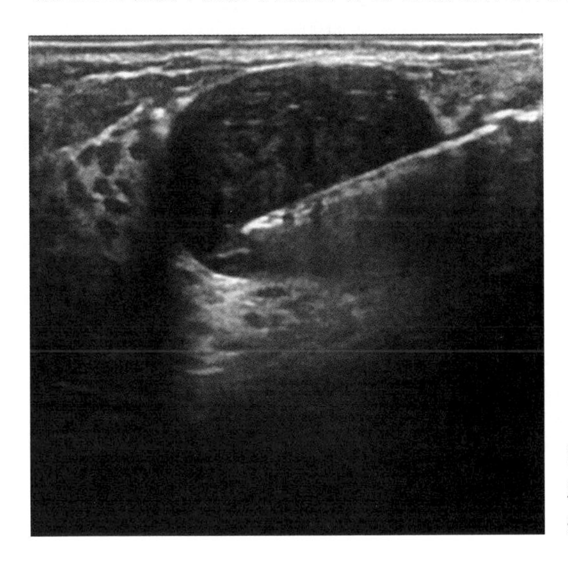

图 12-2　乳腺肿物热消融术中超声声像图显示消融电极周围病灶组织形成片状强回声

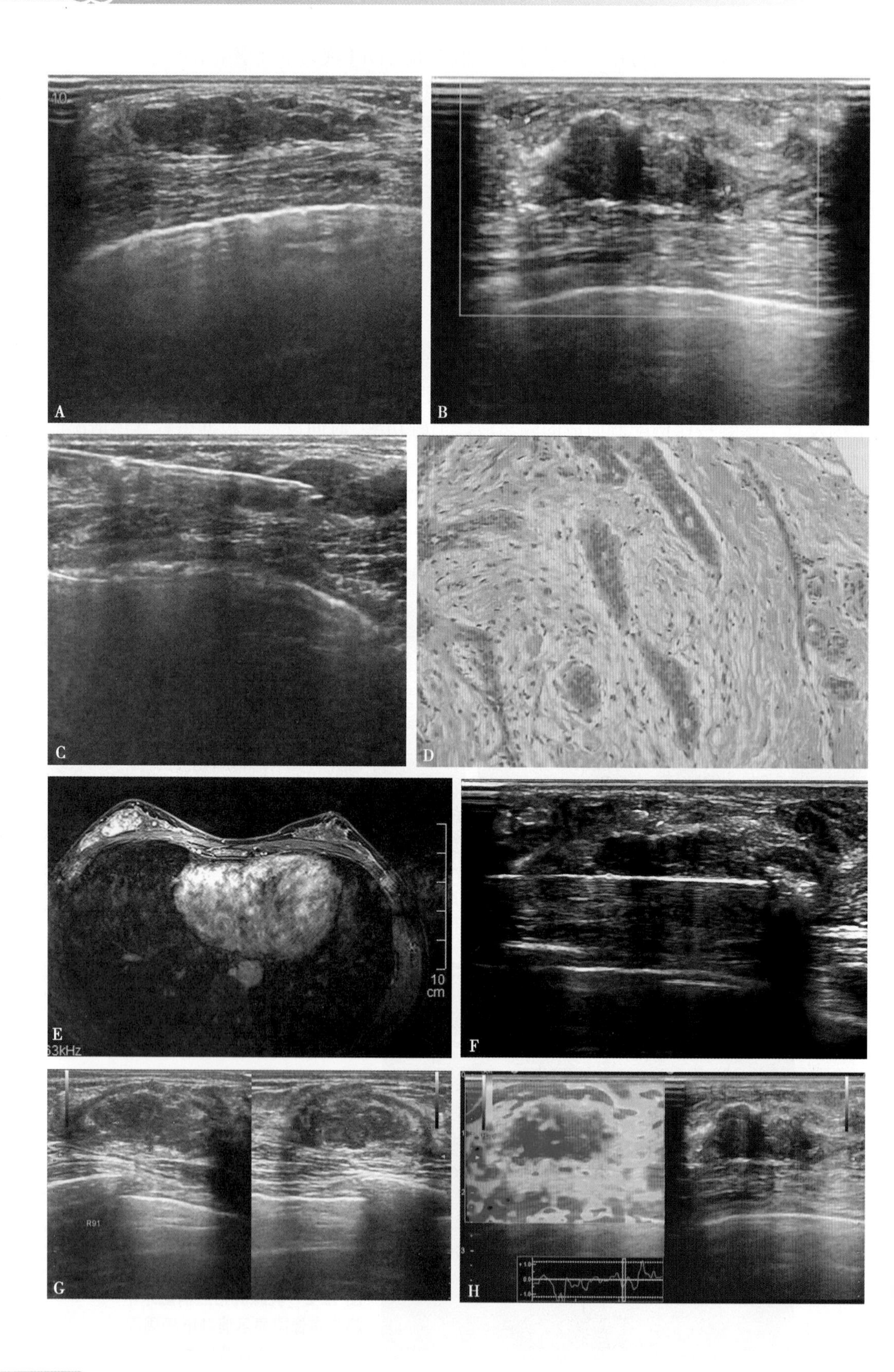
A
B
C
D
E
10
cm
63kHz
F
G
R91
H

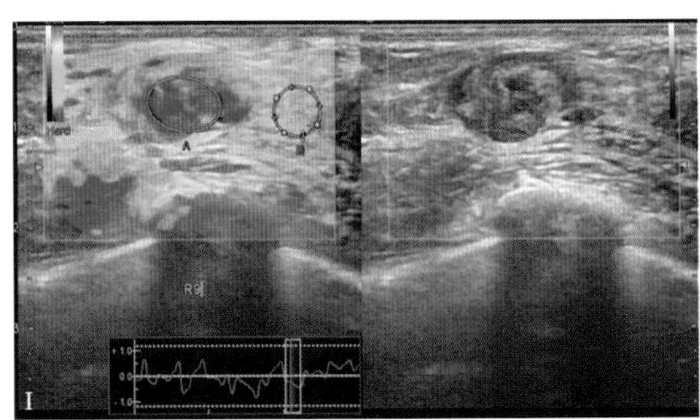

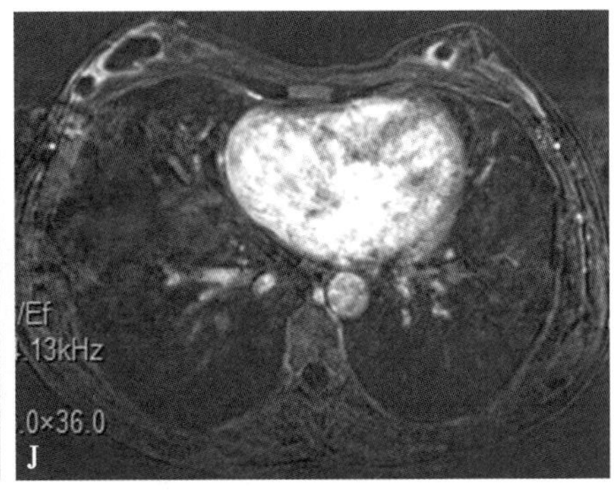

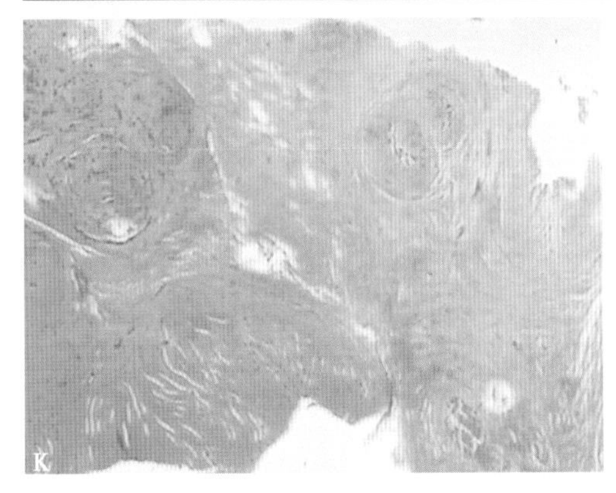

图 12-3　乳腺纤维瘤结节热消融治疗

注：A. 术前超声声像图：乳腺内低回声结节，边界清晰，椭圆形；B. 术前 CDFI：瘤结节内见少许血流信号；C. 消融术前行超声引导下瘤结节穿刺活检；D. 穿刺组织病理证实为乳腺纤维瘤；E.MRI 显示热消融术前乳腺纤维瘤结节；F. 超声引导下乳腺纤维瘤结节热消融声像图；G. 热消融术后即刻：超声声像图显示瘤结节周边的环状低回声充血水肿带；H. 热消融术后当天：超声弹性成像显示结节较硬；I. 热消融术后 1 个月：超声弹性成像显示结节变软；J.MRI 显示热消融术后瘤结节完全坏死；K. 治疗后瘤结节穿刺组织学活检病理证实瘤组织完全坏死

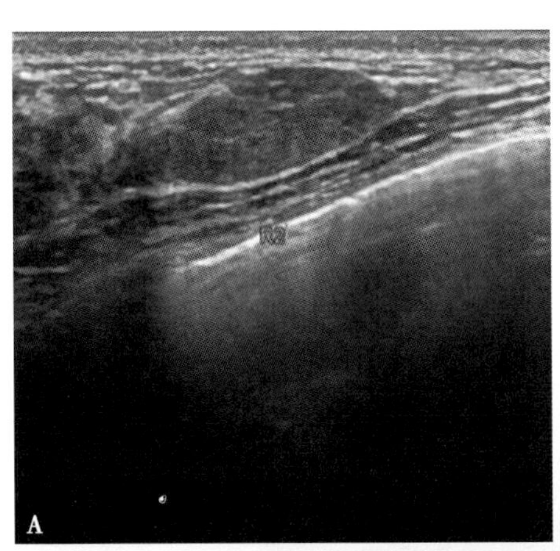

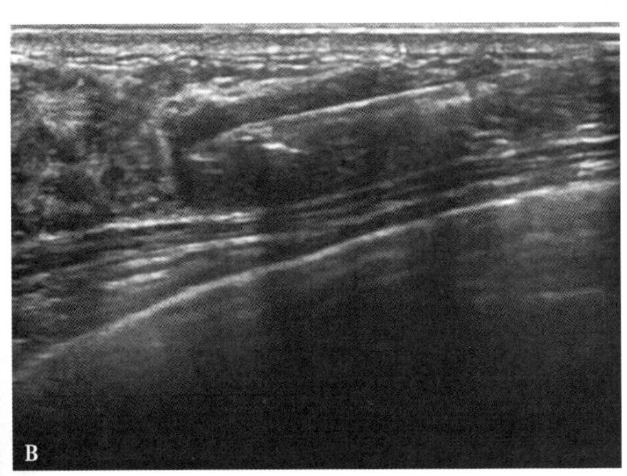

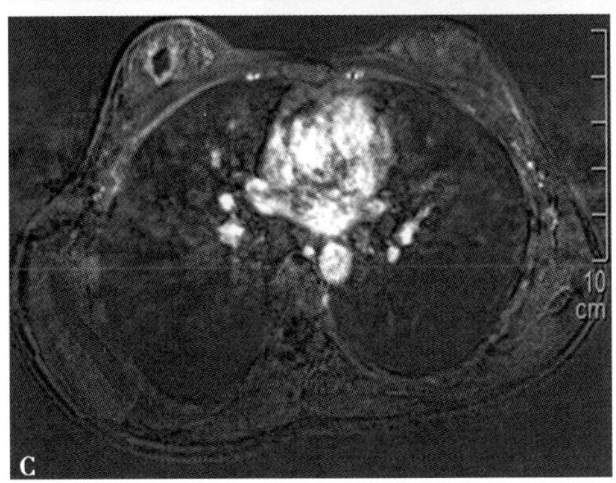

图 12-4　乳腺结节热消融治疗

注：A. 热消融治疗前，超声声像图显示乳腺腺体内低回声结节，边界清晰；B. 乳腺结节热消融术中超声声像图；C. 热消融术后 MRI 显示肿瘤坏死

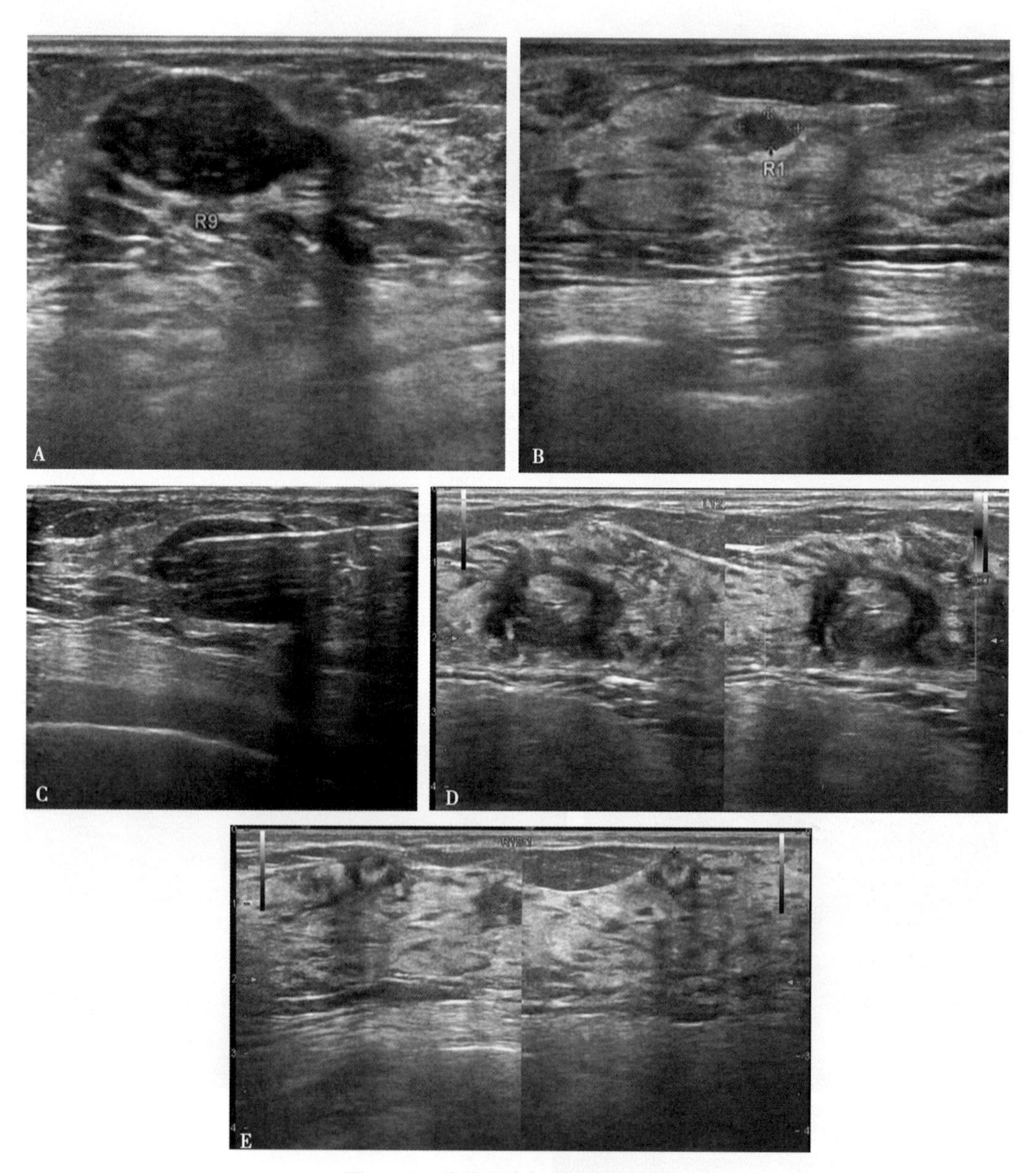

图 12-5　乳腺多发结节热消融治疗

注：A. 超声声像图显示热消融术前乳腺内较大低回声结节；B. 超声声像图显示热消融术前乳腺内较小低回声结节；C. 乳腺结节热消融术中；D. 超声声像图显示较大结节热消融术后，结节周边形成环状低回声充血水肿带（左图），CDFI 未见血流信号（右图）；E. 超声声像图显示较小结节热消融术后周边环状低回声充血水肿带

消融治疗后 1 小时行常规超声和超声造影检查，测量结节的大小，并观察消融区增强情况，用以评判消融治疗的效果。若靶目标内仍有血流灌注或增强，可行补充消融治疗。可同时选择消融后结节穿刺活检进行病理学检查，了解结节凝固性坏死的程度（图 12-6～图 12-10）。穿刺部位局部敷料覆盖，必要时弹力绷带加压包扎。

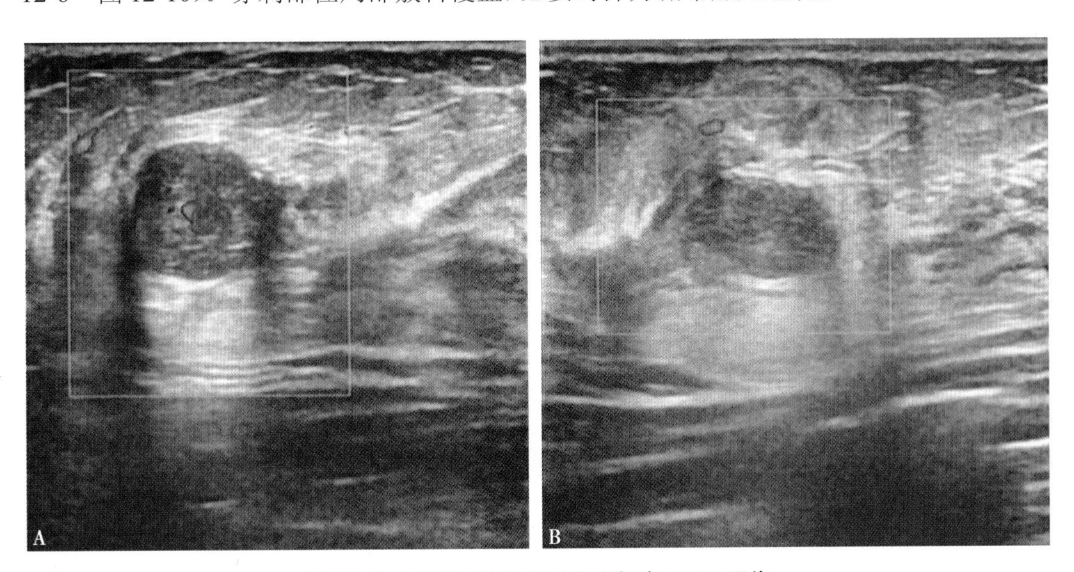

图 12-6　乳腺结节热消融治疗超声 CDFI 图像

注：A. 热消融术前显示结节中部有少许血流信号；B. 热消融术后显示结节缩小、结节内血流信号消失

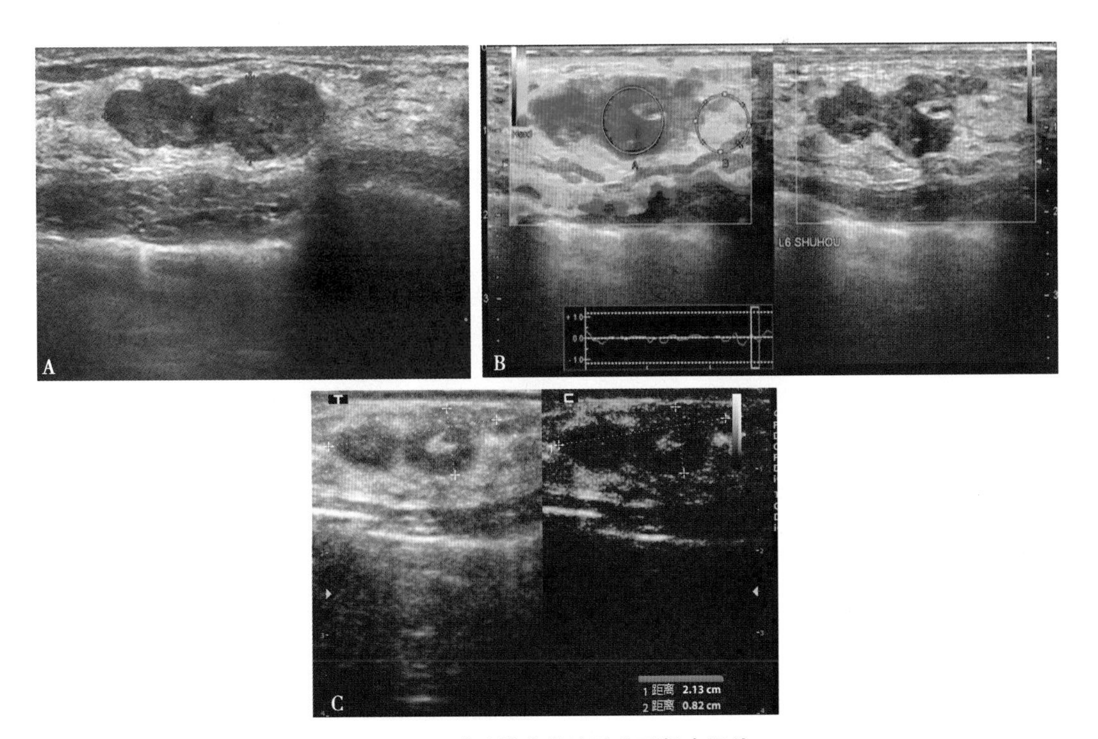

图 12-7　乳腺结节热消融术后超声评价

注：A. 超声声像图显示热消融术前乳腺内的低回声结节，边界清晰，分叶状；B. 热消融术后弹性成像示结节质硬；C. 热消融术后超声造影显示瘤结节内无血流灌注，肿瘤组织完全灭活

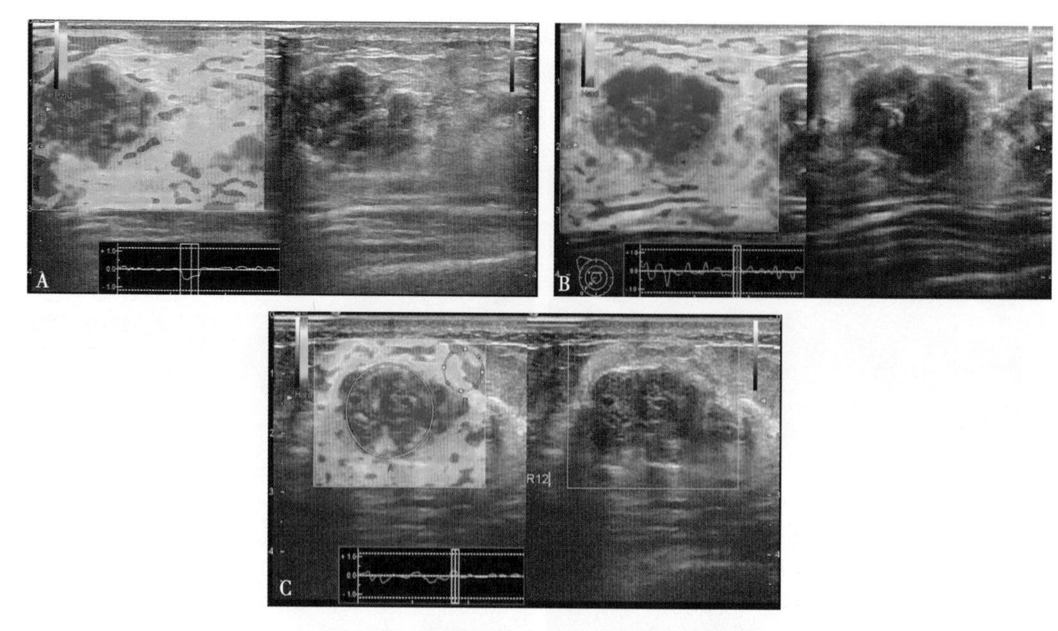

图 12-8 乳腺结节消融前后弹性成像表现

注：A. 热消融术前瘤结节弹性成像图像；B. 热消融术后第 2 天弹性成像示结节质地较硬；C. 热消融术后 1 个月弹性成像示结节质地变软

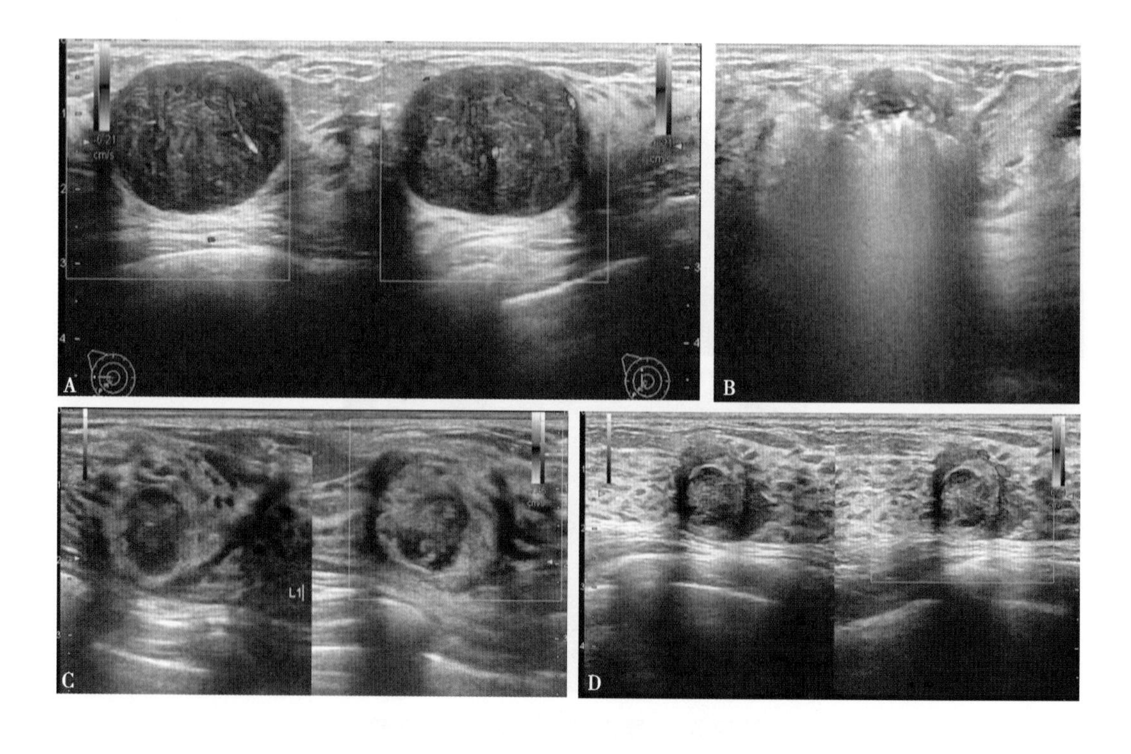

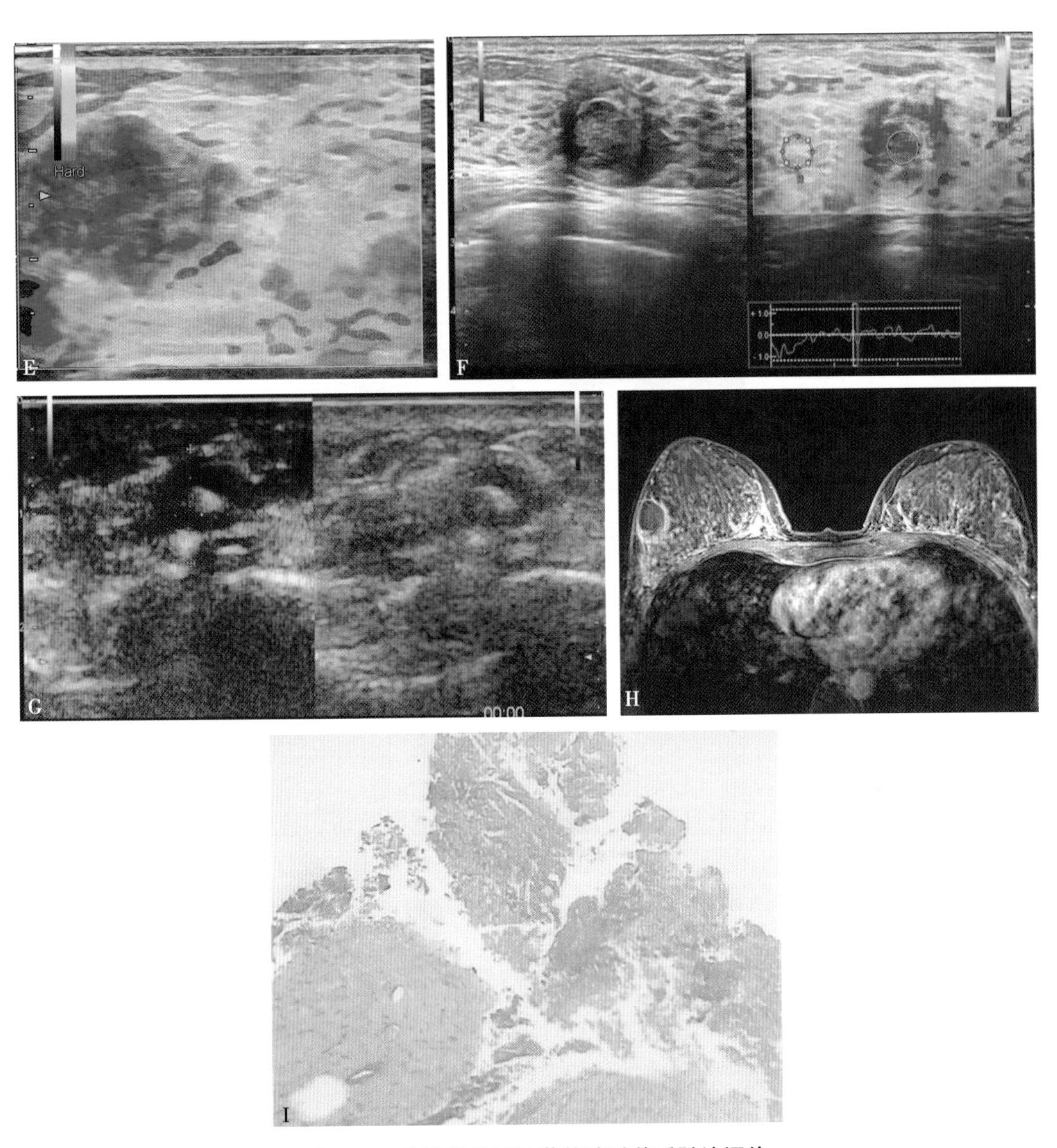

图 12-9 乳腺纤维瘤结节热消融前后随访评价

注：A. 术前超声声像图：显示乳腺内低回声结节血流信号丰富；B. 术中超声声像图：瘤结节消融区域被强回声覆盖，后方形成宽大声影；C. 术后即刻超声声像图及 CDFI：显示结节内血流信号消失，周边低回声环状充血水肿带；D. 术后超声声像图及 CDFI：显示消融术后结节缩小，血流信号消失；E. 消融术前弹性成像示瘤结节质地较硬；F. 消融术后弹性成像示瘤结节质地变软；G. 消融术后超声造影显示瘤结节无灌注；H. 消融术后 MRI 显示瘤结节坏死；I. 消融术后瘤结节穿刺活检病理证实为坏死组织

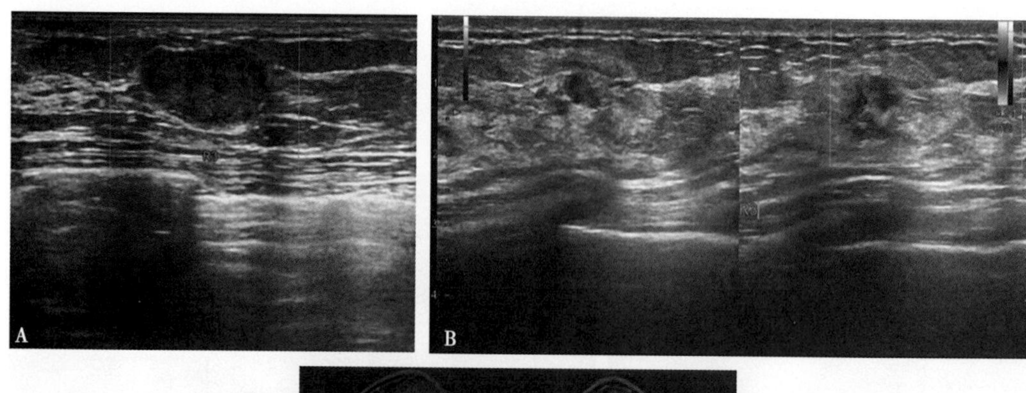

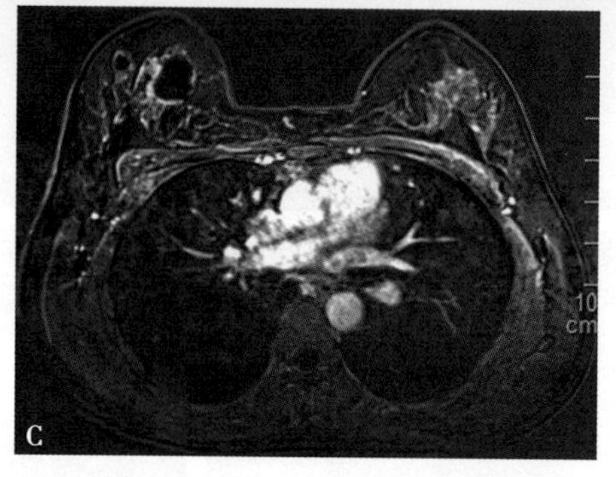

图 12-10 乳腺结节热消融

注：A. 术前超声声像图显示乳腺内低回声结节；B. 术后彩色多普勒超声显示结节缩小，血流信号消失；C. 术后 MRI 示结节坏死

疗效评价

消融治疗后 1 个月、3 个月、6 个月及 12 个月后进行随访。疗效评价指标主要包括：临床症状缓解、结节大小变化、结节是否彻底灭活、有无残留或复发、美容效果、患者满意度和生活质量。结节体积 = 上下径 × 前后径 × 左右径 /2，治疗结节缩小率 =[（治疗前体积－随访时体积）/ 治疗前体积]×100%。

治疗后 1 小时结节最大径及体积有所增大，治疗后 1 个月、3 个月、6 个月及 12 个月后复查，结节逐渐缩小（表 12-1），CDFI 显示血流减少或消失（表 12-2）。治疗前灰阶超声显示结节呈均匀低回声，治疗过程中结节局部呈强回声，治疗后灰阶超声显示原结节区域呈不均匀高回声，边界不清。治疗后 1 个月、3 个月、6 个月及 12 个月随访，超声检查显示结节边界逐渐清晰，回声较治疗前轻度增强，多不均匀。消融治疗后 1 小时，弹性成像检查结节硬度较治疗前均有所增加，治疗后 1 个月、3 个月、6 个月及 12 个月复查，结节硬度逐渐下降。消融治疗前，CEUS 增强扫描显示结节内均有不同程度增强，治疗后 CEUS 显示结节内呈无增强，意味着达到完全消融，如有残留可再次消融。术前增强 MRI 检查结节呈不均匀性高增强，治疗后增强 MRI 检查，结节内呈无增强，与 CEUS 检查结果一致。治疗后行超声引导下穿刺活检，消融区呈凝固样坏死改变。

表 12-1 微波消融前及消融后 6 个月乳腺结节大小（$\bar{x}\pm s$，n=207）

微波治疗	结节大小	
	最大径（mm）	体积（mm^3）
消融前	12.7±6.3	3128±967
消融后	10.1±3.6	1924±536
t	18.694	8.867
P	0.000	0.000

表 12-2 乳腺结节消融前及消融后 1 个月血流分级（n=207）

微波治疗	血流分级			
	0	I	II	III
消融前	47	93	53	14
消融后	186	17	4	0

并发症

乳腺良性结节消融治疗非常安全，一般无严重并发症发生。消融区局部可出现轻度胀痛、刺痛，给予物理治疗后 8～12 小时症状缓解或消失，一般无需服用止痛药。发生局部脂肪液化少见，较小者可自行吸收消失，较大者行超声引导下穿刺抽液（图 12-11）。部分距离皮肤较近的结节，治疗后局部可出现皮肤红肿，及时给予局部降温处理后多逐渐恢复正常，治疗时及时给予局部降温处理或增加液体隔离带等方法可预防。据早期文献报道，有皮肤烫伤的情况发生，是由于结节较表浅，进针偏离了方向，功率过高所致，给予对症处理一般半个月可以恢复正常。消融后周边乳腺导管部分较消融前轻度扩张和乳头溢液，1 周～1 个月内消失。

注意事项

精确穿刺、合理布针、适形消融非常重要。

1. 实时监测进针 穿刺点通常选择在距肿物 1～2cm 处，优先选择远离乳头方向的外侧进针。穿刺方向尽量与皮肤走行方向平行，较小肿瘤直接穿刺肿瘤中央，采用固定式消融；直径大于 20mm 者采取多点式、移动消融，由深到浅逐层消融。

2. 消融过程中需要实时观察消融范围、消融温度改变及电极针的位置，避免电极针偏离消融靶目标而导致的消融不全及周围重要脏器的损伤。尤其是对于距离皮肤及胸肌筋膜较近、或靠近乳头的结节。既要避免电极针偏离消融靶目标，又要防止电极针脱出而烧伤皮肤。

3. 多结节消融时，尽量减少皮肤切口数量，一口多瘤。除特殊情况外，活检、隔离液注射、消融穿刺点尽量选择同一穿刺路径。

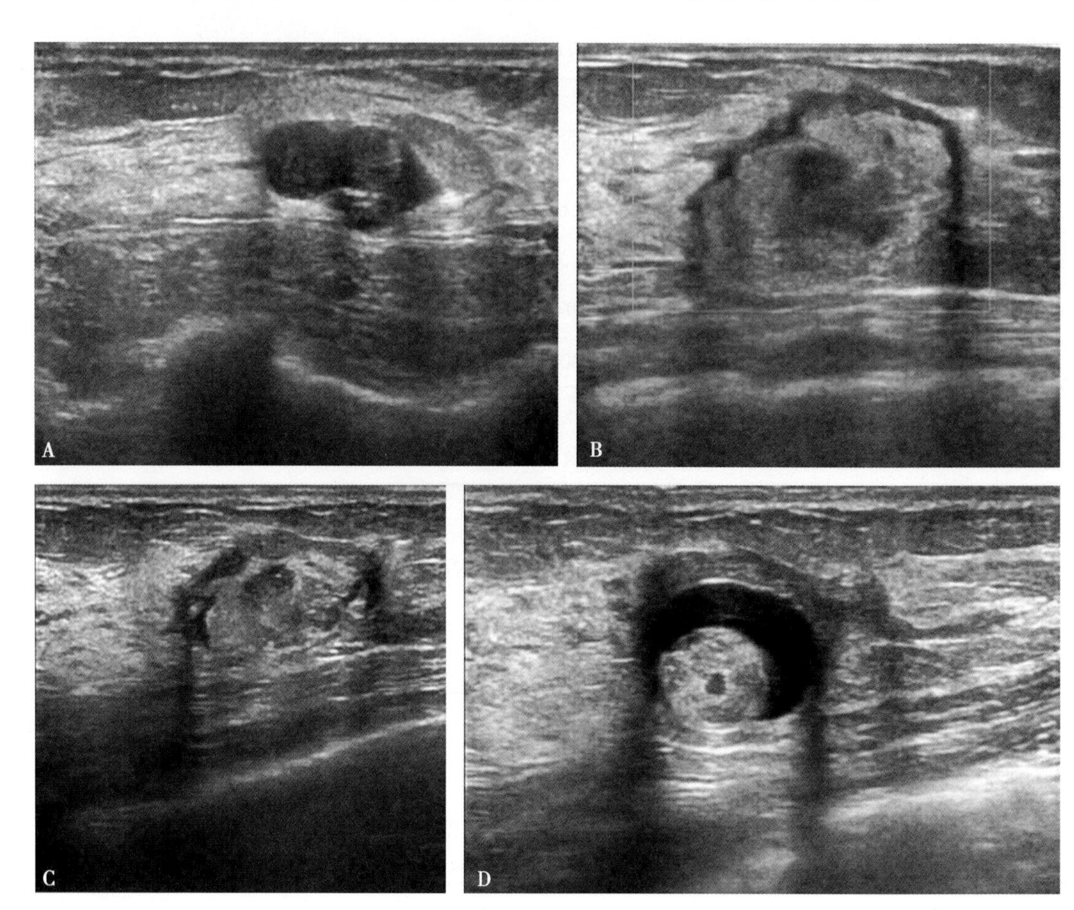

图 12-11 乳腺瘤结节热消融术后局部脂肪液化超声表现

注：A. 声像图显示消融术前乳腺内低回声结节；B. CDFI 显示消融治疗后瘤结节增大，内部血流信号消失；C. 声像图显示消融术后恢复期的瘤结节逐渐缩小；D. 声像图显示消融灶周边液化

4. 中国女性乳腺组织常较薄，结节距皮肤浅，消融治疗既要达到对结节的完全消融，又不能造成皮肤烧伤及邻近重要结构的损伤。对于距离皮肤或胸筋膜较近（$<$ 5mm）的结节，可以在皮下或乳房间隙注入隔离液。也还可采用皮肤悬吊、下压、上挑等手术操作及局部放置冰水袋预防皮肤烫伤。

5. 乳腺结节微波消融治疗后发生出血几率相对较小，对于血供丰富、存在出血风险者，可行冰敷局部加压包扎，避免术后血肿形成。

6. 选择适宜的消融功率和时间匹配也很重要。时间和功率对消融的范围和形态有直接影响。在相同时间条件下，功率越高，温度上升越快，消融的范围也越大，形态呈近似椭圆体；而功率相同时，随着时间的增加，消融范围增大，形态更类似球体。因此，针对结节的位置、大小、形态、成分以及血供等选择适宜的功率和时间，是达到完全消融和减少并发症的重要保证。

7. 造成消融不全的可能原因

（1）受超声技术的制约，难以对病变进行准确的全方位观察，使定位和实时导航出现偏差。

（2）结节较大、内有纤维间隔或周边血供丰富，致使热量的扩散受限或热沉效应，造成肿瘤内温度不均，消融不完全。

（3）由于结节形态不规则，不宜达到适形消融而导致的残留。

（4）结节位于特殊部位，使进针的位置、角度受到限制，消融范围不足，也难以实现完全消融。

（5）结节靠近皮肤，因防止烫伤皮肤而导致消融不全。

临床价值

乳腺良性结节发病率逐年增加，且发病年龄趋于年轻化，临床触诊检出率为51%～60%，而超声检出率高达72%，其治疗方式主要是手术治疗。随着社会的进步、人民生活水平的提高，人们对生活质量的要求越来越高，这就使得对乳腺肿瘤的治疗不仅要保证生存率，同时也要达到在功能、形体和心理等多层面的康复，尤其是对于乳腺良性肿瘤。而传统手术治疗创伤较大、易遗留瘢痕而影响美观，尤其是对于多发性肿瘤或肿瘤复发者。因此，各种影像引导和监视下的微创治疗方式受到人们的关注，如激光、微波、射频等热消融治疗。热消融技术治疗肿瘤的基本原理是利用热能产生高温，致使肿瘤细胞迅速发生蛋白质变性、凝固而坏死。研究表明，当治疗区温度达到60℃即刻或54℃持续3分钟，即可造成组织细胞发生不可逆的凝固性坏死。而消融治疗可使温度达到100℃，即刻导致肿瘤组织发生坏死。消融后靶组织一般呈椭球形，从内向外分为碳化区、坏死区及炎性反应区。

研究表明，消融治疗可有效造成肿瘤凝固性坏死，结节逐渐缩小或消失，患者临床症状缓解或消失，并发症少，肿瘤复发和残留少见。分析原因，可能是在高温作用下，肿瘤细胞发生脱水，细胞内蛋白变性，细胞凝固；同时，消融使结节内部及周边的血供消失，致使结节失去了营养支持，肿瘤细胞发生坏死并逐渐被机体吸收所致；另一方面，在消融治疗的过程中，肿瘤细胞的DNA及蛋白质合成受到抑制，血管、淋巴管被凝固封闭；同时局部热治疗使热休克蛋白合成增加，能促进机体杀灭肿瘤，提高了机体的免疫功能。

1999年，Jeffrey等首次采用射频消融治疗小于3cm的乳腺癌，结果显示肿瘤凝固性坏死率为92%～100%。此后，Kaufman、Dowlatshahi、Stehouwer等采用热消融治疗乳腺良恶性肿瘤均取得良好效果，这些研究结果表明消融治疗用于乳腺肿瘤是可行的。热消融技术具有如下优点：①热效率高：因肿瘤内或周边的血管可带走热量，造成散热增加，此即“热沉效应”，治疗温度上升快，抗“热沉效应”好；②消融范围较大，所需时间短；③对人体电生理产生影响小；④痛觉低：消融治疗时，70%～90%的人一般不需要深度麻醉，仅局部麻醉即可。

消融治疗前，需确定结节的位置、准确地测量其大小，并了解其空间形态结构及其与周围组织的关系。治疗后，结节是否完全达到消融，也需影像学手段对其进行评价，为进一步明确消融效果，必要时对消融后的肿瘤组织进行病理学检查。用于乳腺结节诊断和评估的常用影像学方法有超声、乳腺X线摄影、单光子/正电子发射计算机断层成像术（SPECT/PET）和MRI等。由于SPECT/PET时间和空间分辨率均较低，且有辐射、昂贵，通常不用于介入治疗的实时监测，也不利于观察结节的空间结构，仅在评价乳腺癌远处转移时应用。钼靶对乳腺结节内的微钙化有很高的敏感性，但对于没有钙化的结节，诊断的准确性较低，且对致密型腺体不敏感，多用于乳腺结节的筛查。常规超声可以较准确地评估结节的位置、大小、形态以及血流分布等特征；弹性成像可以较客观地评价结节的硬度，能间接地反映消融区凝固坏死的程度及范围；超声造影可有效评估结节内部及周边的血流灌注情况。但因超声空间分辨率差，不能全面、有效地显示结节与周围组织的空间结构。MRI 具有很高的时间和空间分辨率，可最大限度地显示肿瘤与周围组织的空间结构；扩散加权成像和灌注成像可以通过反映细胞密度或肿瘤供血血管完整程度，可于肿瘤形态学发生改变之前早期判断肿瘤治疗的效果；而且动态增强扫描可显示结节内部及周边的血流分布，能有效弥补超声的不足。但是，由于设备的局限，较难实时监控且费用高、时间长。

采用超声弹性成像评估消融治疗前后结节硬度的变化，消融治疗后初期，结节的硬度增加，以后硬度逐渐减低。可能是在高温的作用下，消融组织发生碳化，加上炎性反应，组织细胞水肿；肿瘤组织细胞发生凝固性坏死，周围出现大量纤维结缔组织增生并包裹坏死组织，致使硬度增加。此后，随着炎性水肿消退、残存坏死组织被逐渐吸收以及正常组织细胞的增生，纤维结缔组织逐渐减少，其硬度逐渐减小。采用增强 MRI 可进一步评估结节的血供情况、消融后的疗效判断，MRI 对准确评估结节的大小、空间结构及血流分布优于超声，尤其是对于较大的结节（3cm 以上），并提高了多点布针的准确性和有效性，而且对多个结节进行消融治疗时，MRI 可同时对其进行疗效评估。部分患者消融治疗后，超声不能清晰显示结节的大小和边界，这是因为消融产生的强回声，而其后的声影不利于坏死区边缘的观察，尤其是妨碍深部区域的显示。因此，对于超声显示不清的结节，MRI 在消融治疗后疗效的评价方面优于超声。消融后行超声引导活检病理学检查了解消融后结节坏死情况。

结节消融治疗后，周边可见一个较完整的环状水肿带，这可能是与肿瘤周围组织发生凝固坏死、周边炎性水肿有关。此水肿带可有效阻断肿瘤内的供血，对于恶性肿瘤，可阻止肿瘤发生转移。随访中，此水肿带逐渐消失。需要指出的是，在评估消融治疗的疗效时，要特别注意水肿带与残留肿瘤组织的鉴别，两者的正确识别是影响消融治疗远期疗效的重要因素之一。可采用超声造影、MRI 和活检予以鉴别。

综上所述，乳腺良性结节的消融治疗安全、有效、可行。应根据乳腺良性结节情况，合理选择手术以及射频、微波、激光等热消融治疗。在选用不同的消融设备时，应熟练掌握该设备的使用方法及特性，以求安全有效地完成治疗。超声引导经皮乳腺良性结节消融治疗创伤小、恢复快，一般不引起乳房外形改变，符合美观要求，不留瘢痕，并发症少，而且简便易行、治愈率高、可门诊治疗，是治疗乳腺良性结节的新方法，有着广阔的临床应用前景。

第十三章

乳腺癌的热消融治疗

概述

在过去的10年里，早期乳腺癌的外科治疗经历了从全乳房切除术到保乳治疗（breast-conserving treatment，BCT）、从常规的腋窝淋巴结清扫到前哨淋巴结（sentinel lymph node，SLN）活检的阶段。乳腺癌的诊断和管理方面的进展促进了微创治疗方法的发展。随着早期普查和女性本身防范意识加强，检出的乳腺癌病灶越来越小，对微创治疗的需求越来越大。

早期癌症主要是导管浸润癌，预后良好，5年生存率为88%。目前在全身麻醉下进行手术是对这些癌的标准治疗。这种侵入性治疗会导致两种主要的延迟并发症，即慢性乳房疼痛和瘢痕形成。乳房手术后慢性疼痛的发生率约为30%（5%～10%的重度慢性疼痛患者）。在保守治疗后，瘢痕发生率为15%～30%（3%～5%严重瘢痕）。

因此下一步应继续改善治疗方法，即非手术治疗原发性乳腺癌。目前乳腺癌消融治疗的研究重点是热疗法，20世纪末，先后出现了激光消融、射频消融、微波照射、高强度聚焦超声、冷冻消融治疗乳腺癌的报道。除了冷冻消融术之外，其他属热消融治疗。除了高强度聚焦超声波（high intensity focused ultrasound，HIFU）外，所有的技术都需要皮肤切口。这些消融治疗主要是超声引导，但HIFU通常使用MRI引导。治疗时间几乎一样，而HIFU需要更多的时间，主要的副作用是烧伤。所有这些技术都只是在研究阶段。单独消融、联合激素治疗或者在放化疗之后消融有可能成为可行的治疗方案。术后立即切除消融病灶，采用HE染色和烟酰胺腺嘌呤二核苷酶（NADH）染色评价消融疗效，结果显示凝固性坏死范围从95%到100%不等。以下就目前国内外临床研究进展，探讨一下应用比较活跃的射频消融（RFA）治疗小乳腺癌的情况。

适应证

需同时满足以下条件：

1. 经超声清晰可识别的小乳腺癌（≤2cm），单发或多发结节，无淋巴结及远处转移。
2. 肿块距离皮肤或胸筋膜建议5mm以上。
3. 因美容、惧怕心理等原因拒绝手术或不能耐受手术切除者。

禁忌证

1. 有较严重的凝血功能障碍。

2. 全身其他任何部位存在急性或活动性的感染性疾病。
3. 严重高血压、糖尿病及心肺功能不全者。
4. 妊娠或哺乳期。
5. 超声不能显示的病变。
6. 肿块＞20mm、距皮肤及胸肌筋膜＜5mm者。

术前准备及操作方法

参见第十二章。

疗效评价

1. 术中　在消融前、消融后、必要时消融中分别进行超声造影检查，以作为评价消融疗效的主要评价指标。热消融术后即刻行超声造影检查，观察消融范围，当发现残余病灶组织，应及时补充消融。

2. 术后　热消融治疗后1个月、3个月、6个月、12个月及以后每年1次随访行影像学（首选超声造影）检查观察甲状腺消融病灶坏死吸收情况，观察是否有残留、有无新发病灶、有无出现颈部淋巴结的转移，测量消融灶大小，计算体积及结节缩小率。术后初次随访需行超声造影检查评估病灶血供及坏死情况。治疗病灶缩小率=[（治疗前体积－随访时体积）/治疗前体积]×100%。

并发症

早期乳腺癌治疗非常安全，一般无严重并发症发生。主要为局部灼热及疼痛感，自行缓解或消失，一般无需服用止疼药。

注意事项

1. 注意隔离带选择，避免皮肤烫伤、乳导管损伤及神经损伤等严重并发症。
2. 需要在条形和径向纤维之间的间隙治疗。
3. 热消融过程中，不能根据气化范围来判断消融凝固范围。需借助超声造影进行评价，准确判断肿瘤消融范围。对有残留者，应及时进行针对性补充治疗。

临床价值

由于成像技术和系统筛查项目的进步，越来越多的早期癌症被诊断出来。早期癌症主要是导管浸润癌，预后良好，5年生存率为88%。从理论上讲，早期乳腺癌的消融治疗应该在临床实践中发挥重要的作用，无论是独立治疗或者联合治疗。从近二十年的研究中，激光消融、射频消融、微波照射、高强度聚焦超声、冷冻消融治疗小乳腺癌完全消融率分别13%～91%、76%～100%、90%、36%～93%，其中冷冻消融范围为4～7cm，操作时间为30～40分钟；射频消融范围为3～6cm，操作时间为10～15分钟。有学者报道热消融时间控制在10分钟左右为患者较舒适的时间。

事实上，消融治疗的技术虽不复杂，但精心操作十分重要。并且乳房是一种特殊的器官，具有复杂的解剖学和多变的生理功能。患者的年龄和荷尔蒙水平的不同直接影响乳腺的结构组成及软硬度，而消融治疗的成功与否则需要术前对患者的医学影像资料（包括超声、MRI、X线等）进行系统的分析，根据肿瘤形态设计出进针角度和路线。操作者必须具备熟练的超声引导穿刺技术，能清楚显示和准确命中病灶，另外需要对肿瘤进行规范可靠的局部疗效评估。对于确定最佳剂量，建立预测模型，并对程序进行实时指导和成像等程序的步骤进行标准化计算，这些都有待进一步研究。

除了以上这些，还需要对疾病本身进行多方面的研究，最重要的是是否能准确确定肿瘤的大小及边缘，这也是目前消融技术是否能应用到临床的一个最大争议。还有治疗后肿瘤细胞死亡率是否能达到100%、局部复发的可能几率有多大、如何与辅助治疗配合以及术后的美观性等问题。总之，考虑乳腺癌作为一种全身性疾病，即使是早期发现后原位消融治疗能有效灭活局部肿瘤，也需要密切随访，并且不排除采取多学科的综合治疗。

第十四章

颈部淋巴结消融治疗

概述

颈部是人体淋巴结分布最为集中的地方，承载着全部头颈部和部分胸腹部淋巴液回流功能，因而颈部淋巴结可受到多部位、多脏器的肿瘤转移与侵袭。本章以甲状腺癌颈部转移性淋巴结为例，对颈部淋巴结消融作一介绍。

甲状腺癌是最常见的甲状腺恶性肿瘤，近年来发病率有逐渐增高趋势。常见的甲状腺癌组织学类型分为乳头状癌、滤泡癌、未分化癌及髓样癌等，其中甲状腺乳头状癌（papillary thyroid carcinoma，PTC）是甲状腺癌最常见的类型。虽其恶性程度较低，且大部分可经首次治疗获得治愈，但有 20%～59% 的患者可出现颈部复发、淋巴结转移。Mazzaferri 等报道颈部淋巴结复发率约占 74%，且可多次复发。甲状腺癌术后复发和（或）转移是影响患者预后的主要因素和引起患者死亡的主要原因，目前以再次手术及 ^{131}I 治疗为主。但再次手术后瘢痕组织的形成及局部解剖结构模糊均增加再次手术的困难，且增加术后并发症的发生率；而 ^{131}I 治疗对所有腺体均有放射性损伤，且治疗后的副作用和并发症也较多；故两者对治疗颈部转移淋巴结均存在不足。

近 20 余年，超声引导下的颈部淋巴结介入治疗技术飞速发展，无创或微创治疗已成为发展趋势，常用的方法包括经皮酒精消融（percutaneous ethanol injection，PEI）、激光消融（laser ablation，LA）、射频消融（radiofrequency ablation，RFA）及微波消融（microwave ablation，MWA）等。酒精消融属于化学消融，其原理是利用高浓度酒精栓塞小血管，使组织发生凝固性坏死。而激光消融、射频消融及微波消融均属热消融，通过电极导入物理能量使其周围组织细胞产生热凝固性坏死和变性从而达到治疗的目的。经皮酒精消融最早于 2002 年 Lewis 等人报道用于有效治疗颈部转移性淋巴结，Lewis 等人对 14 例患者的 29 个转移性淋巴结行经皮酒精消融治疗，随访至第 24 个月时病灶平均体积从 492mm^3 降至 20mm^3。激光消融最早出现于 2000 年的一项关于使用激光治疗无法进行手术或是存在 I^{131} 治疗禁忌证患者的甲状腺癌复发灶的可行性研究。射频消融最早于 2001 年由 Dupuy 用于治疗甲状腺癌术后复发患者，微波消融出现相对较晚，超声引导下颈部淋巴结微波消融治疗目前临床应用较少。

适应证

1．经超声引导下穿刺活检证实为甲状腺癌淋巴结转移或洗脱液甲状腺球蛋白（Tg）

含量升高。

2. 术前未行化、放疗及其他相关治疗。

3. 有完整的临床、病理及随访资料。

4. 有合适的进针途径。

5. 甲状腺癌术后复发病灶个数≤3个或部位≤2处。

6. 患者有行超声引导下颈部淋巴结消融治疗要求且愿意承担相关风险。

禁忌证

1. 病灶位于颈部Ⅵ区，双侧或病灶对侧声带功能不正常。

2. 严重凝血机制障碍。

3. 孕妇或严重心肺疾病患者。

术前准备

1. 病史询问　全面了解病史、颈部相关症状、有无合并其他甲状腺疾病等。

2. 实验室检查　包括血常规检查、凝血功能检查、甲状腺功能全套及病毒抗体血清学检查。

如果血小板和凝血功能检测结果出现异常，应当询问患者是否服用抗血小板或是抗凝药物，或是存在其他血液系统疾病。

3. 常规超声检查　需评估淋巴结大小、形态、数量、部位、淋巴门结构、内部回声、有无钙化、有无液化；评估淋巴结与其周边颈部重要结构（气管、血管、神经）的毗邻关系；彩色血流多普勒评估淋巴结内部血流情况；采用弹性成像评估淋巴结的硬度；使用公式：$V = \pi abc/6$ 计算结节体积（a、b、c 分别为超声测得的淋巴结长径、短径及厚径）。

4. 超声造影　术前、术后于外周静脉注射超声造影剂，观察病灶术前的灌注模式、灌注范围，术后评估消融范围。

5. 胸片、心电图、喉镜　所有患者均应于术前行胸部X线、常规心电图检查。对于Ⅵ区淋巴结，无论是否为甲状腺术后患者，均应常规行纤维喉镜检查评估双侧声带功能。

6. 其他检查　合并心肺疾病者检查超声心动图、24小时动态心电图及肺功能检查；^{131}I全身扫描/^{131}I-SPECT/CT；颈部CT/MRI平扫可以有助于评估淋巴结的毗邻位置关系。这些检查可视具体情况酌情选择。

7. 术前细胞学或组织学诊断　术前对目标淋巴结行针吸细胞学检查或粗针穿刺活检。

8. 其他准备

（1）对于服用抗凝药物的患者，应当在消融前7～10天停用阿司匹林或氯吡格雷，消融前3～5天停用华法林，消融前4～6小时停用肝素。患者可以在消融后2～6小时再次开始使用肝素抗凝，消融后的当晚即可服用华法林，消融后的第2天可以服用阿司匹林或是氯吡格雷。应当综合衡量消融治疗的获益与停用抗凝药物可能导致的不良反应。如果需要，患者可以考虑将华法林换成半衰期较短的肝素。

（2）术前2小时患者需禁食，常规建立静脉通道。

9. 知情同意书 颈部淋巴结消融术前同意书应当至少包括以下内容：

（1）消融后消融灶吸收过程中体积的变化可能较缓慢。

（2）预期的治疗次数。如淋巴结体积缩小不明显或复发，可能需要多次治疗。可能会出现针道转移，同时不排除肿瘤已经有其他部位转移情况，须随访观察可能需要配合手术切除或其他治疗。

（3）颈部消融存在特定的风险，发生治疗部位或邻近脏器、组织的损伤，出现相应的功能障碍、组织粘连，如喉返神经损伤声音嘶哑、皮肤损伤留瘢痕、气管损伤等，严重时可为不可逆损伤，并需要相应的临床处置。

（4）治疗部位的出血可能需要药物止血、输血或手术止血等，严重时可能危及生命。

（5）治疗部位出现继发感染，并可能需要局部或全身抗感染治疗。

（6）在消融过程中患者可能承受不同程度的疼痛。

（7）患者需在术前告知其甲状腺手术病史、自身服用药物史，并且告知是否服用抗血小板药物、抗凝药、甲状腺激素等。

10. 仪器设备

（1）经皮酒精消融浓度为99%的无水乙醇。

（2）EchoLaser X4型激光消融系统，发射波长为1064nm的钕钇激光（Nd:YAG laser），石英光学纤维激光载体（图14-1、图14-2），单根光纤直径为300μm，每根光纤输出功率设定为3～5W，输出总能量设定以仪器相关能量指数及相关研究为参考标准予以调节。根据临床需要可以选择1～4根光纤协同消融。

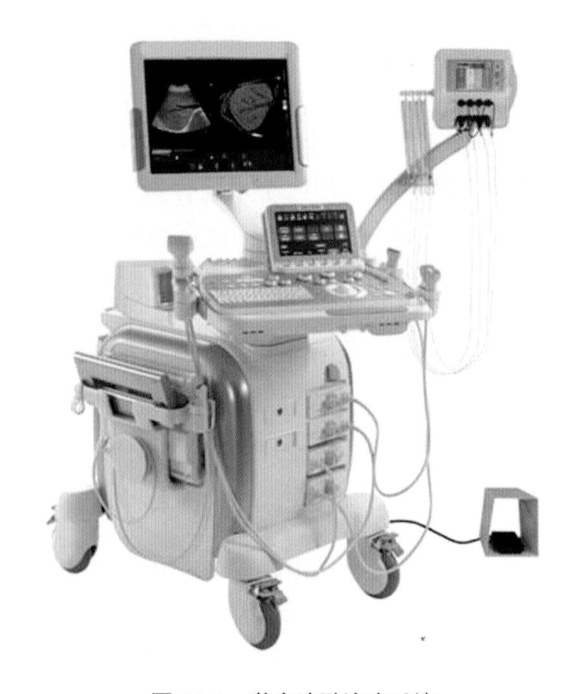

图14-1 激光消融治疗系统

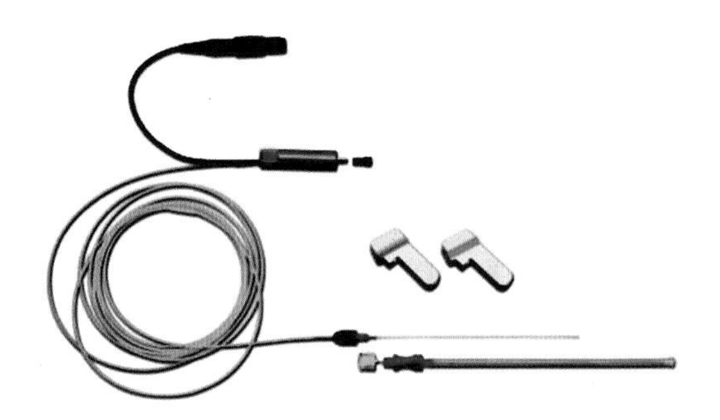

图 14-2 激光光纤、接头、21G 穿刺针及引导器

(3) 射频消融射频电极直径为 14G、17G 及 18G，电极长度为 7～35cm，工作尖端范围为 0.5～4cm，常规通用的固定尖端冷循环电极，可应用于多个脏器的消融（图 14-3、图 14-4）。

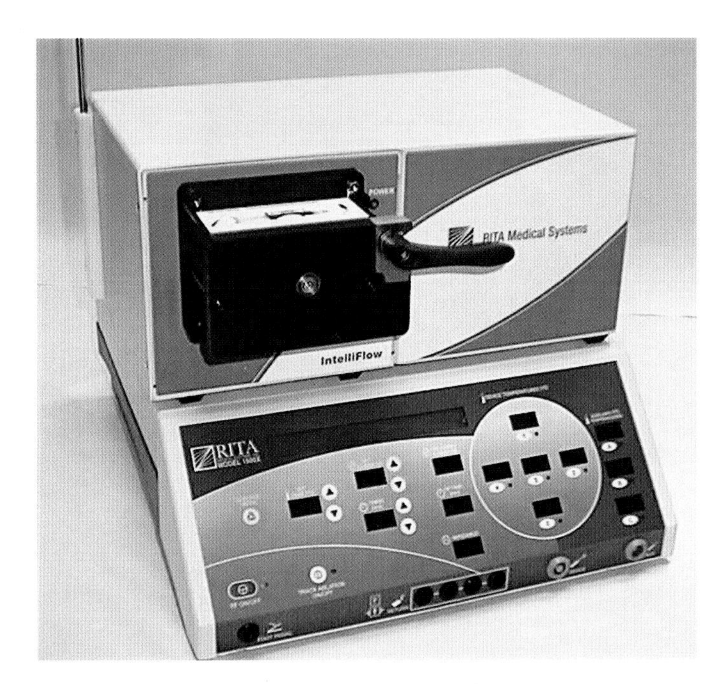

图 14-3 射频消融系统

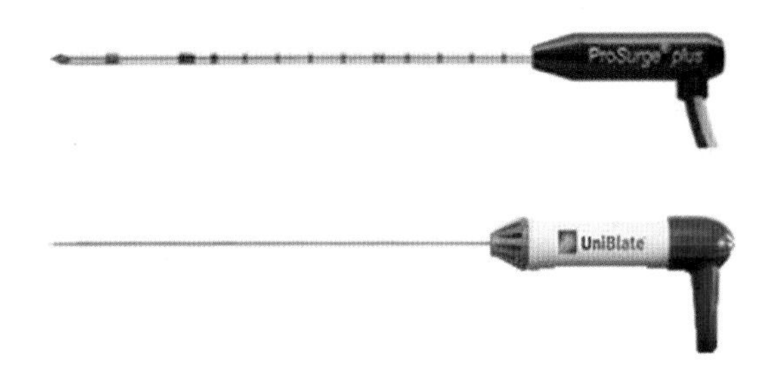

图 14-4 射频消融针

（4）微波消融输出功率可达100W，消融针直径为17G和19G（图14-5、图14-6），消融针可承受尖端功率为60W。

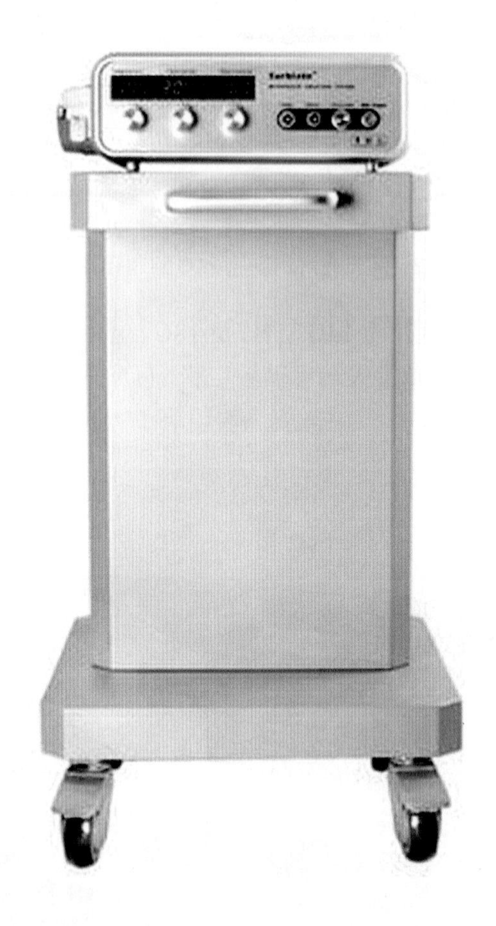

图14-5 水冷微波消融系统

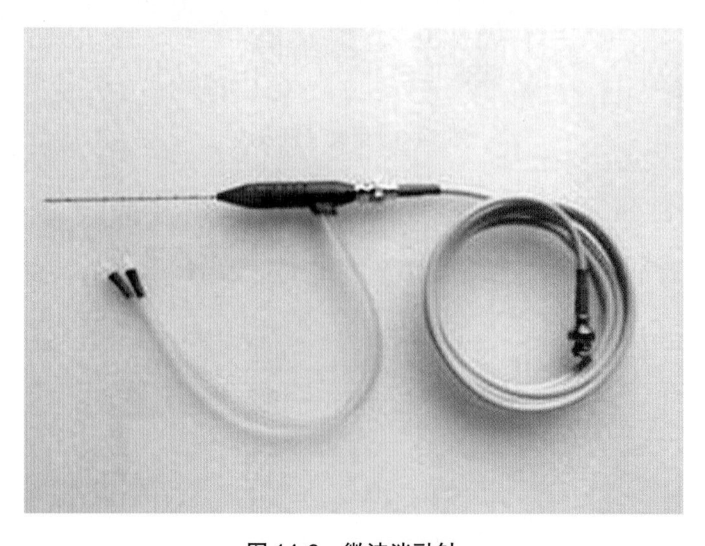

图14-6 微波消融针

11. 治疗场所　超声引导下颈部淋巴结消融治疗是一项可在门诊进行的经皮介入治疗操作。在经规范的局部麻醉及必要时适量注射镇静药物之后，整个操作快速，无需专门配备麻醉医师。但是在条件许可的情况下，建议介入消融治疗在一个配备有除颤仪等急救设备的专业介入治疗室进行，治疗团队人员组成除了超声医师外，其成员还应包括麻醉医师、外科医师及内分泌科医师等。

操作方法

1. 消融术前

（1）体位：常规心电监护，患者取仰卧位并向后伸展颈部，颈部或肩下放置枕头以充分暴露颈前解剖区，必要时略侧转头颈以便于超声检查或引导穿刺。

（2）取图：根据患者的身体条件调节超声诊断仪的频率、增益、时间补偿增益、焦点以及深度范围，获得最佳质量的超声图像；然后，调节脉冲重复频率及壁滤波以显示组织内不同血流速度的血管。彩色增益的最佳值应是在检查过程中使目标图像的血管内血流信号完整充盈，且未“溢出”于血管轮廓之外。之后，启动弹性成像系统，调节取样框，选取区域应包括目标淋巴结和颈部肌肉（感兴趣区面积为病灶面积的 2 倍及以上）。造影成像使用造影匹配成像（contrast tuned imaging，CnTI）技术，机械指数控制在 0.10 以下，调节增益及焦点以获得最佳成像效果。

（3）术前测量：术前常规二维超声测量淋巴结长径、短径及厚径并计算淋巴结体积，用彩色多普勒血流显像观察淋巴结内部、周边血流及分布情况。同时对淋巴结进行弹性评分。

（4）确定进针路线：根据目标淋巴结在颈部的位置（颈部Ⅰ～Ⅶ区）、大小、形态、周边的血管分布情况、与周边颈部重要结构（气管、颈动脉、食管、神经）的毗邻关系及间距，结合激光前向作用这一特点，设计合适的进针路线及消融方式，避免损伤气管、食管等重要结构。

激光的指向性好、能量集中，便于控制消融范围，消融过程中局部温度高，但是治疗范围较小，不适合体积较大淋巴结。根据淋巴结体积的大小选择 1～4 根数量不等的光纤，每根光纤间隔 1.0～1.5cm 的间距布控进行消融。但在实际操作中我们通常根据淋巴结的大小、形态选择单针单次消融或单针多次消融。

（5）术前超声造影：5ml 生理盐水稀释震荡超声造影剂六氟化硫后，抽取 1.2～2.4ml 于外周静脉内快速推注，尾部追加 5～10ml 生理盐水冲洗。造影剂注入同时按下动态存储键及计时键，图像观察及采集时间为至少 2 分钟，观察淋巴结术前的灌注模式、灌注强度、灌注范围（图 14-7）。

（6）消毒铺巾：常规消毒铺巾，对手术操作区域皮肤进行碘伏消毒。以术前拟定的进针点为中心，依次行三次消毒，范围依次为 15cm、10cm 及 5cm。消毒完毕后铺巾。

（7）局部麻醉：使用 2% 利多卡因进行局部麻醉，麻醉部位主要包括治疗穿刺点、穿刺路径、颈前肌肉包膜等治疗过程中操作或能量播散部位。必要情况下可追加麻醉剂，总量控制在 10ml 以内。

（8）注射隔离带：颈部淋巴结消融一般均需注射隔离带将淋巴结与周边肌肉、血管、

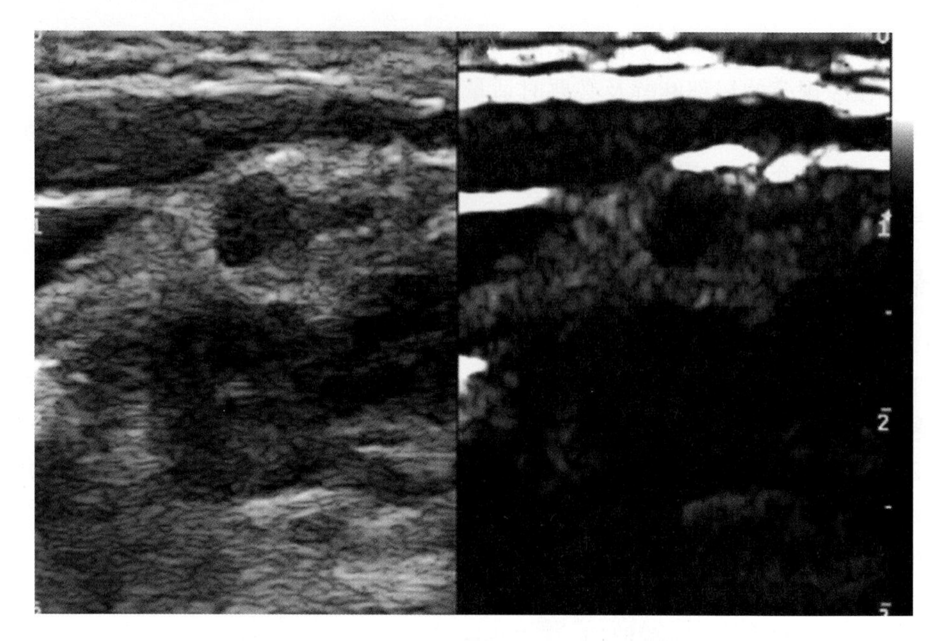

图 14-7 术前超声造影显示淋巴结内血流灌注

神经等重要组织器官隔离。隔离液为 2% 利多卡因与生理盐水混合液（1∶8 稀释），形成 0.5～1.0cm 范围的液体隔离带，以保护血管、气管、食管、喉返神经等重要器官。注射隔离液体时应先确认针尖位置，可先尝试小剂量注射，以免隔离液注入淋巴结。为防止液体快速流失，可适当加大注射剂量，但在注射过程中应观察患者情况，避免注射过量出现颈部压迫不适及声音嘶哑等。

当淋巴结内部出现液化时，可在注射隔离带及布针到位之后，先抽吸尽液体，再行消融治疗。

2. 消融术中

（1）经皮酒精消融：将一根 4cm 长的内径 25G 的针连接于装有 1ml 浓度为 99.5% 无水酒精的注射器上；超声引导下将 25G 穿刺针引导至目标淋巴结最远端，从淋巴结远端边缘向近端边缘的方向逐渐回抽穿刺针；同时，重复小剂量注射无水酒精，每次无水酒精的总注射量为 0.1～1ml，可根据淋巴结体积大小进行多次无水酒精注射，从而达到整个淋巴结的完整消融。运用彩色血流多普勒超声检测所有经酒精消融后的淋巴结内部是否还存在血流信号，对于尚存血供的区域必要时可以进一步行酒精注射消融。整个消融过程中应当记录无水酒精的用量及消融过程中患者的不适。

（2）激光消融

1）进光纤：超声引导下使用 21G 穿刺引导针至目标淋巴结（图 14-8）。现阶段超声引导下激光消融治疗均使用 21G 激光穿刺针固定消融，穿刺过程中所受阻力较小，即使目标淋巴结质地较硬、体积较小，也能准确顺利穿刺进入靶目标。当针尖到达并进入淋巴结时，拔出穿刺针的针芯，同时连接光纤并设置治疗相关参数。插入光纤并与套管针固定，后将套管针向后退出约 5mm，使光纤头端位于淋巴结的边缘；然后确认输出能量，准备完毕后再次确认光纤头端位置，启动激光脚踏控制器开始治疗。

激光消融的这一进针特点是由激光的前向作用特性所决定的，相比较而言，射频与微波消融则与之不同。射频针与微波针均较激光引导针内径粗，目前最细的为19G，适合体积相对较大的病灶。射频与微波能量前向作用较少，进针后针尖需到达并超出目标淋巴结远端0.1mm左右，从而形成一个有效的安全边界。

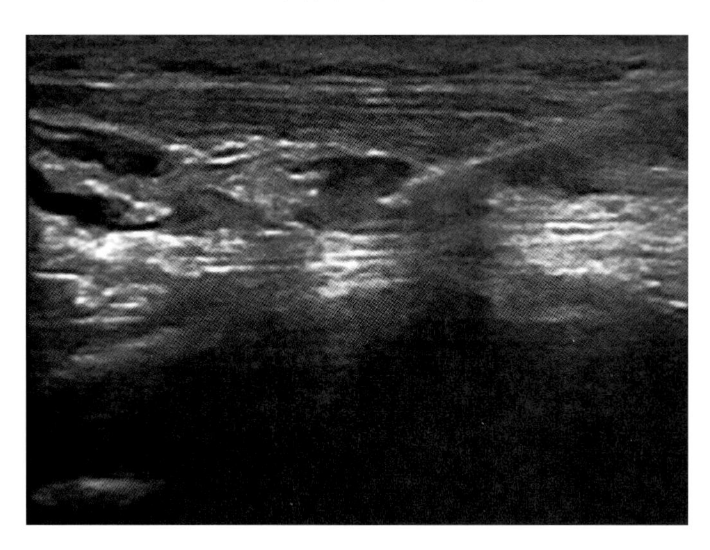

图 14-8　超声引导下淋巴结内进针布光纤

2）消融开始：超声实时监视治疗全过程，对体积较小淋巴结消融时，当气化产生的强回声区域完全覆盖且明显超过病灶边缘时结束消融（图14-9）。针对狭长淋巴结，利用光纤逐步退出分段消融；针对体积较大淋巴结，可采用光纤不同部位多点式消融或是采用多根光纤布控消融，通常为1～4根。但在实际操作中我们通常根据淋巴结的大小、形态选择单针单次消融或单针多次消融。术中同时监测患者的生命体征及反应，有明显不适时暂停消融，消融结束后予50J消融针道。

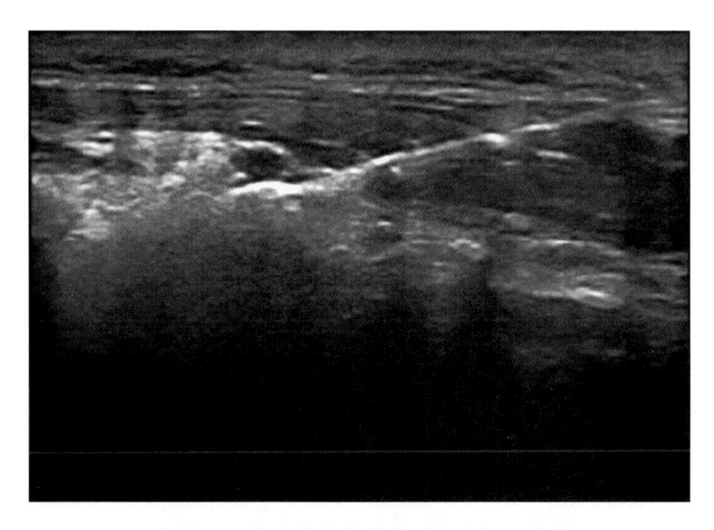

图 14-9　淋巴结激光消融过程中超声表现

3. 消融术后

（1）酒精消融后复查：消融后即刻可进行复查。复查内容包括：常规超声（灰阶、彩色多普勒、弹性图像）、超声造影。二维灰阶超声测量消融灶体积；彩色多普勒血流显像观察消融灶内部血流及分布情况；超声造影评估消融后即刻消融范围。对于30mm以上较大淋巴结，则行分次消融，两次操作时间间隔1个月以上。

出现以下情况可认为酒精消融效果较为理想：①淋巴结完全消失；②淋巴结的前后径缩小至4mm以内，且淋巴结内部未探及血流信号；③淋巴结的大小及形态恢复正常，部分可见瘢痕结构；④超声造影评估消融后即刻消融范围，示消融区域覆盖或超过原病灶范围。

（2）激光消融后复查：激光治疗中会出现气化现象，气化不可以用来精确判断治疗范围或者效果，但可提示光纤是否在充分作用。术后待气体散去20～60分钟，可进行超声造影观察消融灶及边界。治疗后嘱患者留院观察，同时予以冰袋冰敷处理，约60分钟后进行复查。主要包括常规超声、弹性成像、超声造影。二维灰阶超声测量消融灶体积，彩色多普勒血流显像观察消融灶内部及周边的血流情况，并均需与术前图像比较；超声造影评估消融后即刻消融范围，评估消融区域是否覆盖并超过原病灶范围，如消融完全则消融结束，否则进行补充消融（图14-10）。对于体积较大淋巴结，可酌情进行分次消融，两次操作时间间隔1个月以上。

与激光消融相比，射频与微波消融气化现象相对不明显，通常消融操作结束稍待气体散去，即刻可行造影进行复查，复查内容与激光相同，若造影示消融不完全，可即刻再次补充消融。

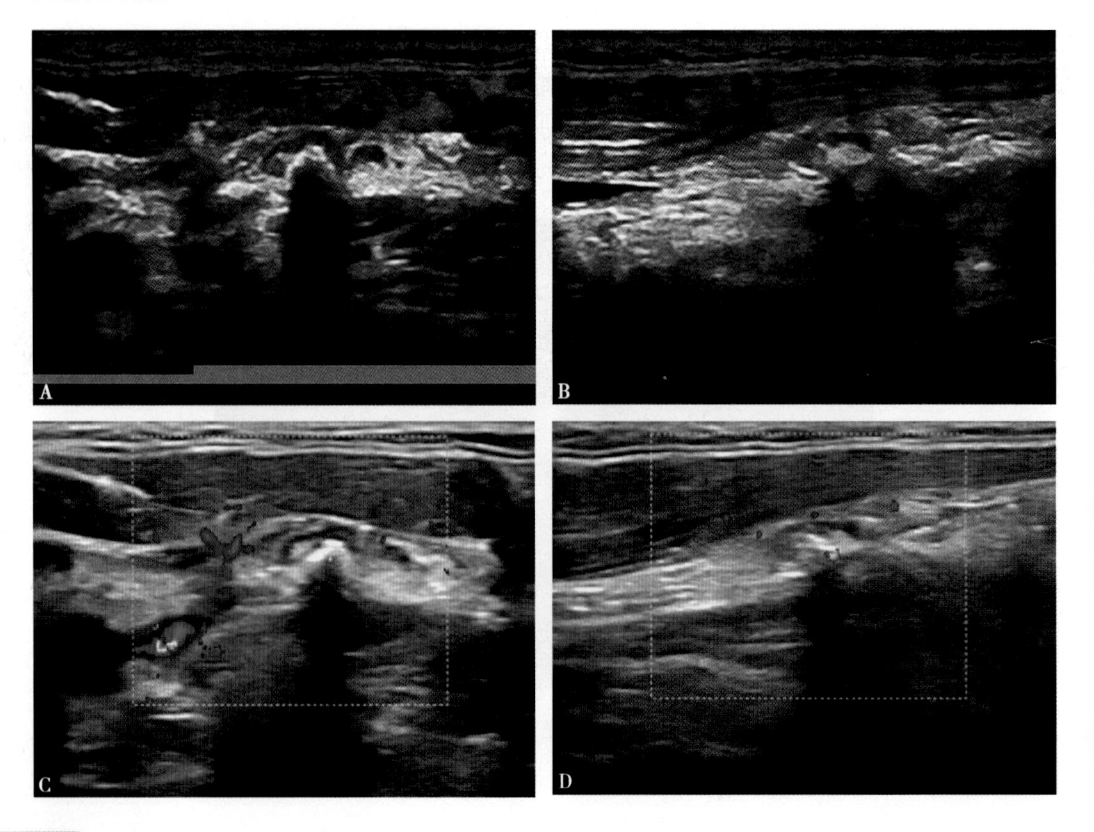

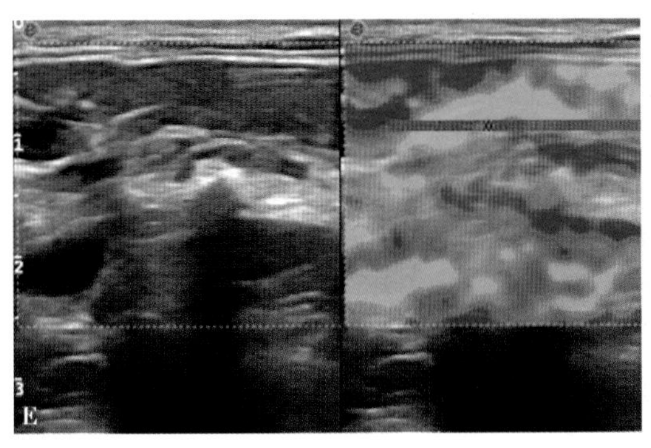

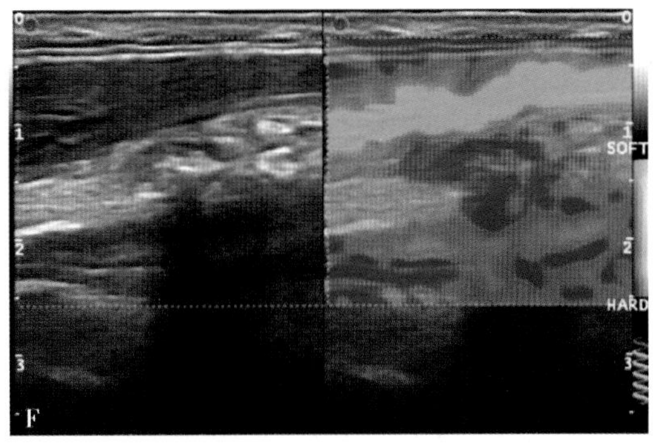

图 14-10 淋巴结激光消融治疗后即刻采用多种超声技术评估消融效果

注：A～B. 超声声像图显示激光消融后病灶；C～D. CDFI 显示消融后淋巴结内血流情况；E～F. 弹性成像显示消融后病灶硬度

消融后约 60 分钟待气化散去，进行复查。二维灰阶超声测量消融灶三维大小，彩色多普勒血流显像观察消融灶内部及周边的血流情况，并均需与术前图像比较；超声造影评估消融后即刻消融范围，评估消融区域是否覆盖并超过原病灶范围，如消融完全则消融结束，否则进行补充消融。

（3）术后用药：术后当天及术后一周内可预防性服用抗生素，如穿刺部位有肿痛不适，可酌情适当服用非甾体类解热镇痛药。

疗效评价

消融术后分别于术后 3～7 天、术后 1 个月、术后 3 个月、术后 6 个月、以后每 6 个月进行随访。每个时间节点随访时需行常规超声检查、甲状腺功能评估及临床症状随访。此外术后 3～7 天需行超声造影、血常规及血沉化验。其中，常规超声检查包括常规灰阶及多普勒超声观察消融区回声强度、大小变化以及血流情况；甲状腺功能检查主要监测 T_3、T_4、FT_3、FT_4、TSH、TG、TPO-Ab、Tg-Ab。超声造影检查评估灌注缺损区的变化及消融区损伤的修复情况。如在随访过程中发现血清 Tg 升高或消融灶 1 年后未消失，则进行超声引导下细针穿刺活检。

并发症

消融过程中并发症主要包括疼痛、颈部灼烧感、感染、低热、出血、血肿、声音嘶哑、神经反应及损伤、甲状旁腺功能异常，以及其他一些少见并发症。大部分患者术后无需临床干预或对症处理均可恢复痊愈。

1. 疼痛　疼痛是热消融过程中的主要并发症，但在大部分病例中，疼痛会随着消融的停止快速减轻。消融后的疼痛发生较少，只有少数患者会主诉长期或是顽固性的疼痛，轻度疼痛给予观察处理；对于疼痛较剧烈者，在明确无周围脏器损伤的情况下，可给予止痛剂或非甾体类药物治疗。

经皮酒精消融过程中的无水酒精向周边组织渗漏导致的疼痛及暂时性的声带麻痹是其主要不良反应。尤其是治疗实性病灶时，通常需要反复多次进行酒精注射，更易导致酒精向周边组织的弥散，常会产生较明显疼痛，可经皮穿刺时用 2% 利多卡因行皮肤至淋巴结包膜局部麻醉。穿刺针到达淋巴结内应注意避开血管，注射完毕后插入针芯，将针尖拔至淋巴结包膜边缘停留数秒再退针。到淋巴结包膜处拔出针芯，边退针边注入2%的利多卡因2ml。

2. 感染　术后常规应用抗炎药物一周。若根据患者症状及体征、血常规及血沉等相关实验室指标明确发生感染，则继续给予抗炎药物直到感染得到有效控制。对于发热患者超过38.5℃可给予解热镇痛药物处理，低热者给予观察及物理降温处理。

3. 出血及血肿形成　淋巴结消融相比甲状腺结节消融后的出血及血肿形成发生较少。在术前进行细致的超声检查，评估淋巴结周边的血管，可以避免出血。术后常规压迫止血30分钟，一旦超声检查发现出血，可通过按压颈部来控制血肿，通常都会在术后两周吸收。

4. 声音嘶哑　声音嘶哑是另一个主要并发症，发生原因是由于颈部Ⅵ区淋巴结或甲状腺癌术后复发灶进行消融过程中损伤了喉返神经，多为热损伤引起的短暂性、自愈性的声带麻痹，可以通过建立液体隔离带、对毗邻神经区域的淋巴结不完全消融来减轻或避免这一不良反应。

5. 神经反应及损伤　消融过程中可能损伤的神经包括喉返神经、喉上神经、迷走神经、臂丛神经。由此引发的相关症状可能有饮水呛咳、声音改变、喉部黏膜感觉异常、言语障碍、声嘶、呼吸困难或窒息等。有严重呛咳者应进糊状半流食，避免流食呛入气道而引发肺炎；对于声嘶、声音改变及黏膜感觉异常者，给予理疗观察及联系专科治疗，通常可于术后半年恢复，也可能终身不能完全好转；对于言语障碍者，术后进行激素冲击治疗、理疗、发声训练等，可于3～6个月部分或完全恢复正常；术中、术后出现呼吸困难甚至窒息，应立即停止消融治疗，立刻向家属交代病情严重，签署知情同意书后配合麻醉科给予气管插管、呼吸机辅助呼吸等急救措施，并积极联系外科手术治疗。消融过程中也可出现心率、血压下降，或患者有胸闷、气短、虚汗等迷走神经反应，可能与消融中神经受刺激有关，一旦心电监护提示或患者主诉相关症状，应立即停止消融，待症状好转并评估患者情况决定是否继续治疗。心率低于60次/分时可给予阿托品0.5～1mg治疗。必要时可于术后给予营养神经药物。

6. 甲状旁腺功能异常　对于术后出现短暂的手足抽搐、血钙降低等的情况，如考虑是甲状旁腺损伤可能，应即刻给予葡萄糖酸钙或氯化钙注射液静脉滴注对症治疗，后观察体征并监测血钙、甲状旁腺激素及降钙素水平明确是否有甲状旁腺损伤。如有单个腺体损伤，在原甲状腺切除术未损伤甲状旁腺的前提下，其余腺体可代偿其功能，术后可逐渐恢复正常。正常手术操作一般不会同时损伤多个腺体。

7. 其他并发症

(1) 皮肤灼伤、出现水疱：根据损伤情况局部给予烧伤药膏及抗生素药膏外用，嘱患者注意伤口部位卫生。如损伤面积较大，应用抗生素防止感染，并联系专科治疗。

(2) 恶心及呕吐：对症处理，严重者可给予镇吐药物。

(3) 气管穿孔：最严重的并发症，但在所有并发症中发生率最低。

注意事项

1. 术前注意询问患者的药物过敏史（尤其是关于麻醉药物、造影剂）。

2. 术前凝血功能指标异常者应特别注意，并详细了解甲状腺切除术后是否发生过声音嘶哑和抽搐等病史。

3. 治疗过程中无需全麻，仅需局部麻醉（酒精消融无需麻醉），良好的麻醉可以避免因疼痛引起迷走神经张力升高而导致心律失常。

4. 治疗过程中全程进行心电监护，对有冠心病的患者需准备除颤设备。

5. 决定合适的进针路径时需考虑两方面：穿刺针或电极能准确进入目标淋巴结内部，避免损伤颈部大血管、气管及食管。

6. 根据目标淋巴结大小选择合适的能量及功率，可减少皮肤烫伤的发生。

7. 嘱患者术后静坐或卧床休息至少 2 小时，3 天内不做剧烈活动，忌食热烫辛辣食物。

8. 术后密切观察患者生命体征，注意声音改变、呼吸困难及出血倾向，适当使用解热镇痛药，可预防性使用口服抗生素。

9. 监测甲状腺功能变化、Tg 及 Tg-Ab 水平。

10. 有时会因为消融过程中疼痛或淋巴结内部钙化的影响而不能完全消融。

临床价值

颈部淋巴结清扫术是目前公认的对颈部转移性淋巴结的有效手段，但淋巴结清扫术也存在着手术风险和副作用，如副神经损伤所致的肩部功能障碍、静脉切除导致回流障碍引起颜面部水肿、术中及术后的颅内高压、胸锁乳突肌切除后的颈部畸形，以及静脉导管损伤致乳糜漏等。临床上有不少病例在经过颈部淋巴结清扫术及放疗后出现复发和转移。由于局部的瘢痕粘连广泛、肿物紧邻大血管，除增加二次手术切除的困难外，还要面对术后切口感染、切口不愈的风险。

颈部淋巴结消融治疗作为肿瘤消融治疗分支，是 20 世纪 70 年代继现代影像技术（如超声、CT、MRI 等）问世之后逐渐发展起来的一种肿瘤原位灭活的新兴临床治疗技术，具有广阔的临床应用前景。

超声引导下经皮酒精消融是第一个被用于治疗甲状腺癌颈部转移性淋巴结的微创介入治疗手段，Monchick、Heilo 等人的多项研究显示临床效果显著。酒精消融的不足之处在于难以预测坏死范围、消融过程中无水酒精向周边组织渗漏及需要多次反复注射才能达到完全消融。

关于激光消融治疗甲状腺癌颈部转移性淋巴结的临床应用国内外文献报道均较少。根据现有研究，单针单次激光消融颈部转移性淋巴结可以获得超过 80% 的体积减小率。Papini 等人对 8 个 PTC 转移性淋巴结行单针激光消融取得较好的疗效，术后半年及 1 年时的肿瘤体积缩小分别为 64.4% 和 87.7%，仅有 1 例发生短暂的发声困难。Mauri 等人的研究也证实了超声引导下激光消融治疗 PTC 颈部转移性淋巴结是可行、安全、有效的。激光的指向性好、能量集中，便于控制消融范围，消融过程中局部温度高，进一步体现激光消融治疗的高效性。但是治疗范围较小，体积较大淋巴结将增加治疗难度，但对颈部Ⅵ区贴近喉返神经的淋巴结治疗具有优势。

国内外学者对甲状腺癌术后复发灶的射频消融治疗研究均取得了满意的治疗效果，但在淋巴结的治疗应用中研究有限。有学者通过研究认为，在没有进行过根治性颈部淋巴结清扫的情况下，不提倡对颈侧区转移淋巴结进行 RFA，而Ⅵ区损伤喉返神经的风险较低，可直接行 RFA，尚有待更多的研究证实。

虽然超声引导下颈部淋巴结微波消融治疗相关报道及数据有限，但其优点仍显而易见，包括：①微波属于直接加热，能量集中，速度较快；②止血效果较好，适合于消融甲状腺等富血供组织，不易发生组织粘连；③由于脂质细胞对微波能量的吸收系数小，微波对神经组织的破坏程度较低。

对于颈部复发或转移淋巴结的消融治疗是一门新兴的科学，目的在于通过微创的消融治疗达到对转移或复发的颈淋巴结进行根治。颈部淋巴结数目较多，且淋巴引流较复杂，而颈部有重要的血管、神经，因此对于颈部转移的淋巴结进行消融治疗是非常复杂和困难的。但是只要严格掌握治疗适应证，完善术前检查排除禁忌证，规范操作，与手术切除相比，消融治疗更加安全微创。目前国内外对于颈部转移淋巴结消融治疗的报道屈指可数，缺乏足够的依据证实这些治疗会提高患者的生活质量和生存率。未来需要掌握更多的样本量，长期随访复发率及远期疗效，最终形成超声引导下颈部淋巴结消融治疗的标准化、规范化的治疗指南。

第十五章

甲状旁腺增生结节穿刺活检及消融治疗

概述

甲状旁腺增生是甲状旁腺功能亢进（hyperparathyroidism，HPT）的主要原因之一，临床上以尿毒症继发甲状旁腺功能亢进最为多见。甲状旁腺激素（parathyroid hormone，PTH）主要作用于骨骼、肾脏、肠道、心血管内膜、关节等靶器官，通过与受体结合发挥生物学效应。甲状旁腺增生及瘤样变、肾功能不全、长期维生素 D 缺乏、小肠功能吸收障碍等均可引起 PTH 分泌增多导致骨骼脱钙、肠道黏膜钙化、心血管内膜钙化、皮肤瘙痒、骨骼疼痛、肢体乏力、膝关节僵直不能行走等临床综合征，形成了“局部小病灶，全身大影响”的特点。

外科手术切除是甲状腺旁腺增生主要的病因学治疗方法，以甲状旁腺次全切除术或甲状旁腺全切加自体移植术为主，但不乏术中找不到病灶、术后甲状旁腺功能仍然亢进需再次手术的情况。而且尿毒症继发性甲状旁腺功能亢进（secondary hyperparathyroidism，SHPT）患者全身骨骼严重变形、颈部缩短、内环境紊乱，增加了外科手术操作和麻醉管理的难度。上述研究说明外科干预为主题的治疗模式还需要新的手段和方法加以补充。目前超声是甲状旁腺疾病首选的影像学检查方法，多模态多参数诊断方法的发展使得甲状旁腺增生结节的检出率不断提高。但甲状旁腺增生结节较小、解剖位置变异或靠近甲状腺背侧时可能出现将淋巴结、甲状腺结节、颈部正常结构误诊为甲状旁腺结节的情况。行超声引导下的细针穿刺活检及洗脱液测定可提高诊断的准确率且方法较为安全可靠，为开展超声引导下经皮穿刺甲状旁腺病灶原位灭活治疗提供了可能。国外学者最早于 1985 年报道有关甲状旁腺增生的经皮无水酒精化学消融治疗（percutaneous ethanol injection therapy，PEIT），随后国内外学者对此进行了深入的研究，认为 PEIT 对降低 PTH 有一定的局限；对血液钙磷水平影响不明显，且酒精的弥散性作用引起的局部疼痛症状较明显，部分患者甚至难以耐受等；对于体积较大的增生甲状旁腺腺体，由于酒精量的增加易导致喉返神经麻痹；且对于单侧腺体的治疗次数一般为 3 次以上，因而临床推广较为局限。多数患者仍需在维生素 D 的治疗下维持甲状旁腺功能，所以 PEIT 仅是内科治疗的一种辅助手段。

目前国内热消融应用于甲状腺实质性病变的相关研究已有报道，而对于甲状旁腺的热消融治疗报道较少。超声引导下经皮穿刺消融治疗，可实时显示进针位置、甲状旁腺增生结节及其与周围血管、神经等重要结构的毗邻关系，以避免重要组织损伤，且治疗不受病变的组织类型的影响。射频消融和微波消融的生物热能能够使生物细胞蛋白质发生凝固坏死、脱水效应致组织变硬。坏死的组织通过机体免疫吞噬而逐渐萎缩至消失，从而达到类甲状旁腺外科次切除目的。目前长期维持血透的患者发生甲状旁腺亢进的几率不断增加，而外科甲状旁腺切除术加自体移植术的成功率较低。超声引导下射频消融增生的甲状旁腺腺体，可为继发性甲状旁腺亢进患者降低甲状旁腺激素水平提供很好的治疗方法。另外对于原发性甲状旁腺亢进的患者不愿接受手术切除者，超声引导下的消融治疗也可作为外科切除术替代疗法。

第一节　甲状旁腺增生结节穿刺活检

适应证

1. 术前检验证实患者 PTH 升高，超声表现为均匀低回声。
2. 具备可穿刺路径，如避开颈部血管、甲状腺、气管等重要组织结构。
3. 增生结节的最大径≥ 1.5cm，单发或多发结节。

禁忌证

1. 严重的凝血功能障碍。
2. 全身其他任何部位存在急性或活动性的感染性疾病。
3. 严重高血压、糖尿病及心肺功能不全者。
4. 肿块位于锁骨下者，超声无法显示病变部位。
5. 妊娠或哺乳期女性。

术前准备

1. 术前与患者及其家属交代病情，详细告知术中、术后可能出现的并发症和处理方法，签署知情同意书。

2. 对患者进行相应体格检查，询问病史。对于有心脑血管疾病、糖尿病患者，术前予以相应治疗，调整身体状态。

3. 术前进行血常规、尿常规、大便常规、凝血功能、传染病、PTH、甲状腺功能等实验室检查。

4. 长期服用抗凝药物需停药 1 周左右，尿毒症患者术前一天血液透析时停用肝素。

5. 术前 1 天清洁术区，禁食 6 小时以上。

6. 备齐穿刺用品，包括无菌穿刺包、无菌手套、2% 利多卡因、22～27G 弹射式切割针及急救物品和药物；对于甲状旁腺亢进危象患者，需尤为注意完善急救物品及药品准备，并与住院经管医生配合进行消融治疗。

7. 超声诊断仪　探头频率 7 ～10MHz，具备超声弹性成像及造影功能。

8. 指导患者配合穿刺术。

操作方法

1. 体位及超声检查　患者取仰卧位，可在肩背部垫 5～7cm 的垫子，充分暴露颈部。术前对病灶行超声检查，确定结节位置、数目、大小及回声特点与周围组织的关系。在 CDFI 模式下观察结节内部及周围血流分布情况，CEUS 了解结节增强情况，记录动态影像。

2. 麻醉　常规消毒、铺巾，超声引导下采用 2% 盐酸利多卡因或稀释液进行局部麻醉。

3. 穿刺路径　采取横切面或斜横切面扫查实时显示颈动脉、颈静脉、气管、食管、迷走神经等重要结构。依据“小角度”、“短距离”原则进针，根据患者具体情况制订进针路径，避免损伤重要组织结构。通常由颈外侧向内侧进针，少数情况可由内侧向外下方进针。

4. 增生的甲状旁腺组织一般质地较软，针尖到位后，拔取针芯，提插 3～5 次。若遇活检针尖端可能损伤颈动脉或气管等重要结构时，需适当后退活检针，不必强求取得满意切割槽标本，以免造成不必要的损伤。取少许组织进行细胞学诊断及 PTH，必要时加做甲状腺转录因子 1（TTF1）、降钙素（CT）免疫组织化学分析，必要时也可用粗针进行活检（图 15-1）。

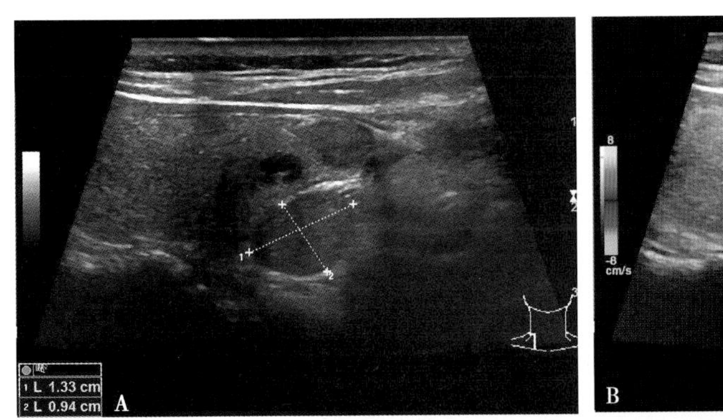

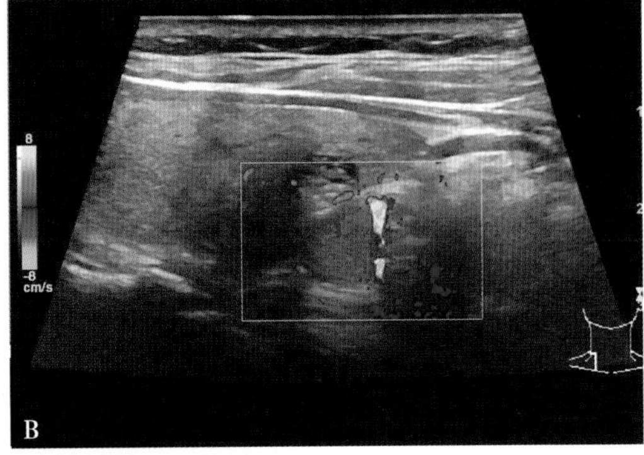

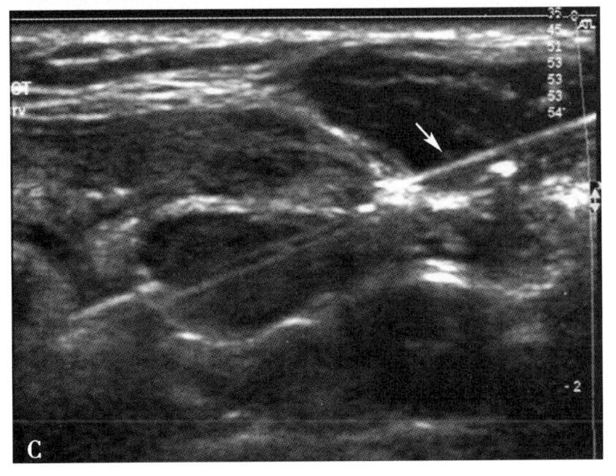

图 15-1　甲状旁腺增生结节粗针穿刺活检

注：A. 甲状旁腺增生结节超声声像图：甲状腺右侧叶下极后下方见一低回声结节，边界清，形态规则；B. 甲状旁腺增生结节 CDFI：结节内可见点状血流信号；C. 甲状旁腺增生结节超声引导下粗针穿刺活检

注意事项

1. 行穿刺检查时应注意多方向穿刺，对结节进行多点取材，尤其对超声提示的可疑部位进行取材。

2. 穿刺前指导患者进行呼吸练习，若在穿刺中患者出现吞咽或咳嗽应立即将穿刺针拔出。

3. 对于首次穿刺无法确诊的结节，可对结节进行再次穿刺。

并发症

1. 疼痛　穿刺区局部出现轻度胀痛、刺痛，物理冰敷治疗后8～12小时，症状可缓解消失，若疼痛剧烈可给予相应止痛药物治疗。

2. 发热或感染　体温低于38.5℃，无需特殊治疗；若体温持续不降或达39℃以上应考虑感染，给予抗生素治疗。

3. 出血　术后适当压迫止血半小时以上。对于术前有出血倾向者，术前、术后应予对症治疗。

4. 迷走神经、喉返神经、喉上神经的损伤　对于术中即刻发生声音嘶哑、呛咳者，可能已损伤周围神经，应停止治疗；对于术后出现上述症状者，多为术后水肿造成，可予以应用缓解组织水肿药物。

临床价值

甲状旁腺增生的起病和进展过程较隐蔽，且临床表现多样，特异性不强，如不及时发现及纠正，会造成多器官、多系统的广泛受累，甚至引发甲状旁腺亢进危象而危及生命。多模式超声检查是甲状旁腺增生结节的首选影像学检查方法，当甲状旁腺解剖位置变异、诊断困难时，同时联合超声引导下的细针穿刺活检可提高诊断的敏感性和特异性，这将为在临床上建立甲状旁腺功能亢进警示体系提供重要的理论和现实依据。

第二节　甲状旁腺增生热消融治疗

适应证

1. 术前检验证实患者PTH升高，同时超声表现为均匀低回声，穿刺活检确诊的甲状旁腺增生结节。

2. 具备穿刺路径，如避开颈部血管、甲状腺、气管等重要组织结构。

3. 增生结节的最大径≥1.5cm，单发或多发结节。

4. 患者拒绝接受手术。

禁忌证

1. 严重的凝血功能障碍。

2. 全身其他任何部位存在急性或活动性的感染性疾病。

3. 严重高血压、糖尿病及心肺功能不全者。

4. 肿块位于锁骨下者，超声无法显示病变部位。

5. 妊娠或哺乳期女性。

术前准备

1. 术前与患者及其家属交代病情，详细告知术中、术后可能出现的并发症和处理方法，签署知情同意书。

2. 对患者进行相应体格检查，询问病史。对于有心脑血管疾病及糖尿病患者，术前予以相应治疗，调整身体状态。

3. 术前进行血常规、尿常规、大便常规、凝血功能、传染病、PTH、甲状腺功能等实验室检查。

4. 长期服用抗凝药物需停药10天以上，尿毒症患者术前一天血液透析时停用肝素。

5. 术前1天清洁术区，禁食6小时以上。

6. 备齐穿刺用品，包括无菌穿刺包、无菌手套、2%利多卡因、射频单针双极式消融电极（微波消融采用微波消融仪器、微波天线针）及急救物品和药物。对于甲状旁腺亢进危象患者，需尤为注意完善急救物品及药品准备，并与住院经管医生配合进行消融治疗。

7. 超声诊断仪　探头频率7～10MHz，具备超声弹性成像及造影功能。

8. 指导患者配合消融手术。

操作方法

1. 体位及术前超声检查　患者取仰卧位，可在肩背部垫5～7cm的垫子，充分暴露颈部，术前对病灶行超声检查，确定结节位置、数目、大小及回声特点与周围组织的关系。在CDFI模式下观察结节内部及周围血流分布情况，CEUS了解结节增强情况，记录动态影像。根据病灶大小、位置制订治疗方案和热消融模式及功率大小。

2. 麻醉与隔离　常规消毒、铺巾，超声引导下采用2%盐酸利多卡因或稀释液分别麻醉皮肤穿刺点、穿刺路径、甲状旁腺结节包膜周围、颈动脉鞘及气管旁间隙。对麻药过敏者，采用电刺激人体穴位麻醉。0.9%生理盐水或10%葡萄糖盐水通过在拟消融灶周围注射液体隔离带，游离周围软组织。

3. 穿刺路径　采取横切面或斜切面扫查实时显示颈动脉、颈静脉、气管、食管、迷走神经等重要结构，依据“小角度”、“短距离”原则进针。根据患者具体情况制订进针路径，避免损伤重要组织结构。通常由颈外侧向内侧进针，少数情况可由内侧向外下方进针。

4. 消融启动　电极针穿越皮肤、皮下组织和甲状腺包膜阻力较大时可使用引导针先行穿刺，至接近或进入靶标时退出套管针的金属内芯，经其外套管将电极插入靶标内。微波天线针直径比射频电极针粗，需要用尖刀破皮后穿刺（注意避免探头过度加压导致颈外静脉、颈内静脉塌陷而被误伤）。在穿越皮肤、皮下组织和甲状腺包膜阻力较大时可启动微波破除阻力，直至天线针尖顺利进入到病灶内。消融病灶时首先以彩色多普勒显像显示穿刺路径上血流信号及甲状旁腺结节的滋养动脉并提前阻断。对于小体积病灶可使用“固定消融技术”，将热源固定于病灶中持续将其热消融。当消融大体积病灶时推荐使用“移动消融技术”，将病灶分为多个小的消融单元依据先深部后浅部、先远端后近端的顺序对各个单元进行多点、多面热消融处理，并保持前后消融区有部分重叠。

5. 消融功率 热消融功率输出一般由小至大逐步调节，具体功率输出范围及启停时间要根据具体热消融选择形式、病灶大小、病灶周围毗邻、设备厂家推荐值等情况酌情控制。

6. 消融结束 消融范围需完全覆盖甲状旁腺结节，待气化消散，再次行 CEUS 确保消融区无灌注区存在（图 15-2），则可结束消融并记录总消融时间。治疗后应至少住院观察 1～2 天。

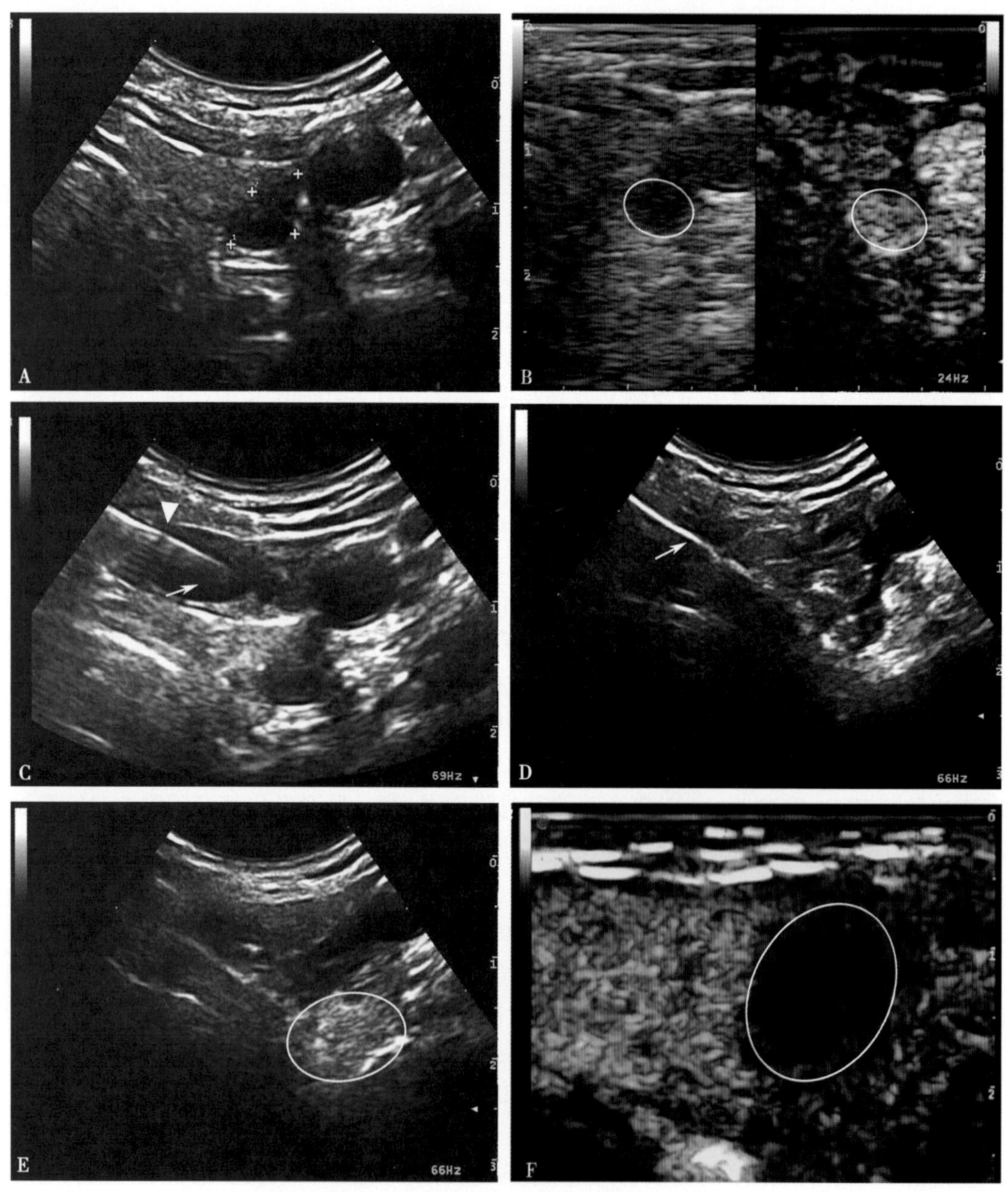

图 15-2 超声引导下甲状旁腺增生结节射频消融治疗

注：A. 甲状旁腺增生结节超声声像图：甲状腺左侧叶下方可见一低回声结节，边界清，形态规则；B. 甲状旁腺增生结节消融前超声造影：结节呈均匀等增强（白色圆圈）；C. 甲状旁腺增生结节消融前使用注射器穿刺（三角）建液体隔离带（箭头）；D. 甲状旁腺增生结节内可见强回声消融针（箭头）；E. 甲状旁腺增生结节消融过程中，消融灶被强回声覆盖（白色圆圈）；F. 甲状旁腺增生结节消融后超声造影：消融灶内无造影剂灌注（白色圆圈）

疗效评价

消融治疗后于第 1 周、第 2 周、第 4 周及第 2 个月、3 个月、6 个月、12 个月进行血生化指标检测及影像学检查，并进行消融前后比较以判断疗效。主要包括血钙、血磷、PTH 浓度测定，常规超声观察病灶大小、回声变化（图 15-3），超声造影评价病灶血流灌注情况，弹性成像分析剪切率幅度变化。必要时进行 ^{131}I 全身扫描，对部分结节消融后还可行穿刺组织学检查。

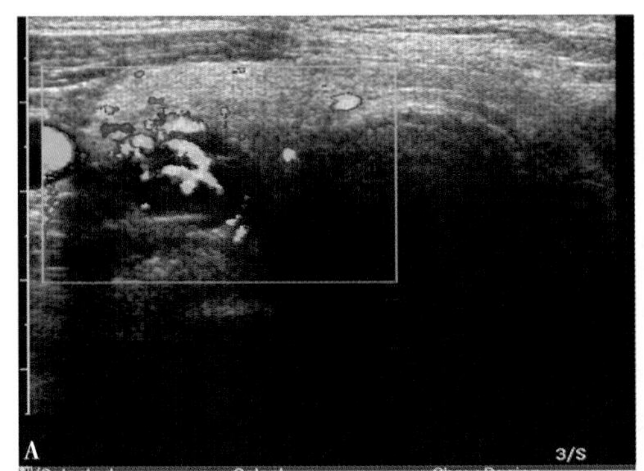
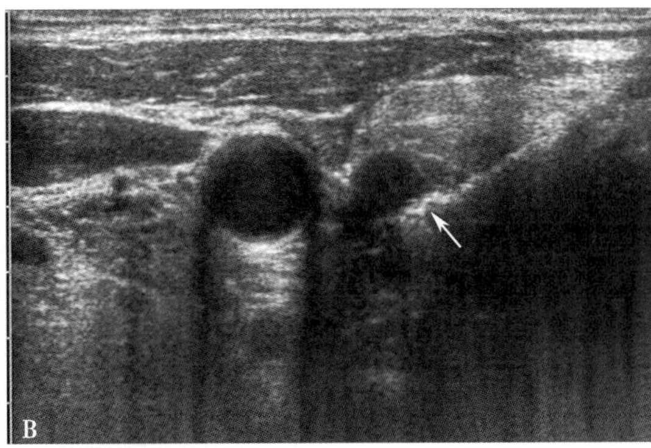
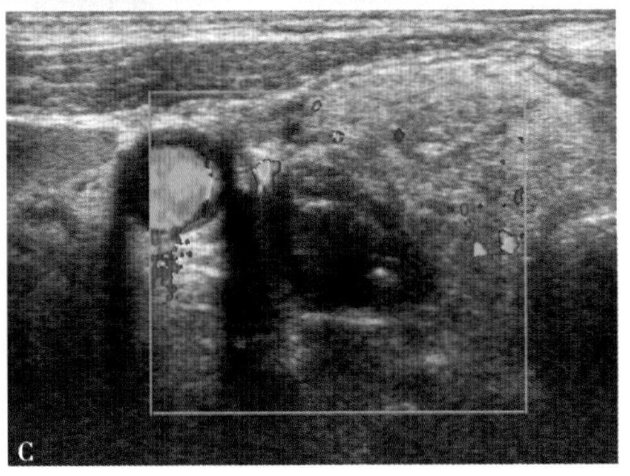

图 15-3　甲状旁腺增生结节热消融前后血供情况

注：A. 术前 CDFI：显示增生结节内丰富条状血流信号；B. 首先消融增生结节内粗大的滋养血管（箭头示消融针尖部）；C. 阻断滋养血管后，CDFI 显示结节内血流信号明显减少

并发症

1. 疼痛　穿刺区局部出现轻度胀痛、刺痛，物理冰敷治疗后 8 ～12 小时，症状可缓解消失，若疼痛剧烈可给予相应止痛药物治疗。

2. 发热或感染　体温低于 38.5℃，无需特殊治疗。若体温持续不降或达 39℃以上应考虑感染，给予抗生素治疗。

3. 出血　对于术前有出血倾向者，术前、术后应予对症治疗。

4. 迷走神经、喉返神经、喉上神经的损伤　对于术中即刻发生声音嘶哑、呛咳者，可能已损伤周围神经，应停止治疗。对于术后出现上述症状者，多为术后水肿造成，可予以应用缓解组织水肿药物。

注意事项

1. 依据先深部后浅部、先远端后近端的顺序进行多点、多方位凝固，在结束一个位点的凝固后，调整到其他部位再进行治疗并保持与前一次消融区有部分重叠。有效治疗应包括肿瘤及其周围正常组织 0.2cm 以上，以达到完全灭活，防止复发。

2. 消融过程中注意旋转针头，去除针尖上的黏附物，降低阻抗，避免治疗不足。

3. 对原发性增生结节采取全部病灶一次性消融；对尿毒症等继发性增生则 根据病变腺体的数量采用分次消融。1～3 枚增生者一次性全部消融，4 枚或以上 增生者采取 3 枚一次完全消融、剩余者部分消融；原则上优先消融最大病灶或经证实 PTH 优势分泌结节。

4. 对于体积较大、血供丰富的结节要注意热消融阻断滋养血管。

5. 病灶位置特殊，如靠近峡部、甲状腺前后包膜、颈部大血管、气管等重要结构者，消融治疗应慎重，需告知可能出现的不良反应及并发症。

6. 微波消融针较粗，应注意预防出血，尽量减少穿针次数。

7. 测温针可监测治疗有效温度，判断疗效及监护重要组织器官温度。

8. 热消融过程中超声造影即可评价肿瘤灭活程度及疗效，对灭活不全者可及时进行针对性补充消融治疗。

临床价值

甲状旁腺增生结节由于解剖位置深在、易变，所以此类疾病在外科治疗时显得较为棘手。但超声引导有助于精准定位、指导液体隔离带的制作和及时补充，指引对穿刺路径上的血流以及甲状旁腺病灶血流的热阻断，便于操作者手术前后评估瘤体的活性，减少不必要的损伤和残留。但热消融治疗仅为局部原位灭活治疗方法，因其组织深在，周边存在重要神经血管，甲状旁腺解剖变异等因素，往往仅起到暂时控制 PTH 的效果，需要配合进一步的内科治疗才能达到远期控制目的。但随着该项技术的不断完善以及设备的不断改良，甲状旁腺增生结节热消融治疗其未来前景依然广阔。

参考文献

1. 中国医师协会超声医师分会. 中国介入超声临床应用指南[M]. 北京：人民卫生出版社，2017.
2. 王永霞，张爱玲，黄珂铭，等. 麦默通乳腺微创旋切术与传统手术的对比研究[J]. 中华肿瘤防治杂志，2010，17(8)：615-618.
3. 董华英，汤鹏，钟晓捷，等. 超声引导下麦默通真空辅助抽吸旋切系统在乳腺肿物诊治中的应用(附1157例报告)[J]. 中国普通外科杂志，2015，24(5)：677-682.
4. 陈积贤，渠宁，薛迪新，等. 超声引导下Mammotome乳腺微创旋切系统活检术在乳腺恶性肿瘤早期诊断中的价值[J]. 浙江医学，2013，35(13)：1295-1297.
5. 贺青卿，范西红，管一帆，等. 超声引导麦默通微创旋切术在非扪及性乳腺病灶诊治中的应用[J]. 中华乳腺病杂志(电子版)，2008，2(3)：270-278.
6. 孙登华，孙亮，孙光，等. 超声引导下射频消融治疗乳腺良性肿瘤[J]. 中华乳腺病杂志(电子版)，2013，7(6)：451-453.
7. 李永杰，冯庆亮，孙凤芝，等. 超声引导微波热消融术在老年乳腺癌治疗中的应用[J]. 中华医学超声杂志(电子版)，2010，7(1)：66-72.
8. 张巍，李建民，栗景艳，等. 超声引导经皮微波消融治疗乳腺良性结节[J]. 中国医学影像技术，2016，32(5)：667-671.
9. 朱辉，伍烽，陈文直，等. 高强度聚焦超声治疗乳腺癌[J]. 中国肿瘤临床，2003，30(6)：381-384.
10. 杨莉涛，张卫星，黄耀，等. 高强度聚焦超声治疗乳腺纤维腺瘤的疗效观察[J]. 中国热带医学，2010，10(8)：999-1000.
11. 陆涛，卢榜裕. 腹腔镜技术与HIFU联合治疗早期乳腺癌新进展[J]. 微创医学，2006，1(1)：41-44.
12. 李俊，秦贵军，张颖辉，等.1313例甲状腺癌患者甲状腺功能及其自身抗体变化[J]. 中华普通外科杂志，2013，28(8)：631-632.
13. 李玺，邱万寿，郭卫平，等. 甲状腺癌与甲状腺自身抗体的关系[J]. 中华实验外科杂志，2011，28(11)：1986-1987.
14. 李铭，郑向鹏，任庆国，等. 甲状腺结节的能谱CT研究：标本影像与病理对照[J]. 中华放射学杂志，2011，59(45)：780.
15. 隋洋，吴凤林，胡洁，等. 超声引导下射频消融甲状腺良性结节的方法及近期疗效[J]. 中国医学影像技术，2013，29(5)：706-709.
16. 李建如，罗渝昆，李岩密，等. 超声引导下射频消融治疗甲状腺微小乳头状癌的疗效分析[J]. 解放军医学院学报，2016，37(8)：823-826.
17. 卢斌，游向东，黄品同，等. 甲状腺结节大小对细针穿刺细胞学诊断结果的影响[J]. 中华超声影像学杂志，2014，23(9)：778-781.
18. 严佳梅，黄品同，游向东，等. 超声造影结合细针穿刺对甲状腺癌的诊断价值[J]. 中华超声影像学杂志，2014，23（3）：222-226.
19. 倪佳娜，黄品同，莫国强，等．超声引导下细针无负压吸取细胞学检查对甲状腺结节的诊断价值[J]. 中华超声影像学杂志，2013，22（5）：454-455.
20. 王丽荟，陈路增，高莹，等．超声引导下甲状腺结节粗针穿刺活检与细针抽吸取材满意率比较[J]. 中国超声医学杂志，2017，33（3）：199-202.
21. 李鹏，蔡胜，姜玉新．超声对良、恶性浅表淋巴结病变的鉴别诊断及其进展[J]. 中国医学影像技术，2007，23（9）：1409-1412.
22. 张文智，杨高怡，裴宇，等．超声造影在颈部淋巴结结核穿刺活检术中的应用价值[J]. 中华耳鼻咽喉头颈外科杂志，2014，49（3）：240-242.
23. 孙德胜，陈芸，钟洁愉，等．超声造影引导浅表淋巴结穿刺活检的应用[J]. 中国介入影像与治疗学，2012，09（4）：229-232.
24. 张更臣，李俊来，黎晓林，等．超声引导下经皮穿刺活检对颈部淋巴结病变的诊断价值[J]. 中国超声医学杂志，2014，30（4）：295-298.
25. 孔晶，张波，李建初．超声造影在颈部良、恶性淋巴结鉴别诊断中的应用[J]. 中华医学超声杂志（电子版），2015，12（2）：108-111.
26. 孙龙，陈小松，沈坤祎．粗针穿刺活检在乳腺疾病诊治中应用价值研究进展[J]. 中华外科杂志，2013，51（6）：565-567.
27. 王知力，李俊来，苏莉，等．超声引导下真空辅助旋切系统在乳腺纤维腺瘤治疗中的应用[J]. 中华医学超声杂志（电子版），2009，6：54-58.
28. 王知力，黄炎，万文博，等．三种真空辅助微创旋切技术治疗乳腺良性病灶的疗效及并发症比较[J]. 中华医学超声杂志（电子版），2012，9：63-67.
29. 万文博，王知力，李俊来，等．乳腺真空辅助旋切术后并发血肿的预后及影响因素分析[J]. 中国医学影像学杂志，2014：735-738.
30. 刘超，武晓泓，李倩，等.B 超导向无水乙醇介入治疗良性甲状腺冷结节的临床评价[J]. 中国实用内科杂志，2004，24（7）：419-420.
31. 朱贤胜，程琦，王莎莎，等．黏稠性甲状腺囊肿两步法无水乙醇硬化治疗研究[J]. 中国超声医学杂志，2015，31（12）：1064-1066.
32. 固建华，王武．甲状腺囊性变细针穿刺抽吸加硬化治疗体会[J]. 临床荟萃，2011，26（16）：1434-1435.
33. 楼雪峰，吴凤林，纪莉，等．射频消融高风险甲状腺结节避免喉返神经损伤的方法探讨[J]. 中国超声医学杂志，2014，30（7）：577-580.
34. 苗立英，吕国荣，张武，等．介入性超声在甲状腺疾病诊断和治疗中的应用[J]. 中国超声医学杂志，2000，16（12）：910-912.
35. 靳忠民，王萍，唐智勇，等．超声引导下经皮穿刺无水乙醇硬化治疗甲状腺囊性病变[J]. 中国介入影像与治疗学，2013，10（2）：81-84.
36. 刘超，蒋须勤．治疗良性甲状腺结节的新方法 - 超声导向酒精介入疗法[J]. 江苏医药，2000，26（3）：212-213.
37. 卓俊骅，章建全，刘新华，等．改良超声引导经皮无水乙醇治疗囊性甲状腺腺瘤[J]. 第二军医大学学报，2003，24（8）：887-889.
38. 王树松，李其海，王术云，等．彩色多普勒超声引导下穿刺硬化治疗甲状腺囊肿[J]. 中国微创外科杂志，2005，5（1）：42-43.
39. 龚金玲，杨希，王晓燕，等．超声引导下经皮穿刺无水乙醇治疗甲状腺腺瘤的临床价值[J]. 临床超声医学杂志，2011，13(5)：338-340.
40. 袁新春，甘华侠．超声引导下介入治疗良性甲状腺结节54例疗效观察[J]. 实用临床医学，2005，5(10)：45-46.
41. 陆德川，周开兰．超声引导经皮介入治疗高功能性甲状腺腺瘤的临床观察[J]. 实用临床医药杂志，2005，9(5)：80-81.
42. 文重远，陈孝义，包艳，等．超声引导无水乙醇注射治疗甲状腺良性包块的临床观察[J]. 武汉大学学报(医学版)，2005，26：752-754.
43. 卢峰，徐辉雄．超声引导射频消融治疗甲状腺结节的进展[J]. 影像诊断与介入放射学，2014，(2)：182-184.
44. 张巍，李建民，粟景艳，等．超声引导经皮微波消融治疗乳腺良性结节[J]，中国医学影像技术，2016，32-35.
45. Silverstein MJ，Lagios MD，Recht A，et al. Imagine-detected breast cancer：state of the art diagnosis and treatment[J]. J Am Coil Surg，2005，201(4)：586-597.
46. Burbank F，Parker SH，Fogarty TJ. Stereotactic breast biopsy：improved tissue harvesting with the Mammotome[J]. Am Surg，1996，62(9)：738-744.
47. Zografos G，Zagouri F，Sergentanis TN，et al. Vacuum-assisted breast biopsy in nonpalpable solid breast lesions without microcalcifications：the Greek experience[J]. Diagn Interv Radiol，2008，14(3)：127-130.
48. Skinner KA，Silberman H，Sposto R，et al. Palpable breast cancers are inherently different from nonpalpable breast cancers[J]. Ann Surg Oncol，2001，8(9)：705-710.
49. Mariotti C，Feliciotti F，Baldarelli M，et al. Digital stereotactic biopsies for nonpalpable breast lesion[J]. Surg Endosc，2003，17(6)：911-917.
50. Meloni GB，Dessole S，Becchere MP，et al. Ultrasound-guided mammotome vacuum biopsy for the diagnosis of impalpable breast lesions[J]. Ultrasound Obstet Gynecol，2001，18(5)：520-524.
51. Jeffrey SS，Birdwell RL，Ikeda DM，et al. Radiofrequency ablation of breast cancer：first report of an emerging technology[J]. Arch Surg 1999，134(10)：1064-1068.
52. Izzo F，Thomas R，Delrio P，et al. Radiofrequency ablation in patients with primary breast carcinoma：a pilot study in 26 patients[J].Cancer，2001，92(8)：2036 -2044 .
53. Burak WE，Agnese DM，Povoski SP，et al. Radi of requency ablation of invasive breast carcinoma followed by delayed surgical excision[J].Cancer，2003，98(7)：1369-1376.
54. Van der Ploeg IM，van Esser S，van den Bosch MA，et al. Radiofrequency ablation for breast cancer：a review of the literature[J]. European Journal of Surgical Oncology，2007，33(6)：673-677.
55. Tsuda H，Seki K，Hasebe T，et al. A histopathological study for evaluation of therapeutic effects of radiofrequency ablation in patients with breast cancer[J]. Breast Cancer，2011，18(1)：24-32.
56. Seki T，Wakabayashi M，Nakagawa T，et al. Ultrasonically guided percutaneous microwave coagulation therapy for small hepatocellular carcinoma[J]. Cancer.1994，74(3)：817-825.
57. Zhou W，Wang R，Liu X，et al. Ultrasound-guided microwave ablation：a promising tool in management of benign breast tumours[J]. Int J Hyperthermia，2016，10：1-8.
58. Lu P，Zhu XQ，Xu ZL，et al. Increased infiltration of activated tumor-infiltrating lymphocytes after high intensity focused ultrasound ablation of human breast cancer[J]. Surgery，2009，145(3)：286-293.
59. Wu F，Wang ZB，Cao YD，et al. Expression of tumor antigens and heat-shock protein 70 in breast cancer cells after high-intensity focused ultrasound ablation[J]. Ann Surg Oncol，2007，14(3)：1237-1242.

60. Polyzos SA, Kappaita M, Efstathiadou Z, et al. Serum thyrotropin concertration as a biochemical predictor of thyroid malignancy in patients presenting with thyroid nodules[J]. J Cancer Res Clin Oncol, 2008, 134(9): 953-960.

61. Kim ES, Lim DJ, Baek KH, et al. thyroglobulin antibody is associated with increased cancer risk in thyroid nodules[J]. Thyroid, 2010, 20(8): 885-891.

62. Tezuka M, Murata Y, Zshida R, et al. MR imaging of the thyroid: correlation between apparent diffusion coefficient and thyroid gland scintigraphy[J]. J Magn Reson Imaging, 2003, 7(2): 163-169.

63. Weidekamn C, Kaserer K, Schueller G, et al. Diagnostic value of sonography, ultrasound-guided fine-needle aspiration cytology and diffusion-weighted MRI in the characterization of cold thyroid nodules[J]. Eur J Radiol, 2010, 73(3): 538-544

64. Kwock LA. Tuning in on tumor activity with proton MR spectroscopy[J]. AJNR Am J Neuroradiol, 2007, 22(5): 807-808.

65. Dupuy DE, Monchik JM, Decrea C, et al. Radiofrequency ablation of regional recurrence from well-differentiated thyroid malignancy[J]. Surgery, 2001, 130(6): 971-977.

66. Haugen BR, Alexander EK, Bible KC, et al. 2015 American Thyroid Association Management Guidelines for Adult Patients with Thyroid Nodules and Differentiated Thyroid Cancer: The American Thyroid Association Guidelines Task Force on Thyroid Nodules and Differentiated Thyroid Cancer[J]. Thyroid, 2016: 26(1): 1-133.

67. Dalquen P, Rashed B, Hinsch A, et al. Fine-needle aspiration (FNA) of the thyroid gland: Analysis of discrepancies between cytological and histological diagnoses[J]. Pathology, 2016, 37(5): 465-472.

68. Cibas E S, Ali S Z. The Bethesda System for Reporting Thyroid Cytopathology[J]. Am J Clin Pathol, 2009, 132(5): 658-665.

69. Mazzaferri E L. Management of a solitary thyroid nodule[J]. N Engl J Med, 1993, 328(8): 553-559.

70. Davies L, Welch H G. Increasing incidence of thyroid cancer in the United States, 1973-2002[J]. JAMA, 2006, 295(18): 2164-2167.

71. Gharib H, Goellner J R. Fine-needle aspiration biopsy of the thyroid: an appraisal[J].Ann Intern Med, 1993, 118(4): 282-289.

72. Cooper D S, Doherty G M, Haugen B R, et al. Revised American Thyroid Association management guidelines for patients with thyroid nodules and differentiated thyroid cancer[J]. Thyroid, 2009, 19(11): 1167-1214.

73. Sharma C. An analysis of trends of incidence and cytohistological correlation of papillary carcinoma of the thyroid gland with evaluation of discordant cases[J]. J Cytol, 2016, 33(4): 192-198.

74. Nair M, Kapila K, Karak A K, et al. Papillary carcinoma of the thyroid and its variants: a cytohistological correlation[J]. Diagn Cytopathol, 2001, 24(3): 167-173.

75. Isaac A, Jeffery C C, Seikaly H, et al. Predictors of non-diagnostic cytology in surgeon-performed ultrasound guided fine needle aspiration of thyroid nodules[J]. J Otolaryngol Head Neck Surg, 2014, 43: 48.

76. Deniwar A, Hammad A Y, Ali D B, et al. Optimal timing for a repeat fine-needle aspiration biopsy of thyroid nodule following an initial nondiagnostic fine-needle aspiration[J]. Am J Surg, 2017, 213(2): 433-437.

77. Koh J, Kim E K, Kwak J Y, et al. Repeat fine-needle aspiration can be performed at 6 months or more after initial atypia of undetermined significance or follicular lesion of undetermined significance results

for thyroid nodules 10 mm or larger[J]. Eur Radiol，2016，26(12)：4442-4448.
78. Zhao L，Dias-Santagata D，Sadow P M，et al. Cytological，molecular，and clinical features of noninvasive follicular thyroid neoplasm with papillary-like nuclear features versus invasive forms of follicular variant of papillary thyroid carcinoma[J]. Cancer，2017，125(5)：323-331.
79. Slowinska-Klencka D，Wojtaszek-Nowicka M，Sporny S，et al. The predictive value of sonographic images of follicular lesions- a comparison with nodules unequivocal in FNA-single centre prospective study[J]. BMC Endocr Disord，2016，16(1)：69.
80. Liu X，Medici M，Kwong N，et al. Bethesda Categorization of Thyroid Nodule Cytology and Prediction of Thyroid Cancer Type and Prognosis[J]. Thyroid，2016，26(2)：256-261.
81. Park J Y，Lee H J，Jang H W，et al. A proposal for a thyroid imaging reporting and data system for ultrasound features of thyroid carcinoma[J]. Thyroid，2009，19(11)：1257-1264.
82. Wei X，Li Y，Zhang S，et al. Meta-analysis of thyroid imaging reporting and data system in the ultrasonographic diagnosis of 10，437 thyroid nodules[J]. Head Neck，2016，38(2)：309-315.
83. Srinivas M N，Amogh V N，Gautam M S，et al. A Prospective Study to Evaluate the Reliability of Thyroid Imaging Reporting and Data System in Differentiation between Benign and Malignant Thyroid Lesions[J]. J Clin Imaging Sci，2016，6：5.
84. Horvath E，Silva C F，Majlis S，et al. Prospective validation of the ultrasound based TIRADS (Thyroid Imaging Reporting and Data System) classification：results in surgically resected thyroid nodules[J]. Eur Radiol，2017，27(6)：2619-2628.
85. Liu Y，Wu H，Zhou Q，et al. Diagnostic Value of Conventional Ultrasonography Combined with Contrast-Enhanced Ultrasonography in Thyroid Imaging Reporting and Data System (TI-RADS) 3 and 4 Thyroid Micronodules[J]. Med Sci Monit，2016，22：3086-3094.
86. Maia F F，Matos P S，Pavin E J，et al. Thyroid imaging reporting and data system score combined with Bethesda system for malignancy risk stratification in thyroid nodules with indeterminate results on cytology[J]. Clin Endocrinol (Oxf)，2015，82(3)：439-444.
87. Mao F，Xu H X，Zhao C K，et al. Thyroid imaging reporting and data system in assessment of cytological Bethesda Category III thyroid nodules[J]. Clin Hemorheol Microcirc，2017，65(2)：163-173.
88. Rahal A J，Falsarella P M，Rocha R D，et al. Correlation of Thyroid Imaging Reporting and Data System TI-RADS and fine needle aspiration：experience in 1000 nodules[J]. Einstein (Sao Paulo)，2016，14(2)：119-123.
89. Russ G，Bigorgne C，Royer B，et al. The Thyroid Imaging Reporting and Data System (TIRADS) for ultrasound of the thyroid[J]. J Radiol，2011，92(7-8)：701-713.
90. Lee Y J，Kim D W，Jung S J. Comparison of sample adequacy，pain-scale ratings and complications associated with ultrasound-guided fine-needle aspiration of thyroid nodules between two radiologists with different levels of experience[J]. Endocrine，2013，44(3)：696-701.
91. Nakatake N，Fukata S，Tajiri J. Acute transient thyroid swelling after fine-needle aspiration biopsy：three cases during only 6 weeks-a rare complication[J]. Clin Endocrinol (Oxf)，2012，77(1)：152-154.
92. Albores-Saavedra J，Livolsi VA，Williams E D. Medullary carcinoma[J]. Semin Diagn Pathol，1985，2(2)：137-146.
93. Baloch Z W，Livolsi V A. Fine-needle aspiration of the thyroid：today and tomorrow[J]. Best Pract Res Clin Endocrinol Metab，2008，22(6)：929-939.
94. Nikiforova M N，Biddinger P W，Caudill C M，et al. PAX8-PPARgamma rearrangement in thyroid

tumors：RT-PCR and immunohistochemical analyses[J]. Am J Surg Pathol，2002，26(8)：1016-1023.

95. Siddiqui M T，Greene K L，Clark D P，et al. Human telomerase reverse transcriptase expression in Diff-Quik-stained FNA samples from thyroid nodules[J]. Diagn Mol Pathol，2001，10(2)：123-129.

96. Frates M C，Benson C B，Doubilet P M，et al. Prevalence and distribution of carcinoma in patients with solitary and multiple thyroid nodules on sonography[J]. J Clin Endocrinol Metab，2006，91(9)：3411-3417.

97. Hands K E，Cervera A，Fowler L J. Enlarged benign-appearing cervical lymph nodes by ultrasonography are associated with increased likelihood of cancer somewhere within the thyroid in patients undergoing thyroid nodule evaluation[J]. Thyroid，2010，20(8)：857-862.

98. Bartolotta T V，Midiri M，Galia M，et al. Qualitative and quantitative evaluation of solitary thyroid nodules with contrast-enhanced ultrasound：initial results[J]. Eur Radiol，2006，16(10)：2234-2241.

99. Yuan Z，Quan J，Yunxiao Z，et al. Contrast-enhanced ultrasound in the diagnosis of solitary thyroid nodules[J]. J Cancer Res Ther，2015，11(1)：41-45.

100. Hong Y，Yan C，Mo G，et al. Conventional US，elastography，and contrast enhanced US features of papillary thyroid microcarcinoma predict central compartment lymph node metastases[J]. Sci Rep，2015，5：7748.

101. Jiang J，Shang X，Zhang H，et al. Correlation between maximum intensity and microvessel density for differentiation of malignant from benign thyroid nodules on contrast-enhanced sonography[J]. J Ultrasound Med，2014，33(7)：1257-1263.

102. Xiang D，Hong Y，Zhang B，et al. Contrast-enhanced ultrasound（CEUS）facilitated US in detecting lateral neck lymph node metastasis of thyroid cancer patients：diagnosis value and enhancement patterns of malignant lymph nodes[J]. Eur Radiol，2014，24(10)：2513-2519.

103. Gharib H，Papini E，Paschke R，et al. AACE/AME/ETA Task Force on Thyroid Nodules.American Association of Clinical Endocrinologists，Associazione Medici Endocrinologi，and European Thyroid Association medical guidelines for clinical practice for the diagnosis and management of thyroid nodules[J]. J Endocrinol Invest.2010：33(5 Suppl)：1-50.

104. Gharib H，Papini E，Garber JR，et al. AACE/ACE/AME Task Force on Thyroid Nodules. American Association of Clincal Endocrinologists，American College of Endocrinology，and Associazione Medici Endocrinologi Medical Guidelines for Clinical Practice for the Diagnosis and Management of Thyroid Nodules—2016 Update[J]. Endocr Pract，2016，22(5)：622-639.

105. Na DG，Baek JH，Jung SL，et al. Korean Society of Thyroid Radiology（KSThR）and Korean Society of Radiology. Core Needle Biopsy of the Thyroid：2016 Consensus Statement and Recommendations from Korean Society of Thyroid Radiology[J]. Korean J Radiol，2017，18(1)：217-237.

106. Ha EJ，Baek JH，Lee JH，et al. Complications following US-guided core-needle biopsy for thyroid lesions：a retrospective study of 6，169 consecutive patients with 6，687 thyroid nodules[J]. Eur Radiol，2017，27(3)：1186-1194.

107. Zhang M，Zhang Y，Fu S，et al. Thyroid nodules with suspicious ultrasound findings：the role of ultrasound-guided core needle biopsy[J]. Clin Imaging，2014，38(4)：434-438.

108. Ito Y，Tomoda C，Uruno T，et al. Needle tract implantation of papillary thyroid carcinoma after fine-needle aspiration biopsy[J]. World J Surg，2005，29(12)：1544-1549.

109. Ha EJ，Baek JH，Na DG，et al. The Role of Core Needle Biopsy and Its Impact on Surgical Management in Patients with Medullary Thyroid Cancer：Clinical Experience at 3 Medical Institutions

[J]. AJNR Am J Neuroradiol, 2015, 36(8): 1512-1517.

110. Essig GF Jr, Porter K, Schneider D, et al. Fine needle aspiration and medullary thyroid carcinoma: the risk of inadequate preoperative evaluation and initial surgery when relying upon FNAB cytology alone [J]. Endocr Pract, 2013, 19(6): 920-927.
111. Sharma A, Jasim S, Reading CC, et al. Clinical Presentation and Diagnostic Challenges of Thyroid Lymphoma: A Cohort Study[J].Thyroid, 2016, 26(8): 1061-1067.
112. Trimboli P, Crescenzi A. Thyroid core needle biopsy: taking stock of the situation[J]. Endocrine, 2015, 48(3): 779-785.
113. Lee SH, Kim MH, Bae JS, et al. Clinical outcomes in patients with non-diagnostic thyroid fine needle aspiration cytology: usefulness of the thyroid core needle biopsy[J]. Ann Surg Oncol, 2014, 21(6): 1870-1877.
114. Samir AE, Vij A, Seale MK, et al. Ultrasound-guided percutaneous thyroid nodule core biopsy: clinical utility in patients with prior nondiagnostic fine-needle aspirate[J]. Thyroid, 2012, 22(5): 461-467.
115. Ha EJ, Baek JH, Lee JH, et al. Sonographically suspicious thyroid nodules with initially benign cytologic results: the role of a core needle biopsy[J]. Thyroid, 2013, 23(6): 703-708.
116. Kapan M, Onder A, Girgin S, et al.The reliability of fine-needle aspiration biopsy in terms of malignancy in patients with Hashimoto thyroiditis[J]. Int Surg, 2015, 100(2): 249-253.
117. Pfeiffer J, Kayser G, Technau-Ihling K, et al. Ultrasound-guided core-needle biopsy in the diagnosis of head and neck masses: indications, technique, and results[J]. Head Neck, 2007, 29(11): 1033-1040.
118. Gupta A, Rahman K, Shahid M, et al. Sonographic assessment of cervical lymphadenopathy: role of high-resolution and color Doppler imaging[J]. Head Neck, 2011, 33(3): 297-302.
119. Pedersen OM, Aarstad HJ, Løkeland T, et al. Diagnostic yield of biopsies of cervical lymph nodes using a large (14-gauge) core biopsy needle[J]. APMIS, 2013, 121(12): 1119-1130.
120. Pugliese N, Di Perna M, Cozzolino I, et al. Randomized comparison of power Doppler ultrasonography-guided core-needle biopsy with open surgical biopsy for the characterization of lymphadenopathies in patients with suspected lymphoma[J]. Ann Hematol, 2017, 96(4): 627-637.
121. Groneck L, Quaas A, Hallek M, et al. Ultrasound-guided core needle biopsies for workup of lymphadenopathy and lymphoma[J]. Eur J Haematol, 2016, 97(4): 379-386.
122. Ahuja AT, Ying M, Ho SY, et al. Ultrasound of malignant cervical lymph nodes[J]. Cancer Imaging, 2008, 8: 48-56.
123. Yu YH, Wei W, Liu JL.Diagnostic value of fine-needle aspiration biopsy for breast mass: a systematic review and meta-analysis[J]. BMC Cancer, 2012, 12: 41-55.
124. Tamaki K, Sasano H, Ishida T, et al. Comparison of core needle biopsy (CNB) and surgical specimens for accurate preoperative evaluation of ER, PgR and HER2 status of breast cancer patients[J]. Cancer Sci, 2010, 101: 2074-2079.
125. Chen X, Yuan Y, Gu Z, et al. Accuracy of estrogen receptor, progesterone receptor, and HER2 status between core needle and open excision biopsy in breast cancer: a meta-analysis[J]. Breast .Cancer Res Treat, 2012, 134: 957-967.
126. Yan-Jun Zhang, Lichun Wei, Jie Li, et al.Status quo and development trend of breast biopsy technology [J]. Gland Surg, 2013, 2(1): 15-24.
127. Li S1, Yang X, Zhang Y, et al.Assessment accuracy of core needle biopsy for hormone receptors in breast cancer: a meta-analysis[J]. BreastCancer Res Treat, 2012, 135(2): 325-334.

128. Steyaert L, Van Kerkhove F, Casselman JW. Sonographically guided vacuum-assistedbreast biopsy using handheld mammotome[J]. Recent Results Cancer Res, 2009, 173: 43-95.
129. Meyer JE, Smith DN, Lester SC, et al. Large-core needle biopsy of nonpalpable breast lesions[J]. JAMA, 1999, 281: 1638-1641.
130. Wang ZhiLi, Liu Gang, Li Junlai, et al. Sonographically guided percutaneous excision of clinically benign breast masses. Journal of Clinical Ultrasound, 2011, 39: 1-5.
131. Wang ZhiLi, Liu Gang, Li Junlai, et al. Breast lesions with imaging-histologic discordance during 16-gauge core needle biopsy system: Would vacuum-assisted removal get significantly more definitive histological diagnosis than vacuum-assisted biopsy[J]?The Breast Journal, 2011, 17: 456-461.
132. Li Junlai, Wang ZhiLi, Su Li, et al. Breast lesions with ultrasound imaging-histologic discordance at 16-gauge core needle biopsy: Can re-biopsy with 10-gauge vacuum-assisted system get definitive diagnosis[J]?The Breast, 2010, 19: 446-449.
133. Wang ZhiLi, Li JL, Su L Zhang Yongfeng, et al. An evaluation of a 10-gauge vacuum-assisted system for ultrasound-guided excision of clinically-benign breast lesions[J]. The Breast, 2009, 18: 192-196.
134. Zhou J Y, Tang J, Wang Z L, et al. Accuracy of 16/18G core needle biopsy for ultrasound-visible breast lesions[J]. World Journal of Surgical Oncology, 2014, 12: 1-7.
135. Li S, Wu J, Chen K, et al. Clinical outcomes of 1578 Chinese patients with breast benign diseases after ultrasound-guided vacuum-assisted excision: recurrence and the risk factors[J]. American Journal of Surgery, 2013, 205: 39-44.
136. Brem R F, Behrndt V S, Sanow L, et al. Atypical ductal hyperplasia: histologic underestimation of carcinoma in tissue harvested from impalpable breast lesions using 11-gauge stereotactically guided directional vacuum-assisted biopsy[J]. American Journal of Roentgenology, 1999, 172: 1405-1407.
137. Kang Y D, Kim Y M. Comparison of needle aspiration and vacuum-assisted biopsy in the ultrasound-guided drainage of lactational breast abscesses[J]. Ultrasonography, 2015, 35: 148-152.
138. Park HL, Hong J. Vacuum-assisted breast biopsy for breast cancer[J]. Gland Surgery, 2014, 3: 120-127.
139. Soumian S, Verghese E T, Booth M, et al. Concordance between vacuum assisted biopsy and postoperative histology: implications for the proposed low risk DCIS trial (LORIS) [J]. European Journal of Surgical Oncology, 2013, 39: 1337-1340.
140. Mathew J, Crawford D J, Lwin M, et al. Ultrasound-guided, vacuum-assisted excision in the diagnosis and treatment of clinically benign breast lesions[J]. Annals of the Royal College of Surgeons of England, 2007, 89: 494-496.
141. Salem C, Sakr R, Chopier J, et al. Accuracy of stereotactic vacuum-assisted breast biopsy with a 10-gauge hand-held system[J]. Breast, 2009, 18: 178-182.
142. Gandy I, Gorsuch H, Wilburn-Bailey S. Ultrasound-guided, vacuum-assisted, percutaneous excision of breast lesions: an accurate technique in the diagnosis of atypical ductal hyperplasia[J]. J Am Coll Surg, 2005, 201: 14-17.
143. Forgeard C, Benchaib M, Guerin N, et al. Is surgical biopsy mandatory in case of atypical ductal hyperplasia on 11-gauge core needle biopsy? A retrospective study of 300 patients[J]. American Journal of Surgery, 2008, 196: 339-345.
144. Fine R E, Israel P Z, Walker L C, et al. A prospective study of the removal rate of imaged breast lesions by an 11-gauge vacuum-assisted biopsy probe system[J]. American Journal of Surgery, 2001, 182:

335-340.
145. Orel S G, Rosen M, Mies C, et al. MR imaging-guided 9-gauge vacuum-assisted core-needle breast biopsy: initial experience[J]. Radiology, 2006, 238: 54-61.
146. Zagouri F, Gounaris A, Liakou P, et al. Vacuum-assisted breast biopsy: more cores, more hematomas [J]? Vivo, 2011, 25: 703-705.
147. Jackman R J, Jr M F, Rosenberg J. False-negative diagnoses at stereotactic vacuum-assisted needle breast biopsy: long-term follow-up of 1280 lesions and review of the literature[J]. American Journal of Roentgenology, 2009, 192: 341-351.
148. Parker SH, Klaus AJ, McWey PJ, et al. Sonographically guided directional vacuum-assisted breast biopsy using a handheld device[J]. American Journal of Roentgenology, 2001, 177: 405-408.
149. Nakano S, Sakamoto H, Ohtsuka M, et al. Evaluation and indications of ultrasound-guided vacuum-assisted core needle breast biopsy[J]. Breast Cancer, 2007, 14: 292-296.
150. Kikuchi M, Tsunoda-Shimizu H, Kawasaki T, et al. Indications for stereotactically-guided vacuu-assisted breast biopsy for patients with category 3 microcalcifications[J]. Breast Cancer, 2007, 14: 285-291.
151. Mathew J, Crawford DJ, Lwin M, et al. Ultrasound-guided vacuum-assisted excision in the diagnosis and treatment of clinically benign breast lesions[J]. Ann R Coll Surg Engl, 2007, 89: 494-496.
152. Sperber F, Blank A, Metser U, et al. Diagnosis and treatment of breast fibroadenomas by ultrasound-guided vacuum-assisted biopsy[J]. Arch Surg, 2003, 138: 796-800.
153. Jackman RJ, Birdwell RL, Ikeda DM. Atypical ductal hyperplasia: can some lesions be defined as probably benign after stereotactic 11-gauge vacuum-assisted biopsy, eliminating the recommendation for surgical excision[J]? Radiology, 2002, 224: 548-554.
154. Hartmann LC, Sellers TA, Frost MH. Benign breast disease and the risk of breast cancer[J]. N Engl J Med, 2005, 353: 229-237.
155. Grady I, Gorsuch H, WilburnBailey S. Ultrasoundguided, vacuum-assisted, percutaneous excision of breast lesions: an accurate technique in the diagnosis of atypical ductal hyperplasia[J]. J Am Coll Surg, 2005, 201: 14-17.
156. Maxwell AJ. Ultrasound-guided vacuum assisted excision of breast papillomas: review of 6-years experience[J]. Clin Radiol, 2009, 64: 801-806.
157. Liberman L, Smolkin JH, DershawDD, et al. Calcification retrieval at stereotactic 11-gauge, directional, vacuum-assisted breast biopsy[J]. Radiology, 1998, 208: 251-260.
158. Kettritz U, Rotter K, Schreer I, et al. Stereotactic vacuum-assisted breast biopsy in 2874 patients. A multicenter study[J]. Cancer, 2004, 100: 245-251.
159. Burbank F. Stereotactic breast biopsy: comparison of 14- and 11-gauge Mammotome probe performance and complications rate[J]. Am Surg, 1997, 63: 988-995.
160. Lietzen L W, Cronin-Fenton D, Garne J P, et al. Predictors of re-operation due to post-surgical bleeding in breast cancer patients: A Danish population-based cohort study[J]. European Journal of Surgical Oncology, 2012, 38: 407-412.
161. Johnson AT, Henry-Tillman RS, Smith LF, et al. Percutaneous excisional breast biopsy[J]. Am J Surg, 2002, 184: 550-554.
162. Simon JR, Kalbhen CL, Cooper RA, et al. Accuracy and complication rates of US-guided vacuum-assisted core breast biopsy: initial results[J]. Radiology, 2000, 215: 694-697.

163. Luo HJ，Chen X，Tu G，et al. Therapeutic application of ultrasoundguided 8-gauge Mammotome system in presumed benign breast lesions[J]. Breast J，2011，17：490-497.
164. Palmer ML，DeRisi DC，Pelikan A，et al. Treatment options and recurrence potential for cystosarcoma phyllodes[J]. Surg Gynecol Obstet，1990，170：193-196.
165. Geisler DP，Boyle MJ，Malnar KF，et al. Phyllodes tumors of the breast：a review of 32 cases[J]. American Surgeon，2000，66：360-366.
166. Norris HJ，Taylor HB. Relationship of histologic features to behavior of cystosarcoma phylloides：Analysis of ninety-four cases[J]. Cancer，1967，20：2090-2099.
167. Jackman RJ，Burbank F，Parker SH，et al. Atypical ductal hyperplasia diagnosed at stereotactic breast biopsy：improved reliability with 14-gauge，directional，vacuum-assisted biopsy[J]. Radiology，1997，204：485-488.
168. Schueller G，Schueller-Weidekamm C，Helbich TH. Accuracy ofultrasound-guided，large-core needle breast biopsy[J]. Eur Radiol，2008，18：1761-1773.
169. Hill A D，Tran K N，Akhurst T，et al. Lessons learned from 500 cases of lymphatic mapping for breast cancer[J]. Ann Surg，1999，229(4)：528-535.
170. Krag D，Weaver D，Ashikaga T，et al. The sentinel node in breast cancer--a multicenter validation study [J]. N Engl J Med，1998，339(14)：941-946.
171. Shiffman R N，Michel G，Rosenfeld R M，et al. Building better guidelines with BRIDGE-Wiz：development and evaluation of a software assistant to promote clarity，transparency，and implementability[J]. J Am Med Inform Assoc，2012，19(1)：94-101.
172. Canavese G，Catturich A，Vecchio C，et al. Sentinel node biopsy compared with complete axillary dissection for staging early breast cancer with clinically negative lymph nodes：results of randomized trial[J]. Ann Oncol，2009，20(6)：1001-1007.
173. Giuliano A E，Hunt K K，Ballman K V，et al. Axillary dissection vs no axillary dissection in women with invasive breast cancer and sentinel node metastasis：a randomized clinical trial[J]. JAMA，2011，305(6)：569-575.
174. Mansel R E，Fallowfield L，Kissin M，et al. Randomized multicenter trial of sentinel node biopsy versus standard axillary treatment in operable breast cancer：the ALMANAC Trial[J]. J Natl Cancer Inst，2006，98(9)：599-609.
175. Zavagno G，De Salvo G L，Scalco G，et al. A Randomized clinical trial on sentinel lymph node biopsy versus axillary lymph node dissection in breast cancer：results of the Sentinella/GIVOM trial[J]. Ann Surg，2008，247(2)：207-213.
176. Smith M J，Gill P G，Wetzig N，et al. Comparing patients' and clinicians' assessment of outcomes in a randomised trial of sentinel node biopsy for breast cancer (the RACS SNAC trial)[J]. Breast Cancer Res Treat，2009，117(1)：99-109.
177. Ung O A. Australasian experience and trials in sentinel lymph node biopsy：the RACS SNAC trial[J]. Asian J Surg，2004，27(4)：284-290.
178. Veronesi U，Viale G，Paganelli G，et al. Sentinel lymph node biopsy in breast cancer：ten-year results of a randomized controlled study[J]. Ann Surg，2010，251(4)：595-600.
179. Veronesi U，Paganelli G，Viale G，et al. Sentinel-lymph-node biopsy as a staging procedure in breast cancer：update of a randomised controlled study[J]. Lancet Oncol，2006，7(12)：983-990.
180. Purushotham A D，Upponi S，Klevesath M B，et al. Morbidity after sentinel lymph node biopsy in

primary breast cancer: results from a randomized controlled trial[J]. J Clin Oncol, 2005, 23(19): 4312-4321.

181. Chung M A, Steinhoff M M, Cady B. Clinical axillary recurrence in breast cancer patients after a negative sentinel node biopsy[J]. Am J Surg, 2002, 184(4): 310-314.
182. Blanchard D K, Donohue J H, Reynolds C, et al. Relapse and morbidity in patients undergoing sentinel lymph node biopsy alone or with axillary dissection for breast cancer[J]. Arch Surg, 2003, 138(5): 482-487, 487-488.
183. Naik A M, Fey J, Gemignani M, et al. The risk of axillary relapse after sentinel lymph node biopsy for breast cancer is comparable with that of axillary lymph node dissection: a follow-up study of 4008 procedures[J]. Ann Surg, 2004, 240(3): 462-468.
184. Imoto S, Wada N, Murakami K, et al. Prognosis of breast cancer patients treated with sentinel node biopsy in Japan[J]. Jpn J Clin Oncol, 2004, 34(8): 452-456.
185. Bleiweiss I J. Sentinel lymph nodes in breast cancer after 10 years: rethinking basic principles[J]. Lancet Oncol, 2006, 7(8): 686-692.
186. Benson J R, Jatoi I. Sentinel lymph node biopsy and neoadjuvant chemotherapy in breast cancer patients [J]. Future Oncol, 2014, 10(4): 577-586.
187. Lyman G H, Temin S, Edge S B, et al. Sentinel lymph node biopsy for patients with early-stage breast cancer: American Society of Clinical Oncology clinical practice guideline update[J]. J Clin Oncol, 2014, 32(13): 1365-1383.
188. Yue W, Wang S, Wang B, et al. Ultrasound guided percutaneous microwave ablation of benign thyroid nodules: safety and imaging follow-up in 222 patients[J].Eur J Radiol, 2013, 82(1): 11-6.
189. Suh CH, Back JH, Ha EJ, et al.Ethanol ablation of predominantly cystic thyroid nodules: Evaluation of recurrence rate and factors related to recurrence[J].Clin Radiol, 2015, 70(1): 42-47.
190. Kim YJ , Baek JH, Ha EJ, et al.Cystic versus predominantly cystic thyroid nodules: efficacy of ethanol ablation and analysis of related factors[J].Eur Radiol, 2012, 22(7): 1573-1578.
191. Eun Sook Ko, Jin Yong Sung, Jung Hee Shin. Intralesional saline injection for effective ultrasound-guided aspiration of benign viscous cystic thyroid nodules[J].Ultrasonography, 2014, 33(2): 122-127.
192. Jin Yong Sung, Yoon Suk Kim, Hoon Choi, et al. Optimum First-Line Treatment Technique for Benign Cystic Thyroid Nodules: Ethanol Ablation or Radiofrequeney Ablation[J]?AJR, 2011, 196(2): 210-214.
193. Benndbaek FN, Karstrup S, Hegedus L.Percutaneous ethanol injection therapy in the treatment of thyroid and parathyroid diseases[J].Eur J Endocrinol, 1997, 136(2): 240-250.
194. Monzani F, Caraccio N, Goletti O, et al. Five-year follow-up of percutaneous ethanol iniection for the treatment of hyperfunctioning thyroid nodules: a study of 117 patients[J].Clin Endoerinol, 1997, 46(1): 9-15.
195. Cho YS, Lee HK, Ahn IM, et al. Sonographically guided ethanol selerotherapy for benign thyroid cysts: results in 22 patients[J]. Am J Roentgenol, 2000, 174(2): 213-216.
196. Jordi L.Reverter, Núria Alonso, Marta Avila, et al.Evaluation of efficacy, safety, pain perception and health-related quality of life of percutaneous ethanol injection as firstline treatment in symptomatic thyroid cysts[J].BMC Endocrine Disorders, 2015, 15: 73-79.
197. Yasuda K, Ozaki O, Sugino K, et al.Treatment of cystic lesions of the thyroid by ethanol instillation[J]. World J Surg, 1992, 16(5): 958-961.

198. Regalbuto C, Le Moli R, Muscia V, et al. Severe Graves' ophthalmopathy after percutaneous ethanol injection in a nontoxic thyroid nodule[J].Thyroid, 2012, 22(2): 210-213.
199. Solbiati L, Giangrande A, De Pra L, et al. Percutaneous ethanol injection of parathyroid tumors under US guidance: treatment for secondary hyperparathyroidism[J]. Radiology, 1985, 155: 607-610.
200. Karstrup S, Transbol I, Holm HH, et al.Ultrasound-guided chemical parathyroidectomy in patients with primary hyperparathyroidism: a prospective study[J]. Br J Radiol, 1989, 67: 1037-1042.
201. Livraghi T, Paracchi A, Ferrari C, et al. Treatment of autonomous thyroid nodules with percutaneous ethanol injection: preliminary results[J].Radiology, 1990, 175: 827-829.
202. Martino E, Murtas ML, Loviselli A, et al. Percutaneous intranodular ethanol injection for treatment of autonomously functioning thyroid nodules[J]. Surgery, 1992, 112: 1161-1165.
203. Monzani F, Goletti O, Del Guerra P, et al. Treatment of hyperfunctioning thyroid adenoma: current trends[J].Clin Ter, 1993, 142(4): 295-309.
204. Papini E, Panunzi C, Pacella CM, et al. Percutaneous ultrasound-guided ethanol injection: a new treatment of toxic autonomously functioning thyroid nodules[J]? J Clin Endocrinol Metab, 1993, 76: 411-416.
205. Livraghi T, Paracchi A, Ferrari C, et al.Treatment of autonomous thyroid nodules by percutaneous ethanol injection: 4-year experience[J]. Radiology, 1994, 190: 529-533.
206. Goletti O, Monzani F, Lenziardi M, et al. Cold thyroid nodules: a new application of percutaneous ethanol injection treatment[J]. J Clin Ultrasound, 1994, 22: 175-178.
207. Monzani F, Lippi F, Goletti O, et al. Percutaneous aspiration and ethanol sclerotherapy for thyroid cysts[J]. J Clin Endocrinol Metab, 1994, 78: 800-802.
208. Rossi R, Savastano S, Tommasselli AP, et al. Percutaneous computed tomography-guided ethanol injection in aldosterone-producing adrenocortical adenoma[J]. Eur J Endocrinol, 1995, 132: 302-305.
209. Lippi F, Ferrari C, Manetti L, et al. Treatment of solitary autonomous thyroid nodules by percutaneous ethanol injection: results of an Italian multicenter study[J]. J Clin Endocrinol Metab, 1996, 81: 3261-3264.
210. Caraccio N, Goletti O, Lippolis PV, et al. Is percutaneous ethanol injection a useful alternative forthe treatment of the cold benign thyroid nodule? Five years' experience[J]. Thyroid, 1997, 7: 699-704.
211. Zingrillo M, Collura D, Ghiggi MR, et al.Treatment of large cold benign thyroid nodules not eligible for surgery with percutaneous ethanol injection[J]. J Clin Endocrinol Metab, 1998, 83: 3905-3907.
212. Bennedbaek FN, Nielsen LK, Hegedus L. Effect of percutaneous ethanol injection therapy versus suppressive doses of L-thyroxine on benign solitary solid cold thyroid nodules: a randomized trial[J].J Clin Endocrinol Metab, 1998, 83: 830-835.
213. Zingrillo M, Torlontano M, Chiarella R, et al. Percutaneous ethanol injection may be a definitive treatment for symptomatic thyroid cystic nodules not treatable by surgery: five-year follow-up study[J]. Thyroid, 1999, 9: 763-767.
214. Bennedbaek FN, Hegedus L. Percutaneous ethanol injection therapy in benign solitary solid cold thyroid nodules: a randomized trial comparing one injection with three injections[J]. Thyroid, 1999, 9: 225-233.
215. Cerbone G, Spiezia S, Colao A, et al. Percutaneous ethanol injection under power Doppler ultrasound assistance in the treatment of autonomously functioning thyroid nodules[J]. J Endocrinol Invest, 1999, 22: 752-759.

216. Spiezia S, Cerbone G, Assanti AP, et al.Power Doppler ultrasonographic assistance in percutaneous ethanol injection of autonomously functioning thyroid nodules[J].J Ultrasound Med, 2000, 19: 39-46.
217. Zingrillo M, Torlontano M, Ghiggi MR, et al. Radioiodine and percutaneous ethanol injection in the treatment of large toxic nodule: a long-term study[J].Thyroid, 2000, 10: 985-989.
218. Tarantino L, Giorgio A, Mariniello N, et al. Percutaneous ethanol injection of large autonomous hyperfunctioning thyroid nodules[J]. Radiology, 2000, 214: 143-148.
219. Monzani F, Caraccio N, Basolo F, et al.Surgical and pathological changes after percutaneous ethanol injection therapy of thyroid nodules[J]. Thyroid, 2000, 10: 1087-1092.
220. Cho YS, Lee HK, Ahn IM, et al. Sonographically guided ethanol sclerotherapy for benign thyroid cysts: results in 22 patients[J]. Am J Roentgenol, 2000, 174(2): 213-216.
221. Livraghi T. Treatment of hepatocellular carcinoma by interventional methods[J].Eur Radiol, 2001, 11: 2207-2219.
222. Del Prete S, Russo D, Caraglia M, et al. Percutaneous ethanol injection of autonomous thyroid nodules with a volume larger than 40ml: three years of follow-up[J]. Clin Radiol, 2001, 56: 895-901.
223. Janowitz P, Ackmann S. Long-term results of ultrasound-guided ethanol injections in patients with autonomous thyroid nodules and hyperthyroidism[J].Med Clin, 2001, 96: 451-456.
224. Giovannini M. Percutaneous alcohol ablation for liver metastasis[J].Semin Oncol, 2002, 29: 192-195.
225. Miccoli P, Berti P, Raffaelli M, et al. Comparison between minimally invasive video-assisted thyroidectomy and conventional thyroidectomy: a prospective randomized study[J]. Surgery, 2001, 130: 1039-1043.
226. Zingrillo M, Modoni S, Conte M, et al.Percutaneous ethanol injection plus radioiodine versus radioiodine alone in the treatment of large toxic thyroid nodules[J]. J Nucl Med, 2003, 44: 207-210.
227. Kim DW, Rho MH, Park HJ, et al. Ultrasonography-guided ethanol ablation of predominantly solid thyroid nodules: a preliminary study for factors that predict the outcome[J].The British Journal of Radiology, 2012, 85: 930-936.
228. Kim DW.Sonography-guided ethanol ablation of a remnant solid component after radio-frequency ablation of benign solid thyroid nodules: a preliminary study[J].AJNR Am J Neuroradiol, 2012, 33(6): 1139-1143.
229. Mauz PS, Stiegler M, Holderried M, et al. Complications of ultrasound guided percutaneous ethanol injection therapy of the thyroid and parathyroid glands[J].Ultraschall Med, 2005, 26(2): 142-145.
230. Kim Y S, Rhim H, Tae K, et al. Radiofrequency ablation of benign cold thyroid nodules: initial clinical experience[J]. Thyroid, 2006, 16(4): 361-367.
231. Deandrea M, Limone P, Basso E, et al. US-guided percutaneous radiofrequency thermal ablation for the treatment of solid benign hyperfunctioning or compressive thyroid nodules[J]. Ultrasound Med Biol, 2008, 34(5): 784-791.
232. Baek J H, Moon W J, Kim YS, et al. Radiofrequency ablation for the treatment of autonomously functioning thyroid nodules[J]. World J Surg, 2009, 33(9): 1971-1977.
233. Lim HK, Lee JH, Ha EJ, et al. Radiofrequency ablation of benign non-functioning thyroid nodules: 4-year follow-up results for 111 patients[J]. Eur Radiol, 2013, 23(4): 1044-1049.
234. Deandrea M, Sung J Y, Limone P, et al. Efficacy and Safety of Radiofrequency Ablation Versus Observation for Nonfunctioning Benign Thyroid Nodules: A Randomized Controlled International Collaborative Trial[J]. Thyroid, 2015, 25(8): 890-896.

235. Heck K，Happel C，Grunwald F，et al. Percutaneous microwave ablation of thyroid nodules：effects on thyroid function and antibodies[J]. Int J Hyperthermia，2015，31：560-567.

236. Yang YL，Chen CZ，Zhang XH. Microwave ablation of benign thyroid nodules[J]. Future Oncol，2014，10(6)：1007-1014.

237. Papini E，Pacella C M，Misischi I，et al. The advent of ultrasound-guided ablation techniques in nodular thyroid disease：towards a patient-tailored approach[J]. Best Pract Res Clin Endocrinol Metab，2014，28(4)：601-618.

238. Ritz J P，Lehmann K S，Schumann T，et al. Effectiveness of various thermal ablation techniques for the treatment of nodular thyroid disease--comparison of laser-induced thermotherapy and bipolar radiofrequency ablation[J]. Lasers Med Sci，2011，26(4)：545-552.

239. Kim J W，Roh J L，Gong G，et al. Treatment Outcomes and Risk Factors for Recurrence After Definitive Surgery of Locally Invasive Well-Differentiated Papillary Thyroid Carcinoma[J]. Thyroid，2016，26(2)：262-270.

240. Korkusuz H，Happel C，Heck K，et al. Percutaneous thermal microwave ablation of thyroid nodules. Preparation，feasibility，efficiency[J]. Nuklearmedizin，2014，53 (4)：123-130.

241. Ji HM，Baek JH，Choi YJ，et al. Radiofrequency ablation is a thyroid function-preserving treatment for patients with bilateral benign thyroid nodules[J]. J Vasc Interv Radiol，2015，26(1)：55-61.

242. Shahrzad M K. Laser Thermal Ablation of Thyroid Benign Nodules[J]. J Lasers Med Sci，2015，6(4)：151-156.

243. Sohn S Y，Choi J Y，Jang H W，et al. Association between excessive urinary iodine excretion and failure of radioactive iodine thyroid ablation in patients with papillary thyroid cancer[J]. Thyroid，2013，23(6)：741-747.

244. Furtado M S，Rosario P W，Calsolari M R. Persistent and recurrent disease in patients with papillary thyroid carcinoma with clinically apparent，but not extensive，lymph node involvement and without other factors for poor prognosis[J]. Arch Endocrinol Metab，2015，59(4)：285-291.

245. Peng C，Zhang Z，Liu J，et al. Efficacy and safety of ultrasound-guided radiofrequency ablation of hyperplastic parathyroid gland for secondary hyperparathyroidism associated with chronic kidney disease[J]. Head Neck，2017，39(3)：564-571.

246. Zhuo L，Peng L L，Zhang Y M，et al. US-guided Microwave Ablation of Hyperplastic Parathyroid Glands：Safety and Efficacy in Patients with End-Stage Renal Disease-A Pilot Study[J]. Radiology，2017，282(2)：576-584.

247. Sung T Y，Yoon J H，Song D E，et al. Prognostic Value of the Number of Retrieved Lymph Nodes in Pathological Nx or N0 Classical Papillary Thyroid Carcinoma[J]. World J Surg，2016，40(8)：2043-2050.

248. Zhao R N，Zhang B，Yang X，et al. Logistic Regression Analysis of Contrast-Enhanced Ultrasound and Conventional Ultrasound Characteristics of Sub-centimeter Thyroid Nodules[J]. Ultrasound Med Biol，2015，41(12)：3102-3108.

249. Ma J J，Ding H，Xu B H，et al. Diagnostic performances of various gray-scale，color Doppler，and contrast-enhanced ultrasonography findings in predicting malignant thyroid nodules[J]. Thyroid，2014，24(2)：355-363.

250. Jin Y，He Y S，Zhang M M，et al. Value of contrast-enhanced ultrasonography in the differential diagnosis of enlarged lymph nodes：a meta-analysis of diagnostic accuracy studies[J]. Asian Pac J

Cancer Prev，2015，16(6)：2361-2368.

251. Andrioli M，Valcavi R. Ultrasound B-flow imaging in the evaluation of thermal ablation of thyroid nodules[J]. Endocrine，2015，48(3)：1013-1015.
252. Baek J H，Lee J H，Sung J Y，et al. Complications encountered in the treatment of benign thyroid nodules with US-guided radiofrequency ablation：a multicenter study[J]. Radiology，2012，262(1)：335-342.
253. Kovatcheva R D，Vlahov J D，Stoinov J I，et al. Benign Solid Thyroid Nodules：US-guided High-Intensity Focused Ultrasound Ablation-Initial Clinical Outcomes[J]. Radiology，2015，276(2)：597-605.
254. Dossing H，Bennedbaek FN，Karstrup S，et al. Benign solitary solid cold thyroid nodules：US-guided interstitial laser photocoagulation–initial experience[J]. Radiology，2002，225(1)：53-57.
255. Pacella CM，Bizzarri G，Guglielmi R，et al. Thyroid tissue：US-guided percutaneous interstitial laser ablation：a feasibility study[J]. Radiology，2000，217：673-677.
256. Tuttle RM，Haddad RI，Ball DW，et al.Thyroid Carcinoma，Version 2.2014 Featured Updates to the NCCN Guidelines[J].Natl Compr Canc Netw，2014，12(12)：1671-1680.
257. Jeong WK，Baek JH，Rhim H，et al. Radiofrequency ablation of benign thyroid nodules：safety and imaging follow-up in 236 patients[J]. Eur. Radiol，2008：18(6)：1244-1250.
258. Na DG，Lee JH，Baek JH，et al. Radiofrequency ablation of benign thyroid nodules and recurrent thyroid cancers：consensus statement and recommendations[J]. Korean J Radiol，2012：13(2)：117.
259. Gharib H，Papini E，Garber JR，et al. American Association of Clinical Endocrinologists，American College of Endocrinology，and Associazione Medici Endocrinology Medical Guidelines for Clinical Practice for the Diagnosis and Management of Thyroid Nodules：2016 Update[J].Endocr Pract，2016：22(5)：622-639.
260. Valcavi R，Riganti F，Bertani A，et al. Percutaneous laser ablation of cold benign thyroid nodules：a 3-year follow-up study in 122 patients[J]. Thyroid，2010，20(11)：1253-1261.
261. Kwok A，Faigel DO. Management of anticoagulation before and after gastrointestinal endoscopy[J]. Am J Gastroenterol，2009，104：3085-3097.
262. Baek JH，Lee JH，Valcavi R，et al. Thermal ablation for benign thyroid nodules：radiofrequency and laser[J]. Korean J Radiol，2011：12(5)：525-540.
263. Gharib H，Hegedus L，Pacella CM，et al. Nonsurgical，image-guided，minimally invasive therapy for thyroid nodules[J]. J Clin Endocrinol Metab，2013：98(10)：289-293.
264. Di Rienzo G，Surrente C，Lopez C，et al. Tracheal laceration after laser ablation of nodular goiter[J]. Interact Cardiovasc Thorac Surg. 2012，14(1)：115-116.
265. Cakir B，Ugras NS，Gul K，et al. Initial report of the results of percutaneous laser ablation of benign cold thyroid nodules：evaluation of histopathological changes after 2 years[J]. Endocr Pathol，2009，20(3)：170-176.
266. Piana S，Frasoldati A，Ferrari M，et al. Is a five-category reporting scheme for thyroid fine needle aspiration cytology accurate? Experience of over 18 000 FNAs reported at the same institution during 1998-2007[J]. Cytopathology，2011，22(3)：164-173.
267. Papini E，Guglielmi R，Bizzarri G，et al. Ultrasound-guided laser thermal ablation for treatment of benign thyroid nodules[J].Endocr Pract，2004：10(3)：276-283.
268. Cakir B，Topaloglu O，Gul K，et al. Effects of percutaneous laser ablation treatment in benign solitary

thyroid nodules on nodule volume, thyroglobulin and antithyroglobulin levels, and cytopathology of nodule in 1-year follow-up[J].J Endocrinol Invest, 2006, 29(10): 876-884.

269. Dossing H, Bennedbaek FN, Hegedus L. Effect of ultrasound-guided interstitial laser photocoagulation on benign solitary solid cold thyroid nodules: a randomised study[J].Eur J Endocrinol, 2005, 152(3): 341-345.
270. Papini E, Rago T, Gambelunghe G, et al. Long-term efficacy of ultrasound-guided laser ablation for benign solid thyroid nodules. Results of a three-year multicenter prospective randomized trial[J].J Clin Endocrinol Metab, 2014, 99(10): 3653-3659.
271. Pacella CM, Mauri G, Achille G, et al. Outcomes and risk factors for complications of laser ablation for thyroid nodules: a multicenter study on 1531 patients[J].J Clin Endocrinol Metab, 2015, 100(10): 3903-3910.
272. Dossing H, Bennedbaek FN, Hegedus L. Interstitial laser photocoagulation (ILP) of benign cystic thyroid nodules-a prospective randomized trial[J].J Clin Endocrinol Metab, 2013, 98(7): E1213-1217.
273. Barbaro D, Orsini P, Lapi P, et al. Percutaneous laser ablation in the treatment of toxic and pretoxic nodular goiter[J].Endocr Pract, 2007, 13(1): 30-36.
274. Bal C, Ballal S, Soundararajan R, et al. Radioiodine remnant ablation in low-risk differentiated thyroid cancer patients who had R0 dissection is an over treatment[J]. Cancer Med, 2015, 4: 1031-1038.
275. Yue W, Chen L, Wang S, et al. Locoregional control of recurrent papillary thyroid carcinoma by ultrasound-guided percutaneous microwave ablation: A prospective study[J]. Int J Hyperthermia, 2015, 31: 403-408.
276. Mauri G, Cova L, Ierace T, et al. Treatment of Metastatic Lymph Nodes in the Neck from Papillary Thyroid Carcinoma with Percutaneous Laser Ablation[J]. Cardiovasc Intervent Radiol, 2016, 39: 1023-1030.
277. Papini E, Bizzarri G, Bianchini A, et al. Percutaneous ultrasound-guided laser ablation is effective for treating selected nodal metastases in papillary thyroid cancer[J]. J Clin Endocrinol Metab, 2013, 98: 92-97.
278. Shin JE, Baek JH, Lee JH. Radiofrequency and ethanol ablation for the treatment of recurrent thyroid cancers: current status and challenges[J]. Curr Opin Oncol, 2013, 25: 14-19.
279. Kaufman CS, Bachman B, Littrup PJ, et al. Office based ultrasound-guided cryoablation of breast fibroadenomas[J]. Am J Surg 2002: 184(5): 394-400.
280. Todorova VK, Klimberg VS, Hennings L, et al. Immunomodulatory effects of radiofrequency ablation in a breast cancer model[J]. Immunol Invest, 2010, 39(1) : 74-92.
281. Masakuni Noguchi. Radiofrequency Ablation Therapy for Small Breast Cancer[J]. Semin Ultrasound CT MRI, 2009, 30: 105-112.
282. Noguchi M.Role of breast surgeons in evolution of the surgical management of breast cancer[J]. Breast Cancer, 2007, 14: 1-8
283. Noguchi M. Radiofrequency ablation treatment for breast cancer to meet the next challenge: how to treat primary breast tumor without surgery[J].Breast Cancer, 2003: 10: 203-205.
284. Noguchi M. Minimally invasive surgery for small breast cancer[J]? .J Surg Oncol, 2003: 84: 94-101.
285. Elliott RL, Rice PB, Suits JA, et al. Radiofrequency ablation of a stereotactically localized nonpalpable breast carcinoma[J]. Am Surg, 2002, 68: 1-5.

286. Burak WE Jr, Agnese DM, Povoski SP, et al. Radiofrequency ablation of invasive breast carcinoma followed by delayed surgical excision[J]. Cancer, 2003, 98: 1369-1376.
287. Hayashi AH, Silver SF, van der Westhuizen NG, et al. Treatmgency ablation[J].Am J Surg 2003, 185: 429-435.
288. Fornage BD, Sneige N, Ross MI, et al.Small (≤ 2cm) breast cancer treated with US-guided radiofrequency ablation: feasibility study[J]. Radiology, 2004, 231: 215-224.
289. Noguchi M, Earashi M, Fujii H, et al. Radiofrequency ablation of small breast cancer followed by surgical resection[J]. J Surg Oncol, 2006, 93: 120-128.
290. Noguchi M. Is radiofrequency ablation treatment for small breast cancer ready for "prime time"[J]? Breast Cancer Res Treat, 2007, 106: 307-314.
291. Mirza AN, Fornage BD, Sneige N, et al. Radiofrequency ablation of solid tumors[J]. Cancer J , 2001, 7: 95-102.
292. Singletary SE, Fornage BD, Sneige N, et al. Radiofrequency ablation of early-stage invasive breast tumors: an overview[J]. Cancer J, 2002, 8: 177-180.
293. Susini T, Nori J, Olivieri S, et al. Radiofrequency ablation for minimally invasive treatment of breast carcinoma. A pilot study in elderly inoperable patients [J]. Gynecol Oncol, 2006, 26: 304-310.
294. Oura S, Tamaki T, Hirai I, et al. Radiofrequency ablation therapy in patients with breast cancer two centimeters or less in size[J]. Breast Cancer, 2007, 14: 48-54.
295. Singletary SE. Feasibility of radiofrequency ablation for primary breast cancer[J]. Breast Cancer, 2003, 10: 4-9.
296. Copeland EM III. Bland KI. Are minimally invasive techniques for ablation of breast cancer ready for "prime time"[J]? Ann Surg Oncol , 2004, 11(2): 115-116.
297. Klimberg VS, Kepple J, Shafirstein G, et al. eRFA: excision followed by RFA-a new technique to improve local control in breast cancer[J]. Ann Surg Oncol, 2006, 13: 1422-1433.
298. Kehlet H, Jensen TS, Woolf CJ. Persistent postsurgical pain: risk factors and prevention[J]. Lancet, 2006, 19, 367(9522): 1618-1625.
299. Harries SA, Amin Z, Smith ME, et al. Interstitial laser photocoagulation as a treatment for breast cancer [J]. Br J Surg, 1994, 81(11): 1617-1619.
300. Clough KB, Cuminet J, Fitoussi A, et al. Cosmetic sequelae after conservative treatment for breast cancer: classification and results of surgical correction[J]. Ann Plast Surg, 1998, 41(5): 471-481.
301. Apesteguía Ciriza L, Ovelar Ferrero A, Alfaro Adri_an C. Review of interventional radiology techniques in breast disease[J]. Radiology, 2011, 53(3): 226-235.
302. van Esser S, van den Bosch MAAJ, van Diest PJ, et al. Minimally invasive ablative therapies for invasive breast carcinomas: an overview of current literature[J]. World J Surg , 2007, 31(12): 2284-2292.
303. Fornage BD, Hwang RF. Current status of imaging-guided percutaneous ablation of breast cancer[J]. AJR Am J Roentgenol , 2014, 203(2): 442-448.
304. Huston TL, Simmons RM. Ablative therapies for the treatment of malignant diseases of the breast[J]. Am J Surg, 2005, 189(6): 694-701.
305. Hall-Craggs MA, Vaidya JS. Minimally invasive therapy for the treatment of breast tumours[J]. Eur J Radiol, 2002, 42(1): 52-57.
306. Vlastos G, Verkooijen HM. Minimally invasive approaches for diagnosis and treatment of early-stage

breast cancer[J]. Oncol，2007，12(1)：1-10.

307. Mumtaz H，Hall-Craggs MA，Wotherspoon A，et al. Laser therapy for breast cancer：MR imaging and histopathologic correlation[J].Radiology，1996，200(3)：651-658.

308. Akimov AB，Seregin VE，Rusanov KV，et al.Nd：YAG interstitial laser thermotherapy in the treatment of breast cancer[J]. Lasers Surg Med，1998，22(5)：257-267.

309. Dowlatshahi K，Francescatti DS，Bloom KJ. Laser therapy for small breast cancers[J]. Am J Surg，2002，184(4)：359-363.

310. Basu S，Ravi B，Kant R. Interstitial laser hyperthermia，a new method in the management of fibroadenoma of the breast：a pilot study[J]. Lasers Surg Med，1999，25(2)：148-152.

311. Van Esser S，Stapper G，van Diest PJ，et al. Ultrasound-guided laser-induced thermal therapy for small palpable invasive breast carcinomas：a feasibility study[J]. Ann Surg Oncol，2009，16(8)：2259-2263.

312. Hirokawa M，Kurihara N. Comparison of bare-tip and radial fiber in endovenous laser ablation with 1470 nm diode laser[J]. Ann Vasc Dis，2014，7(3)：239-245.

313. Haraldsd_ottir KH，Ivarsson K，Jansner K，et al. Changes in immunocompetent cells after interstitial laser thermotherapy of breast cancer[J].Cancer Immunol Immunother，2011：60(6)：847-856.

314. Manenti G，Perretta T，Gaspari E，et al. Percutaneous local ablation of unifocal subclinical breast cancer：Clinical experience and preliminary results of cryotherapy[J]. Eur Radio，2011，l21：2344-2353.

315. Zhao Z，Wu F. Minimally-invasive thermal ablation of early-stage breast cancer：Asystemic review[J]. Eur J Surg Onco，2010，l36：1149-1155.

316. P fleiderer SO，Free smeyer MG，Marx C，et al. Cryotherapy of breast cancer under ultrasound guidance：Initial results and limitations[J]. Eur Radiol，2002，12：3009-3014.

317. Sabel MS，Kaufman CS，Whitworth P，et al.Cryoablation of early-Stage breast cancer：Work-in-progress report of a multi-institutional trial[J]. Ann Surg Onco，2004，l11：542-549.

318. Zhou W，Zha X，Liu X，et al. US-guided percutaneous microwave coagulation of small breast cancers：Aclinical study[J]. Radiology，2012，263：364-373.

319. Grotenhuis BA，Vrijland WW，Klem TM. Radiofrequency ablation for early-stage breast cancer：Treatment outcomes and practical considerations[J]. Eur J Surg Oncol，2013，39：1317-1324.

320. Marilyn A，Roubidoux，MD，Wei Yang，et al. Image-Guided Ablation in Breast Cancer Treatment. Techniques in Vascular and Interventional[J].Radiology，2013，12：49-54.

321. Wenbin Zhou，Yanni Jiang，Lin Chen，et al. Image and pathological changes after microwave ablation of breast cancer：A pilot study[J]. European Journal of Radiology，2014，83：1771-1777.

322. K. Tryfonidis，D. Zardavas，F. Cardoso. Small breast cancers：When and how to treat[J]. Cancer Treatment Reviews，2014，40：1129-1136.

323. Floortje M.Knuttel，MauriceA.A.J.vandenBosch，DannyA.Young-Afat，et al.Patient Preferences for Minimally Invasive and Open Locoregional Treatment for Early-Stage Breast Cancer[J]. Value In Health，2017，20：474-480.

324. Simmons RM，Ballman KV，Cox C，et al. A Phase Ⅱ Trial Exploring the Success of Cryoablation Therapy in the Treatment of Invasive Breast Carcinoma：Results from ACOSOG（Alliance)[J]. Ann Surg Oncol，2016，23：2438-2445.

325. Aschebrook-Kilfoy B，Ward MH，Sabra MM，et al. Thyroid cancer incidence patterns in the United States by histologic type，1992-2006[J]. Thyroid，2011，21(2)：125-134.

326. Kim BM, Kim MJ, Kim EK, et al. Controlling recurrent papillary thyroid carcinoma in the neck by ultrasonography-guided percutaneous ethanol injection[J]. Eur Radiol, 2008, 18(4): 835-842.
327. Mazzaferri EL, Jhiang SM. Long-term impact of initial surgical and medical therapy on papillary and follicular thyroid cancer[J]. Am J Med, 1994, 97(5): 418-428.
328. Heilo A, Sigstad E, Fagerlid KH, et al. Efficacy of ultrasound-guided percutaneous ethanol injection treatment in patients with a limited number of metastatic cervical lymph nodes from papillary thyroid carcinoma[J]. J Clin Endocrinol Metab, 2011, 96(9): 2750-2755.
329. Monchik JM, Donatini G, Iannuccilli J, et al. Radiofrequency ablation and percutaneous ethanol injection treatment for recurrent local and distant well-differentiated thyroid carcinoma[J]. Ann Surg, 2006, 244(2): 296-304.
330. Lewis BD, Hay ID.Percutaneous ethanol injection for the treatment of cervical lymph node metastases in patients with papillary thyroid carcinoma[J]. Am J Roentgenol, 2002, 178: 699-704.
331. Feng B, Liang P, Cheng Z, et al. Ultrasound-guided percutaneous microwave ablation of benign thyroid nodules: experimental and clinical studies[J]. Eur J Endocrinol, 2012, 166: 1031-1037.
332. Zhou W, Zhang L, Zhan W, et al. Percutaneous laser ablation for treatment of locally recurrent papillary thyroid carcinoma < 15mm[J].Clin Radiol, 2016, 71(12): 1233-1239.
333. Mauri G, Cova L, Tondolo T, et al. Percutaneous laser ablation of metastatic lymph nodes in the neck from papillary thyroid carcinoma: preliminary results[J]. Clin Endocrinol Metab, 2013, 98(7): 1203-1207.
334. Fukagawa M, Kitaoka M, Tominaga Y, et al. Selective percutaneous ethanol injection therapy (PEIT) of the parathyroid in chronic dialysis patients--the Japanese strategy[J]. Japanese Working Group on PEIT of Parathyroid, Tokyo, Japan J. Nephrol Dial Transplant, 1999, 14(11): 2574-2577.
335. Fletcher S, Kanagasundaram N S, Rayner H C, et al. Assessment of ultrasound guided percutaneous ethanol injection and parathyroidectomy in patients with tertiary hyperparathyroidism[J]. Nephrol Dial Transplant, 1998, 13(12): 3111-3117.
336. Kovatcheva R D, Vlahov J D, Stoinov J I, et al. High-intensity focussed ultrasound (HIFU) treatment in uraemic secondary hyperparathyroidism[J]. Nephrol Dial Transplant, 2012, 27(1): 76-80.
337. Schamp S, Dunser E, Schuster H, et al. Ultrasound-guided percutaneous ethanol ablation of parathyroid hyperplasia: preliminary experience in patients on chronic dialysis[J]. Ultraschall Med, 2004, 25(2): 131-136.
338. Adda G, Scillitani A, Epaminonda P, et al. Ultrasound-guided laser thermal ablation for parathyroid adenomas: analysis of three cases with a three-year follow-up[J]. Horm Res, 2006, 65(5): 231-234.
339. Andrioli M, Riganti F, Pacella C M, et al. Long-term effectiveness of ultrasound-guided laser ablation of hyperfunctioning parathyroid adenomas: present and future perspectives[J]. AJR Am J Roentgenol, 2012, 199(5): 1164-1168.